KB123075

밥상이 썩었다
당신의 몸도 썩고 있다

밥상이 썩었다
당신의 몸도 썩고 있다

초판 1쇄 인쇄_2019년 12월 24일 | **초판 1쇄 발행**_2019년 12월 31일
지은이_강순남
펴낸이_오광수 외 1인 | **펴낸곳**_주변인의길
주소_서울시 용산구 한강대로76길 11-12 5층 501호
전화_02)3275-1339 | **팩스**_02)3275-1340 | **출판등록**_제 2016-000037호
e-mail_ jinsungok@empal.com
ISBN_978-89-93536-57-7 03510
※ 책 값은 뒤표지에 있습니다.
※ 도서출판 꿈과희망은 주변인의길/새론북스의 계열사입니다.
©printed in Korea. | ※ 잘못된 책은 바꾸어 드립니다.

사람을 살리는 먹을거리
『밥상이 약상이다』의 저자 강순남의 국민건강백서

밥상이 썩었다
당신의 몸도 썩고 있다

강순남 지음

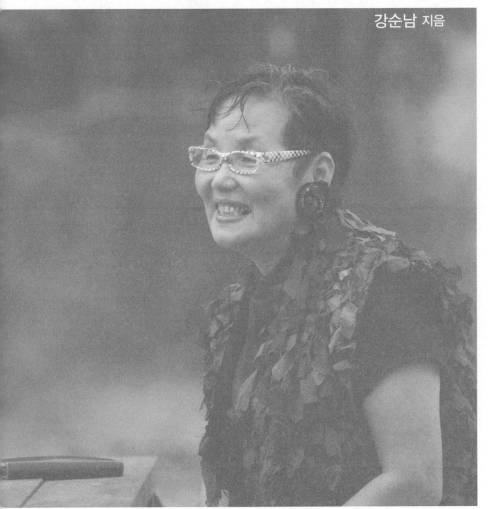

주변인의길

지난 1998년 초에 있었던 일이다.

어느 날 서울의 모 대학 총장이 내게 연락을 해 왔다. 아침에 집을 나오면서 아파트 재활용품을 모아둔 곳에서 내가 1995년에 썼던『사람을 살리는 먹을거리』라는 책자가 버려져 있는 것을 보고 무슨 책인가, 하고 펴보았다가 밤새워 읽고 나를 수소문해 찾아온 것이었다.

"정말 대단한 책입니다. 나는 우리나라에 이처럼 국민의 먹을거리와 건강에 대해 연구하고 있는 분이 계신 줄은 몰랐습니다. 앞으로 얼마 안 가서 우리나라는 먹을거리와 건강이 큰 문제로 대두될 것입니다……."

그리고 며칠 후, 그 총장은 모 여대 식품영양학과 교수를 데리고 왔다. 그녀는 당시 대통령 당선자를 면담하고 오는 길이라고 했다. 우리 셋은 먹을거리와 건강에 대해 많은 대화를 나눴다. 그러자 그 교수는 지금까지 자신이 배우고 가르쳐온 학문이 모두 다 잘못된 것임을 진심으로 고백했다. 그리고 한숨을 내쉬며 말했다.

"우리 같은 사람은 다 산으로 올라가야 합니다. 하지만 이걸 어떡합니까? 30년 동안 그렇게 알고 가르쳐 왔는데 이제 와서 내가 가르친 것이 모두 다 틀렸다고 말할 수는 없고……. 이걸 어떡하면 좋습니까. 대통령 당선자는 제가 만날 것이 아니라 원장님이 만나셔야 하는데……. 인정은 하지만 받아들일 수 없습니다."

내게 교육을 받은 한 내과 의사는 그 어렵게 얻은 의사면허증을 버렸다.

"원장님의 교육을 받고 나서부터는 도저히 사람의 양심으로는 이 짓을 못 하겠습니다!"

평소 현대 의학의 한계와 맹점에 대해 고민해 오던 이 의사는, 가톨릭 신자로서 환자는 물론 더는 자신을 속일 수가 없다며 의사를 포기하고 김밥집을 차렸다.

약대를 나와 약국을 개업했지만 평소 지병인 당뇨합병증으로 고생하고, 특히 남편이 만성간염으로 고통을 겪고 있던 한 약사도 내게 교육을 받고 나서 즉시 약국 문을 닫았다.

'이건 도무지 아니다! 내가 조금이라도 양심이 있는 사람이라면 돈을 벌기 위해 아픈 사람들을 상대로 절대로 약을 팔아서는 안 된다!'

그러나 이 약사는 환자를 만나는 창구가 필요했기 때문에, 많은 위약금을 물어주고 다시 약국을 인수해서 자연 의학을 응용해 병든 사람들을 돌보고 있다.

한번 생각해 보라. 의사에게는 의사의 길이 있고 약사에게는 약사의 길이 있는데, 왜 의사가 의사의 길을 싫다 하고 약사가 약사의 길을 싫다 하면서 오랫동안 걸어온 자신의 길을 포기한 채 자연건강과 자연 의학의 길로 들어섰을까. 의미가 크지 않을 수 없다.

실로 오래전부터 우려했던 대로 먹을거리의 왜곡에 의한 각종 부작용이 봇물을 이루고 있다. 태어나자마자 자신도 모르게 소아 당뇨에 걸려 있는 수많은 아이, 급증하고 있는 소아암 환자, 원인 모를 비만과 근육 무력증, 그리고 무서운 아토피 피부염에 걸려 고생하는 아이들…….

지난 '2003 건강보험 심사·평가 통계 연보'를 따르면 우리나라 국민의 16%가 고혈압과 비만, 당뇨 등의 생활 습관병으로 병·의원을 찾았고, 전체 환자 수는 3년 전에 비해 50%가 늘었다고 한다. 그렇다면 이 생활 습관병이란 무엇인가.

2004년 4월 대한내과학회는 성인병은 대부분 흡연과 과식, 과음, 운동 부족 등 잘못된 생활 습관의 반복에 의해 발생하는 것이기 때문에 올바른 생활 습관을 지녀야 한다는 인식을 고쳐시키기 위해 성인병이라는 명칭을 '생활 습관병'으로 개명하기로 결정한 바 있다.

일본을 비롯한 외국에서는 진작부터 성인병을 생활 습관병으로 개칭했으며, 프랑스에서는 '생활 습성 질환', 영국에서는 '라이프스타일 관련 병', 독일은 '문명병', 스웨덴은 '유복병'이라고 해서 영양 과잉 시대인 현대인의 생활 습관을 경고해 왔다.

이것만 보더라도 생활 습관병은 병이 아니다. 인공적인 병원체라 할 수 있는 환경과 생활 양식의 변화와 관련돼 있기 때문이다. 이 중에서도 특히 먹을거리와 가장 밀접한 관계에 있다. 고혈압과 동맥경화, 당뇨, 암, 비만, 아토피 등의 모든 생활 습관병의 원인은 대부분 먹을거리에서 비롯된다.

그렇다면 이 생활 습관병은 어떻게 고쳐야 하는가. 그것은 두말할 필요 없이 식습관을 비롯한 '생활 습관'만 고치면 된다. 주사나 약물도 필요 없다. 잘못된 습관만 고치면 병이 나을 수 있다. 그런데 왜 이런 생활 습관병을 의사에게 내맡기고, 왜 의사들이 손을 대는가. 이런 생활 습관병은 의사가 아닌 우리 부엌데기들이 고쳐야 하는 것이 아닌가.

사실 생활 습관병이라고 부르는 당뇨와 신장병은 물론, 후두암, 위암, 간암, 폐암, 난소암 환자들을 비롯한 각종 암 질환 앞에서 현대의학은 속수무책이다. 그렇지만 먹을거리를 포함한 자연을 알고 우주의 이치를 알면, 이런 병뿐만 아니라 정신병과 백혈병에 걸린 사람의 몸도 바로잡을 수 있다. 심지어 다운증후군도 상태를 크게 호전시킬 수 있는 것이 자연 의학이다.

　이 말을 부정하고 강하게 반발하는 사람들이 있을지 모른다. 그러나 아닌 것도 '맞다'라고 우겨대는 세상에 맞는 것을 '맞다'라고 말하는 게 무슨 잘못이며 죄라는 말인가.

　제도란 국민을 편하게 만들어 주는 것이다.

　의료제도 역시 국민의 건강을 지켜주는 제도이다. 그러나 국민의 건강을 지켜주지 못한다면 그런 제도는 아무런 쓸모도, 필요도 없다. 모순이 있다면 반드시 바뀌어야 한다.

　몸에 가득 찬 요산(尿酸)과 요독(尿毒)을 빼기 위한 수단으로 배에 자연 요법인 된장 찜질을 한다면 이것을 의료 행위로 볼 수 있는가. 대법원은 일반 가정에서 전래 민간요법인 '부항'을 뜨는 것도 위법이라는 판결을 내렸는데, 그렇다면 급체한 사람의 손톱 밑을 바늘로 따는 것도 의료법 위반이란 말인가. 오죽하면 부산의 한 현직 부장판사까지 이런 잘못된 제도는 반드시 고쳐야 한다고 주장하고 있을까.

　소위 제도권이라고 하는 현대 의학 신봉자들의 고정관념에 사로잡힌 의학 지식과 의술로는 잘못된 식습관에서 오는 현대병인 이른바 생활 습관병을 거의 고치지 못한다. 그런데 당뇨에 걸린 의사가 당뇨병 환자를 치료하고, 암에 걸린 의사가 암 환자를 치료하고 있으니 이런 아이러니가 어디 있단 말인가.

　환자가 병원에 가서 병을 고치는 것은 의술이나 약 때문만이 아니다. 몸에 병을 얻은 사람이 현대 의학을 접하면서부터 자신의 병에 대한 시야가 넓어지고 지식이 늘어난다. 그로 말미암아 영양과 식습관, 건강 등 여태까지 관심을 두지 않고 살아왔던 생활 습관이 바뀌면서 병이 낫는 것이다.

　생활 습관만 바꾸면 간단히 해결될 병임에도 불구하고 이뇨제나 항생제, 소염제 같은 약을 서슴없이 투여한다. 이 약물들이 어디로 가겠는가.

보라! 지난 수십 년 동안 의사와 약사들이 맹신했던 감기약과 심장약, 관절약 등이 지금 와서 어떤 평가를 받고 있는가. 사람을 살리는 약이 아니라 사람을 잡는 약이 아니었던가. 병이 병을 낳고, 병을 고치러 갔다가 병을 얻어 오고……. 남은 것은 결국 엄청난 치료비와 고통뿐이다.

자동차 수리공은 고장 난 자동차를 고치지 못하면 수리비를 받지 않는다. 그러나 병원은 환자의 병을 고치지 못해도 반드시 돈을 다 받는다. 세상에 이런 불합리한 일이 또 어디에 있단 말인가.

"밥상을 알지 못하는 의사는 의사로서의 자격이 없다!"

나는 이렇게 단언한다. 모든 병의 70%가 먹을거리에서 오고 20%가 환경적 요인, 그리고 10% 정도가 유전적 요인에서 온다고 나는 믿고 있다. 그렇다면 병의 요인 중 무려 70%나 차지하는 먹을거리를 제대로 모르는 의사가 의사로서의 자격이 없는 것은 당연한 일이 아닌가. "밥상을 모르는 의사는 의사가 아니다."라고 강조하는 이유가 바로 여기에 있다. 그들이 신앙처럼 받드는 고대 그리스의 의성(醫聖) 히포크라테스는 이렇게 말했다.

"음식물을 그대의 의사나 의약으로 여겨라!"

"음식물로 고치지 못하는 질병은 의사도 못 고친다!"

이 말의 뜻을 정확히 알고 환자들에게 실천하는 현대 의학의 신봉자들이 과연 몇이나 될까.

자연식 먹을거리와 자연건강법의 연구를 시작해서 실천에 옮긴 지 어느덧 수십 년. 그러나 이미 밥상은 썩을 대로 썩었고, 사람들의 몸도 구제 불능 상태로 썩어 가는 것을 보면서 이제는 '큰일 났다'라는 소리밖에 나오지 않는다.

암, 심장 질환, 당뇨처럼 성인들에게 나타나는 각종 병에 걸린 10세 이하 어린아이들이 급증하고 있다는 보도를 접할 때마다 가슴이 철렁 내려앉는다. 이대로 가다가는 모두가 다 망한다. 앞으로 5년 이내에 집집마다 암 환자, 아토피 환자, 정신병 환자가 한 명씩 생기지 말란 법이 없다.

지금이야말로 전 국민은 물론, 보건 당국과 의약업계 종사자들의 총체적인 각성이 필요한 때다. 우리가 다음 세대에게 물려줄 것은 부강한 경제보다는 건강과 환경이며, 그러기 위해서는 누구보다 지도층이 관심을 가져야 한다. 우리 모두가 이 현대병, 생활 습관병과의 전쟁을 선포하고 퇴치에 나서지 않으면 우리는 핵폭탄보다도 더 무서운 식탁의 대재앙을 맞게 될 것이기 때문이다.

내 이 졸저가 잘못된 생활 습관으로 말미암아 몹쓸 병에 걸려 고통받고 있는 많은 사람과 그 가족에게 작은 도움이 될 수 있기를 간절히 기대한다. 밥상이 썩었고 당신의 몸도 썩고 있다. 더는 시행착오를 하지 말자!

강순남

2 고정관념이 죽어야 국민 건강이 산다

3 비워야 새롭게 시작할 수 있다

4 옳은 길이 있으면 그 길로 가라

5 장독대와 나

1장

밥상을 모르는 의사는 의사가 아니다

사실 의사가 건강을 지켜 주는 시대는 끝났다. 생활 습관병의 퇴치가 절대적 명제가 된 21세기에 우리의 건강은 의사가 아닌 우리 스스로 지켜야 한다. 생활 습관병 치료와 예방은 의사들이 아닌 우리 부엌데기들이 맡아야 한다고 주장하는 이유도 바로 여기에 있다.

병에 대한 인식을 바꾸자

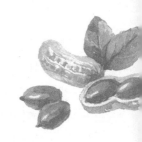

지난 2004년 11월 국내 환경 단체인 〈환경정의〉의 윤광용 씨가 30일 동안 패스트푸드만 먹고 신체의 변화를 기록한 미국 '모건 스펄록' 감독의 다큐멘터리 영화 '슈퍼 사이즈 미'를 재현하기 위해, 자신 역시 패스트푸드만을 먹는 슈퍼 사이즈 미를 벌였다.

그러나 간(肝) 수치가 비정상적으로 급격히 높아지고 더 악화될 가능성도 많고, 협심증을 비롯한 심장 관련 질병의 발병도 우려된다는 이유로 담당 의사의 2차에 걸친 경고 끝에 24일 만에 결국 중단했다.

취지의 좋고 나쁨을 떠나 인체를 실험 대상으로 삼는다는 자체는 잘못된 것이기에 다행스럽게 생각했다. 이처럼 패스트푸드만을 먹으면 건강이 급속도로 악화된다는 것은 이미 예견된 일이고 당연한 것이 아닌가.

여기서 한 가지 사실을 분석해 보자.

24일 동안 패스트푸드만 먹는다는 것은 그의 식습관, 다시 말해 생활 습관이다. 이 생활 습관에 따라 간 수치가 급격히 높아졌는데, 만약 그대로 계속했다면 협심증과 고혈압, 동맥경화와 같은 심장 질환, 그리고 당뇨와 암 등이 발생할 수도 있었을 것이다.

그렇다면 이 병들은 어떻게 고쳐야 하는가. 간장약과 심장약, 혈압 강하제 등을 근육에 주사하고 약을 먹어야 하는가.

아니다! 잘못된 생활 습관, 즉 식습관을 고치면 된다. 이 생활 습관병은 획일적인 현대 의학으로는 고칠 수가 없다. 고치려 하다가는 몸에 투여한 약성이 장기에 쌓이고, 이것이 다시 부작용을 일으켜 오히려 증상을 악화시켜 또 다른 병을 불러올 수 있다. 이것이 현대 의학이 갖고 있는 맹점임에도 불구하고 우리는 이를 마치 당연한 것처럼 받아들이고 있다.

그러나 더 큰 문제는 이런 현대 의학을 맹신하고 있는 사람들의 의식이다. 물론 다른 방법을 모르는 상태에서 대책이 없기 때문에 병원을 찾는 사람들이 대부분이지만 올바른 길이 있다면 그것을 찾아야 한다.

미안하지만 현대 의학을 신봉하는 의사들은 자신이 당뇨나 암과 같은 생활 습관병에 걸려도 스스로 고칠 능력이 없다. 자신의 부모나 아내, 자녀가 같은 병에 걸려도 마찬가지이다. 현대 의학의 한계 때문이다. 자신의 병은 물론 사랑하는 가족의 병도 제대로 고치지 못하는 사람들이 어떻게 남의 병을 고치겠는가.

지금 모 의대교수로 계시는 어느 박사님은 심장병을 앓고 있는 가족을 내게 보냈다. 또 발에 심한 통풍이 든 한 치과 의사는 병을 고치고 공부도 더 하기 위해 미국으로 떠나려던 찰나에 나를 찾아왔다. 교육을 받고 나서 통풍이 거짓말처럼 사라지자 우리나라에 이런 좋은 건강법이 있는데 왜 미국을 가느냐며 미국행을 포기했다. 그리고 방광암에 걸린 자신의 부친은 물론 아내까지 내게 보내 교육을 받도록 했다.

교육생 대부분이 그러하듯이, 첫날부터 약을 끊게 하자 이 치과 의사의 아버님도 불신이 대단했다. 사사건건 못 믿겠다는 듯이 따지고 고압적이었다.

그러나 단 사흘이 지나자 그런 모습은 완전히 바뀌었다. 이뇨제를 먹지 않아도 마치 먹은 것처럼 요산(尿酸)이 빠지는 놀라운 변화를 몸으로 직접 느끼기 시작했기 때문이다. 그러면서 그분은 말했다.

"우리 박사 아들은 이런 방법이 있다는 것을 왜 일찍 말해 주지 않았을까······."

독일에서 병원을 개업하고 살던 한 의사는 간암에 걸리자 나를 찾아
와서 교육을 받고 상태가 몰라보게 호전됐다. 그리고 다시 독일로 돌
아가더니 그 이듬해 여름에 전 가족을 데리고 와 내게 교육을 받게 했
다. 교육을 마친 그분의 딸은 이렇게 말했다.

"저는 의사인 아빠가 간암처럼 무서운 병에 걸리실 줄은 꿈에도 생
각을 못했어요. 그런데 병을 고치겠다고 한국으로 가셨다가 돌아오신
아빠께서 너무 이상하게 변해 있었어요. 음식이라고는 풀만 드시고,
밤이면 혼자 옷을 벗고 담요를 덮었다 벗었다, 하는 이상한 행동을 하
시기 시작하는 거예요. 그래서 저는 아빠가 간암에 걸리시더니 정신이
상이 되지 않았나 생각했죠. 그런데 간암이 어느새 다 나았다는 거예
요. 나중에 자세한 얘길 듣고서 저는 우리 한국의 자연 의학이 이렇게
훌륭하다는 것을 처음 알았습니다."

그뿐만 아니라 미국에서 공부한 어느 내과 여의사는 현대 의학의 한
계를 실감한 나머지 내게 자신의 병원에 입원하고 있던 고혈압, 당뇨,
신장병, 간암 환자 등 각종 생활 습관병 환자 30여 명을 교육시켜 달
라고 부탁했다.

그분의 병원에서 환자에게 약과 주사를 일절 끊게 한 후 교육에 들
어갔는데, 며칠 후 환자들이 불평을 했다. 밤에 잠을 잘 만하면 몰래
원장님이 들어와 일일이 환자들의 혈압과 혈당 수치 등을 검사한다는
것이었다. 그래서 의사에게 물었다.

"원장님, 왜 그러셨어요?"

그러자 의사 선생님은 겸연쩍은 듯 웃으며 말했다.

"솔직히 고백할게요. 환자들한테 갑자기 모든 약과 주사를 끊게 하
시니 안심이 안 돼서요······."

"그래, 날마다 체크해 보시니까 어때요?"

"정말 신기합니다. 혈압이 높은 환자들은 갈수록 혈압이 떨어졌고, 당뇨 환자들도 혈당치가 전부 정상으로 돌아오고 있어요. 너무 놀랍습니다!"

그러곤 덧붙였다.

"의사인 제 자신이 부끄럽습니다."

그곳에서 교육을 받은 환자들은 대부분 고질병이 몰라보게 좋아졌다. 미국에서 의대를 졸업하고 현지에서 개업의로 일하기도 했던 내과 원장은 내 방법을 온전히 받아들였다. 지금도 가끔 중환자가 오면 내게 전화로 환자의 상태를 설명한 후 '관장을 해야 되느냐, 안 해야 되느냐'를 물어 오곤 한다.

나는 내과 원장과 많은 토론을 벌이기도 했는데, 그녀는 내과의로서 한 번도 환자의 임종을 지켜본 일이 없다고 고백했다. 그런 그녀에게 '당신은 의사로서의 자격이 없다'라고 말하기도 했다. 환자의 병을 돌보는 데 가장 중요한 것이 경험이기 때문이다.

이렇게 말하는 나는 물론 의사가 아니다. 다만 지금까지의 경험을 통해 잘못된 생활 습관으로 말미암아 생긴 현대 의학이 병(病)이라고 정의하는 생활 습관병에 걸린 사람들의 몸을 자연 치유력으로 얼마든지 제자리로 돌려놓을 수 있는 방법을 알고 있으며, 필요한 사람들에게 단지 그것을 가르쳐 주고 있을 뿐이다.

그 원인과 처방은 너무나 간단하다. 한마디로 잘못되고 오랜 식습관에 의해 변질된 몸을 바꿔 주고, 썩은 밥상을 바꾸게 하면 된다.

만약 내 주장과 방법이 옳다면, 현대 의학을 신봉하는 사람들이나 보건 당국은 물론 우리 국민도 이젠 의식을 180도로 바꾸어야 한다. 현대 의학의 고정관념 속에 갇힌 의사들이 못 고치는 병이 있다면 마땅히 대안을 찾아야 할 것이다.

이것이 우리 인간을 질병으로부터 구원하는 길이고, 질병으로부터 고통받지 않고 행복하게 살아가도록 하는 길이며, 더불어 인간성과 도덕성을 회복하는 참된 길이 아니겠는가. 세상에 사람을 살리는 일처럼 고귀하고 숭고한 일이 또 어디 있겠는가. 밥그릇에 대한 욕심을 버리자. 지금이야말로 양심선언이 필요한 때다!

지금까지 당신들은 무엇을 했는가

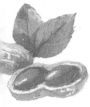

　현대 의학을 신봉하는 사람들은 과학이나 의학 등 자신들이 연구하고 조사한 학문적이고 논리적인 결과물에만 집착하거나 맹신하지 말고 초과학적인 자연 요법에 대해서도 귀를 기울여야 한다.

　그리고 양식과 식견이 있는 사람이라면 눈에 보이지 않는 것에 대해 무조건 흑백논리로 부정하지 말고, 진지하게 연구를 해보아야 할 것이다.

　그러나 이 땅에는 진정으로 국민의 건강을 생각하는 지도자나 현대 의학 종사자들이 드물다. 그들은 당장 눈앞에 보이는 것만 생각하고, 자신들과 집단의 이익만을 계산하며, 국민의 건강이라는 절대적 명제를 너무나 소홀히 하고 있다. 의약 종사자들의 분쟁이 없고 의료 보험 제도가 말썽 없이 운영되는 것만이 보건 행정의 전부가 아니다.

　최근 들어 왜 생활 습관병이 급증하고 있으며, 그동안 어떻게 했기에 우리 밥상이 썩었고 사람들의 몸이 썩어 가고 있는지를 진정으로 고뇌하는 위정자나 보건 당국 책임자, 학자나 연구 기관이 있는가.

　설령 오랜 기간에 걸쳐 애써 조사 · 연구하여 어떤 결과물을 내놓는다 해도 그들의 얘기에 귀 기울이는 사람들도 없다. 지금 우리나라의 현실에서 현대 의학이라는 기득권층의 두껍고 높은 벽을 깰 사람이 아무도 없는 만큼, 이제는 국민 스스로 의식의 변화를 꾀하는 방법밖에 없다.

　우리는 여기서 자연 의학의 창시자라고 불리는 '막스 거슨'의 예를 살펴볼 필요가 있다. 독일 뮌헨대학병원에서 결핵과장을 역임하기도 한 그는 심한 편두통에 시달렸다. 그래서 동료 전문의에게 상의를 했지만 다들 '의약적으로는 방법이 없다'라고 했다.

그는 결국 자신의 편두통이 잘못된 식습관에서 비롯됐다는 사실을 알고 이것을 고쳤으며, '거슨 식사법'을 개발해 450명의 피부결핵 환자를 모아놓고 이 식사법을 시켰다. 그 결과 이 중 446명이 나았다. 그러나 의학계는 그에게 맹비난을 퍼부었다. 피부과 전문의도 아니면서 어떻게 그런 일을 할 수 있느냐는 것이었다.

이후 히틀러 치하를 피해 미국으로 이주한 그는 그곳에서도 무수한 난치병 환자를 고쳤지만, 미국 암 협회 등은 여전히 그를 이단으로 취급했다.

하지만 슈바이처 박사는 폐결핵을 앓던 자신의 부인이 자연식 요법을 통해 완쾌하자 앞으로의 시대는 자연식이 대세가 될 것이라고 예언했으며, 1959년 막스 거슨 박사가 사망하자 '의학 역사를 통틀어 가장 위대한 천재 중 한 사람을 잃었다'라고 아쉬워했다.

만약 이 시대에 거슨 박사 같은 이가 있다면 현대 의학 종사자들은 그에게 뭐라고 할 것인가. 사실 엄밀히 말하면 거슨 박사는 자연 의학의 창시자가 아니다. 그가 그렇게 하기 훨씬 이전에도, 아니 태초부터 자연 의학은 있었다. 자연이 우리에게 가르쳐 준 섭리를 따르는 것, 그것이 곧 자연 의학이다. 이미 우리나라에도 많은 선구자가 있었고 지금도 많은 사람이 자연 의학을 실천하며 병든 사람들을 돌보고 있다.

그렇다고 현대 의학의 중요성을 부정하는 것은 아니다. 자신의 목소리가 아닌 남의 목소리에도 귀를 기울여 달라는 얘기이다. 그리고 맞는 것은 '맞다'라고 인정하고 받아들일 것은 받아들여야 한다. 이제는 제발 귀를 열자. 이것은 남의 문제가 아닌 내 문제, 내 가족의 문제, 우리 국민 전체의 문제, 나아가서는 전 인류의 문제이기 때문이다.

우리나라 현대 의학 종사자들과 책임 있는 보건 행정 당국자 그리고 위정자들은 지금으로부터 수십여 년 전인 1975년 미국의 상원이 '영양문제특별위원회'를 구성하고, 약 2년여에 걸쳐 미국인의 식사와 건강에 관한 문제를 철저하게 조사한 사실을 다시 한번 상기할 필요가 있다.

　이 위원회는 당시 대통령 후보였던 조지 맥거번 의원을 위원장으로 하여 의회 내의 막강한 파워를 갖고 있던 에드워드 케네디 의원 등 최고의 실력자들로 구성됐다. 그리고 19세기 말에서 그 당시에 이르기까지 '서양 각국의 식생활과 질병의 변화'를 역사적인 관점에서 추적한 것은 물론, 세계 모든 나라와 모든 민족의 식사 내용 그리고 질병과의 관계까지도 상세히 조사했다.

　이와 함께 이 위원회는 미국 보건복지성과 농무부의 여러 부속 연구기관, 국립 암연구소와 심장 폐혈관연구소, 영양연구소 등의 두뇌를 총동원했으며, 영국 왕립의학 조사회의와 유럽 3국 연합의학 조사회의 등의 연구 자료까지도 망라해 5천 페이지가 넘는 방대한 보고서를 남겼다. 이 보고서 자체가 하나의 문명사적 사료로 인식될 정도였다.

　그런데 이 위원회가 조사를 통해 얻어낸 가장 큰 소득은 '현대의 많은 질병이 그릇된 식생활로 말미암아 발생한 식원병(食源病)'이라는 사실을 밝혔다는 점이다.

　암과 심장병의 가장 큰 원인이 동물성 지방의 과잉 섭취에 있고, 과다한 단백질의 섭취는 암과 동맥경화를 일으키는 원인이 되며, 현대 문명 선진국은 대부분 '질병 선진국'이라는 사실을 이 위원회는 명백히 했다. 그리고 이와 같은 현상이 계속되면 미국은 머잖아 경제적으로 파산하게 될 것이라고 단언했다.

　1970년대만 해도 우리나라에서는 이런 조사가 불필요했다. 그때까지만 해도 우리 국민의 식생활은 영양 과잉이나 동물성 지방과 설탕 등의 과다 섭취 같은 문제가 거의 없었고, 그래서 지금처럼 생활 습관병 환자들도 많지 않았다.

그러나 지금은 그 당시와 상황이 180도로 달라졌다. 갈수록 악화돼 가는 우리 국민의 건강을 위해 비상사태라도 선포해야 할 위기를 맞고 있다. 비상사태는 전쟁이나 정변이 일어났을 때만 선포하는 것이 아니다. 무엇보다도 중요한 우리 국민 건강에 심각한 적신호가 켜졌다면 이를 극복하기 위해서 비상체제를 갖춰야 한다.

이제라도 우리나라 위정자들과 보건 행정 당국자들은 범국가적인 차원에서 질병과 식생활에 관한 특별 조사 기구를 만들어 대대적인 조사에 나서기를 간절히 바라는 마음이다.

미국이 수십여 년 전에 한 일을 우리라고 못 하라는 법이 어디 있겠는가. 생활 습관병 환자는 계속해서 기하급수적으로 늘고 있으며, 의료비 부담 또한 갈수록 가중돼 가계를 압박하는 큰 요인이 되고 있다.

조사 결과 잘못된 것이 있으면 과감히 뜯어고치고 바로잡아야 한다. 개혁 가운데서도 국민 건강과 관련된 개혁만큼 중요한 개혁이 또 어디 있겠는가.

지금이라도 늦지 않았다. 국민 건강 백년대계를 위해서라도, 내 자신은 물론 당장 사랑하는 내 가족과 후세들의 건강한 삶을 위해서라도 고름이 가득 찬 환부를 도려내야 한다. 그렇지 않으면 그 재앙은 고스란히 우리에게 돌아올 것이다.

식생활과 영양을 무시한 현대 의학

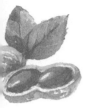

의성 히포크라테스 말처럼 사실 식생활과 영양을 무시한 의학은 있을 수가 없다. 우리가 매일 먹는 음식이 우리 몸을 만들기 때문이다. 따라서 음식이야말로 몸과 절대적으로 불가분의 관계에 있으며 몸에 발생하는 질병 또한 음식과 직접적인 관계에 있다.

중국에는 식의(食醫)라는 제도가 있다. 음식으로 병을 고치는 의사를 말한다. 생활 습관병이 만연해 가는 21세기에 필요한 사람들은 이런 식의사(食醫師)들일 것이다.

그런데도 현대 의학을 신봉하는 사람들은 대부분 자신의 학문이 최고라는 생각으로 그들이 아는 것 외에는 모든 것을 부정한다. 질병과 식생활의 연관 관계를 중요하지 않게 생각하는 사람들은 오로지 현대 의학만이 최고라는 고정관념에 사로잡혀 있다.

질병에 따라서는 특정 식품의 섭취가 병의 치료를 더디게 하거나 오히려 악화시키기도 한다. 예를 들어 암세포의 경우 단백질로 구성돼 있기 때문에 고단백질 식품의 섭취는 치명적일 수 있다.

사실 지금까지 현대 의학자들은 주로 '세균 퇴치'에 목적을 두고 각종 연구에 주력해 왔다. 그러나 병원균이 들어왔다 할지라도 몸에 저항력만 있으면 문제가 되지 않는다. 그러므로 무엇보다도 신체 조건을 만드는 음식과 영양에 관심을 가져야 하지만 의사들은 이를 등한시해 왔다.

정신 질환의 경우를 예로 들어 보자. 정신 질환은 단순히 유전이나 심리적인 요인뿐만 아니라 영양의 불균형 또한 주요 원인이 된다는 사실이 밝혀졌다. 즉, 뇌세포가 영양의 불균형으로 말미암아 변조되어 정신 질환이 야기된다는 것으로, 식사의 개선이 향정신성(向精神性) 의약품을 사용하는 것보다 훨씬 효과가 좋다는 의미이기도 하다.

정신병이 이 정도이니 다른 질병은 더 말할 나위가 없다. 이것은 미 상원 영양문제특별위원회가 밝힌 내용이기도 하다.

따라서 정신병도 잘못된 식습관에 의해 생긴 생활 습관병의 일종이며 그렇기 때문에 생활 습관만 고쳐도 나을 수가 있다. 그리고 실제로 나는 교육을 통해 이런 잘못된 식습관을 고쳐 줌으로써 정신 질환자가 정상인으로 빠르게 되돌아가는 것을 많이 경험했다.

이런 것만 보더라도 현대 의학이 질병과 식생활의 밀접한 관계를 얼마나 도외시해 왔는지 알 수 있다. 현대 의학이야말로 눈에 보이는 것만 믿는, 즉 한쪽으로 편향된 절름발이 의학인 셈이다.

우리나라 의사들은 3년 만에 한 번씩 개정돼 전 세계 의사들의 지침서 역할을 하고 있는 미국 위주의 의학에 대한 무조건적인 추종과 맹종을 버려야 한다. 이런 서양 의학에 편중된 시각을 버리고 우리 전래의 민간 자연 요법을 현대 의학에 접목시켜, 국민 건강에 실질적으로 기여할 수 있는 방안을 적극 모색해야 한다. 이것이 참된 의학자가 해야 할 몫이며 우리 의학의 우수성을 세계에 떨치는 길이기도 하다.

이를 위해서는 의사와 약사들은 물론 보건 행정 당국자들에 대한 대대적인 재교육이 필요하다. 아울러 국민의 의식 전환을 위한 대규모의 공익 캠페인도 필요하다.

그래서 동물성 지방과 설탕, 조미료가 범벅이 된 가정의 썩은 식탁을 바꿔야 하고, 자라나는 우리 아이들이 먹는 전국 초·중·고등학교 급식 식탁도 죄다 바꾸어야 한다.

이 부분에 대해서도 할 말이 많다. 수십여 년 전 내 아이들을 학교에 보낼 당시, 지금과 큰 차이가 없는 학교 급식을 믿지 못해 항상 도시락을 싸 보냈다. 내 아이들은 늘 현미 오곡밥을 싸간 덕분에 친구들 사이에서 '이상한 밥을 싸오는 애'라는 소문이 났으며, 단체 급식에 동참하지 않는다는 이유로 나는 학교에도 자주 불려가곤 했었다.

그러나 그때도 내 입장은 항상 단호했다. 학교 선생님과 교장에게 굴복하기는커녕 자라나는 아이들을 위해 급식 식단을 빨리 바꿔야 한다고 오히려 그들을 설득했다. 수십여 년 전에도 이런 형편이었으니 지금은 문제가 더 심각할 것이다. 엄마들이 정신을 바짝 차려야 한다. 입시제도에는 잔뜩 신경을 곤두세우면서 가장 중요한 자녀들의 건강이 달린 먹을거리 문제는 왜 등한시하고 있는가.

밥그릇을 둘러싼 관련 업체들의 반발이 만만치 않겠지만 이것은 누가 뭐래도 당장 시급한 국가적 과제이다. 이 세상의 무엇과도 바꿀 수 없는 우리의 생명을 지키고 국민 건강을 지키는 일이며, 사랑하는 가족을 위해 최선을 다하는 길이다. 애국이 따로 있겠는가.

미국을 비롯한 여러 선진국의 각급 학교에서 패스트푸드의 폐해를 줄이기 위해 슬로푸드로 식단을 바꿔 운영하자 범죄가 줄고 성적이 오르는 등 고무적인 반응이 나타나고 있다는 보도가 나오는데, 이 문제도 나는 이미 몇 년 전에 경험했다.

암에 걸린 한 유치원 원장 수녀님이 내게 교육을 받고 난 후 아이들 식단을 자연식으로 바꿨더니, 두 달이 채 못 되어 산만하던 아이들이 차분해지더라고 했다. 이런 아이들은 얼마나 축복받은 아이들인가.

이제는 우리 엄마들이, 온 국민이 나서서 먹을거리에 대한 인식을 바꿔야 한다. 범죄를 막겠다고 경찰력을 늘리기보다 밥상을 바꿔야 한다. 그리고 병이 나면 무조건 의사나 약사를 찾아야 한다는 고정관념부터 바꿔야 한다. 병이 날 때마다 의사나 약사를 찾으면 결국 내성이 강해져 병은 더 깊어지게 된다. 이들을 찾는 대신 우선 밥상만 바꾸면 어떤 생활 습관병이라도 고칠 수가 있고 예방할 수 있다.

그리고 의사와 약사도 밥상부터 공부해야 한다. 의과대학에서는 '밥상'을 기초의학 과목으로 도입해야 한다. 그래야 병의 원인을 알고 사람들을 고칠 수 있지 않겠는가.

우리나라 의료 정책은 잘못된 것이다

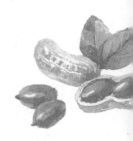

오늘날 선진국들이 당면하고 있는 최대의 문제는 뭐니 뭐니 해도 현대병이라고 하는 암과 당뇨, 심장병, 고혈압과 같은 생활 습관병이다. 이런 질병은 과거 큰 문제가 됐던 세균성 질병과는 완연히 다른 성질의 질병이다.

그러나 더 큰 문제는 이런 생활 습관병의 치료에 막대한 의료비가 지출되고 건강보험 가입자의 부담이 갈수록 가중되고 있음에도 불구하고 국민의 건강은 조금도 나아지지 않은 채 오히려 병이 더 확대일로에 있다는 점이다.

평소 존경하는 한 보건학 교수를 따르면, 스위스와 같은 나라에서는 건강보험을 예방 차원에서 운용한다고 한다. 구역별로 의사와 약사들에게 일정 보험료를 배당해 놓고 환자를 많이 치료하든 적게 치료하든, 약을 많이 주든 적게 주든 간에 보험료를 균등하게 나눠 주기 때문에, 그 나라의 의사들은 최대한 환자가 오지 않도록 예방 의학을 한다는 것이다. 따라서 과잉 진료를 하는 병원이 있을 수 없으며, 약물의 남용도 최대한 방지해 국민들의 건강을 지켜 준다.

평소 대체 의학에 남다른 관심을 갖고 있는 이 교수님은 내게 자연 건강법을 교육받고 나서 말했다.

"신기합니다, 원장님. 강남 거리를 나가 보니 머리에 무스를 바르고 패스트푸드와 고기를 먹는, 문명에 길들여진 젊은이들의 모습이 그렇게 무섭게 보일 수가 없더군요."

"그래요?"

"네. 사람이 사람을 무서워하게 되더라니까요!"

나는 이 교수님의 초청으로 대학에서 보건학과 학생들에게 자연건강에 관한 특강을 한 적이 있다. 내 교육이 끝나고 난 후부터 학생들이 커피를 사 마시는 대신 생수병을 들고 다니며 마시는 바람에 커피 자판기가 철수하는 일까지 생겼다고 했다.

그다음에 강의를 하러 갔을 때는 강의실을 가득 메운 학생들이 일제히 손을 들어 생수병을 흔들어대며 나를 반겼다. 그리고 한 학생이 벌떡 일어나더니 깔깔 웃으면서 말했다.

"원장님! 제 얼굴에 난 여드름이 다 없어졌어요!"

그런데 현대 의학은 어떤가. 잘 알다시피 우리나라는 병원이 환자를 만든다. '병 주고, 약 주고'라는 말이 있듯이 밀폐된 공간에서 약을 먹어 가며 병을 키우는 것이다. 병의 원인을 치료하기보다는 증상을 보고 치료를 하니 병이 병을 낳는다. 오죽하면 의약업계에 종사하는 사람들의 주머니를 채우기 위해 건강보험제도가 운영되고 있다는 말까지 나올 정도일까.

이번 기회에 우리나라 건강보험제도를 대폭 개선해야 한다고 생각한다. 소득에 따라 균등하게 부과하는 현행 건강보험료는 병원에 자주 가지 않는 사람들에게는 억울하기 짝이 없는 제도이다. 자동차보험료도 사고를 내지 않으면 할인을 해주는데 건강보험료라고 해서 도입하지 말란 법이 없지 않은가.

특히 어지간해서는 병에 잘 걸리지 않는 채식주의자들은 더 억울하다. 영국의 왕립병원 과학자들은 채식주의자들이 그렇지 않은 사람에 비해 심장질환과 암, 당뇨, 장암에 걸릴 가능성이 현저히 낮다는 것을 이미 밝힌 바 있다.

미국에서 온 한 지인의 얘기를 따르면, 이런 이유 때문에 미국에서는 채식주의자에 한해 건강보험료를 40%까지 할인해 주는 주(州)도 있다고 한다. 가입자가 채식주의자인지 아닌지는 피검사만 해보면 금방 알 수 있다.

미국에서는 수술 후에 두 시간 정도면 퇴원해도 되는 간단한 귓병도 우리나라에서는 링거를 꽂고 일주일 정도를 병실에 붙잡아 둔다.

미국에서는 퇴원 후에 불필요한 약은 웬만하면 주지 않지만 우리나라는 약을 한아름이나 안겨 준다. 약을 너무 남용하고 있는 것이다. 양심적인 의약업계 종사자들에게는 미안한 말이지만 이것이 모두가 경험하고 있는 우리의 현실이 아닌가.

약국도 마찬가지이다. 의사가 처방해 주는 대로 약을 조제하거나 판매할 수밖에 없는 현 제도는 많은 환자를 대하면서 축적한 약사 나름대로 연구와 경험을 제대로 살릴 수 없다는 점도 문제이다.

그리고 마그밀과 같은 뛰어난 효능을 갖고 있는 제품을 약품으로 묶어 약국에서만 팔 수 있도록 하는 것에도 나는 불만이 많다. 마그밀이란 약알칼리성 수산화마그네슘이 주성분으로 위벽에 자극을 전혀 주지 않고 제산, 완하, 소염 작용을 하기 때문에 위염과 식도염, 십이지장 궤양에 좋으며, 특히 체내의 수분을 장관(腸管)으로 빨아내 밖으로 배출시키는 능력이 뛰어나 변비와 숙변 제거에 효과적이다. 선진 외국에서는 식품으로 판매하고 있을 만큼 부작용도 거의 없다.

나는 교육을 할 때마다 이 마그밀을 교육생들에게 복용시키고 관장(灌腸)을 할 때에도 소금과 함께 사용하는 것은 물론, 집에서도 늘 비치해 두고 필요할 때마다 상용하고 있다.

어느 문화센터에 나가 자연건강법에 대해 강의할 때의 일인데, 수강생 중 28세 된 임산부가 있었다. 그녀는 혈압이 높아 고민이라고 했다.

"원장님, 태아 때문에 약은 먹을 수가 없고 어쩌면 좋아요? 최고혈압이 200 정도 오르거든요."

이런 임산부에 대해 현대 의학은 어떤 처방을 내릴 것인가. 태아 때문에 병원에서는 처방을 못 하고 약국에서도 약을 줄 수가 없다고 하자, 자연 요법에서는 어떻게 하는지 궁금해 나를 찾아온 것이었다. 나는 그녀에게 말했다.

"마그밀을 아침저녁으로 네 알씩 일주일만 먹어 보세요. 그리고 생수 2,000cc를 함께 마시도록 하세요."

일주일 후, 다시 문화센터로 나갔을 때 그녀는 맨 앞줄에 앉아 나를 기다리고 있었다. 그리고 웃으면서 신이 나서 말했다.

"원장님, 저 혈압 다 떨어졌습니다!"

혈압이 높은 임산부가 먹어도 전혀 부작용이나 이상이 없듯이 마그밀은 약이라고 할 수 없으며, 자연 요법에서는 약으로 보지도 않는다. 그런데 우리나라에서는 이를 약으로 묶어 약국에서만 판매하고 있는 것이다.

위에서 열거한 사례를 보더라도 우리는 시대적 변화와 사회적 양상에 따라 급증하고 있는 각종 질병의 치료와 예방에 대해, 근본적인 검토를 해야 할 필요가 있다.

세균성 질병은 세균만 퇴치하면 되지만 생활 습관병은 대부분 우리 몸 자체가 변질돼 일어나는 병이다. 예를 들어 동맥경화증은 지방성 물질이 혈관 내에 쌓여서 생긴 것이며, 당뇨는 몸의 영양 대사가 불균형해서 일어나는 대사병(代謝病)이다.

이는 우리 몸 자체가 변질돼 생긴 것으로 오랜 습관에 의해 생긴 병이다. 이것을 약이나 수술로 한꺼번에 깨끗하게 쓸어낼 수가 있겠는가. 그리고 심장 발작 같은 병도 현대 의학으로 고치는 것은 불가능하며 다만 수명을 연장시키는 선에 그치고 있는 실정이다.

이런 생활 습관병 앞에서 의사들이 할 수 있는 것이 무엇인가. 결론은 '없다'는 것이다. 이는 이미 많은 의학자와 보건전문가가 능력의 한계를 인정하고 있는 사실이다.

병원마다 중증 생활 습관병 환자들이 수십, 수백 명씩 의사의 관리를 받으며 입원해 있지만, 약물이나 주사에 의해 병의 진행을 늦추거나 통증을 완화해 주고 있을 뿐 근본적인 치료란 없다. 생활습생(生活習慣)을 바꾸면 된다. 그러나 불치병이라고 생각하는 한 회복은 어려운 것이다.

그런데 의사의 도움을 받아 언젠가는 회복될 수 있을 거라는 막연한 기대만을 안고 기다리는 무력한 환자들과 환자의 병을 쉽게 고칠 수 없다는 것을 인정하면서도 무작정 붙잡고 있는 의사. 그럴수록 환자의 병원비 부담은 가중돼 집안이 거덜나기도 한다. 인간적인 측면에서 볼 때 환자나 의사의 자괴감은 얼마나 클까. 환자는 물론 양심이 있는 의사에게도 이처럼 괴로운 일은 또 없을 것이다.

지금까지 우리나라를 포함한 선진국들의 의료 정책은 의사를 많이 양성하고 병원 숫자를 늘리는 데에 거액의 예산을 투입해 왔다. 만약 이 예산을 국민 개개인의 식생활 개선에 사용하고 그에 못지않은 노력을 기울였다면, 오늘날처럼 생활 습관병 환자가 많이 늘어나지는 않았을 것이다.

사실 의사가 건강을 지켜 주는 시대는 끝났다. 그동안 세균성 질환의 퇴치에 그들이 기여한 공로는 인정하지만 그렇다고 해서 결핵이 완전히 퇴치된 것도 아니잖은가. 결핵은 다시 살아나고 있고 심지어 OECD 회원국과 비교해서 우리나라가 결핵 발생율과 결핵 사망률이 1위라고 한다.

지금까지 나온 항균제보다 더 강력한 항균제가 나온다 해도 결핵은 완전히 퇴치되지 않을 것이다. 더 내성(耐性)이 강한 균이 출현하는 것을 우리는 이미 무수히 보아 왔다.

광우병이 어디에서 왔는가. 두말할 것도 없이 먹을거리에서 왔다.

이 병은 의사들도 고치지 못한다. 돌연변이 형태의 세균성 질환인 사스 앞에서도 의사들은 무력하다.

문제는 상극(相剋)을 피하고 상생(相生)의 방법을 찾아야 한다. 균이 있다면 그 균을 이길 수 있는 몸의 저항력과 생명력을 키우면 된다. 이것은 몸 살리기에 좋은 건강한 먹을거리, 즉 밥상의 개선을 통해 가능하다.

따라서 이제 생활 습관병의 퇴치가 절대적 명제가 된 21세기에 우리의 건강은 의사가 아닌 우리 스스로 지켜야 한다. 내가 생활 습관병의 치료와 예방은 의사들이 아니라 부엌데기들이 맡아야 한다고 주장하는 이유도 바로 여기에 있다.

우리 아이들의 몸이 썩어 가고 있다

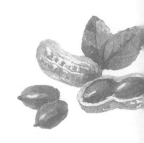

　나는 요즘 무섭게 커가는 아이들을 보면 겁이 난다. 특히 비만한 아이들을 볼 때마다 지금까지 저 아이의 밥상은 어떠했을까, 저 아이의 엄마는 무슨 생각으로 아이의 밥상을 차려 줬을까, 하고 생각할 때가 많다.

　자녀의 식생활과 식습관은 부모의 책임이라는 것을 우리는 인정해야 한다. 때문에 나는 어린아이나 청소년들을 교육할 때면 반드시 보호자 한 명을 함께 교육받도록 한다. 아이가 아무리 바뀌어도 부모가 바뀌지 않으면 아무 소용이 없기 때문이다.

　요즘 자라나는 중·고교생들을 보면 내가 자랄 때보다 전반적으로 키가 10~15cm 정도, 체중도 그 정도 더 많이 나가지 않나 싶다. 그런데 몸집이 커진 요즘 아이들의 건강 상태는 과연 어떤가.

　문화체육관광부가 발표한 '2017년 국민체력실태조사' 결과, 20대의 경우 체격은 커졌지만 체력은 지속적으로 떨어졌다. 현재의 20대와 부모 세대의 20대 시기를 비교한 결과 자녀 세대는 부모 세대에 비해 키와 체중은 증가했으나 체력이 낮아진 것으로 나타났다. 운동을 안 해서 체력이 부실한 것이지만 결코 운동 부족이 전부는 아니다. 태어나 성장해 가면서 식습관이 잘못돼 골격이나 체질 등 원래의 몸 자체가 부실해서 그런 것이다.

　성수대교와 삼풍백화점이 무너진 것도 기초 공사가 부실해서 그런 것이다. 중간에 수리를 한다고 해도 근본적인 문제는 해결되지 않는다. 인체도 마찬가지이다.

2004년 여름, 모 의대병원 비만센터가 국내에서 최초로 전국 14개 중학교 3천6백여 명의 학생을 대상으로 조사한 결과, 전체 청소년의 17%가 비만으로 판정됐고 비만 학생 열 명 중 여덟 명은 간 기능 이상, 고지혈증, 고요산혈증, 고혈당, 고혈압 등 한 가지 이상의 비만과 관련된 합병증을 앓고 있다는 충격적인 사실이 밝혀졌다.

문제는 이런 소아 비만의 80%가 성인 비만으로 이어지고 고혈압이나 고지혈증, 당뇨 등의 원인이 된다는 데 있다. 그런데 더 놀라운 것은 이 학생들의 비만이 부모의 비만과 연관성이 있으며 부모 모두 비만인 경우, 비만 위험도가 무려 세 배 가까이나 됐다고 한다. 부모의 잘못된 식생활이 그대로 자녀에게 대물림돼 신체를 망가뜨린 것이다.

수십 년 전부터 미국에서는 '어린이가 6세만 되면 동맥경화증이 진행되기 시작한다'라고 우려했는데, 우리나라에서도 이미 똑같은 결과가 나타나고 있다. 왜 청소년들에게 이런 증상이 나타나는 것일까. 그것은 두말할 것도 없이 잘못된 식생활 때문이다.

지나친 동물성 지방질의 섭취와 이른바 '오백(白) 식품'인 흰쌀과 흰 밀가루, 흰 설탕, 흰 조미료, 흰 소금의 섭취가 그것이다. 이 중에서도 가장 심각한 것이 동물성 지방질과 설탕의 과다 섭취이다.

그렇다면 아이들의 비만증을 현대 의학으로 치료할 수 있을까. 결론은 역시 없다. 이들이 권할 수 있는 것은 운동과 식생활의 개선밖에 없다. 따라서 고혈압이나 당뇨, 고지혈증 등을 유발하는 '비만'이라는 이 생활 습관병의 치료약은 분명히 음식일 수밖에 없는 것이다.

이제는 의사들이 아니라 밥을 짓는 우리 엄마들이 의사가 돼야 한다. 이 땅의 엄마들은 자부심과 책임감을 가져야 한다. 내가 주장하고 싶은 것은 바로 이것이다. 더는 현대 의학에 우리의 건강을 내맡길 수 없고 내맡겨서도 안 된다. 이제는 엄마가 의사인 시대가 온 것이다.

호르몬과 항생제 덩어리, 고기

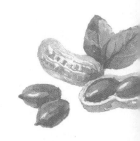

한국 보건산업연구원의 조사를 따르면 한국인의 1일 육류 섭취량은 지난 30년 사이에 무려 14배나 증가한 것으로 나타났다. 유류(乳類)와 낙농제품 섭취량도 같은 기간 동안 35배나 증가했다.

이처럼 동물성 지방질과 단백질 섭취의 증가는 외형상으로 청소년들의 골격과 체중을 키워 놓았지만, 문제는 과다한 섭취와 품질이다.

우리는 여기서 세계 최대 아이스크림 회사 '배스킨라빈스'의 상속자인 '존 로빈스(John Robbins)'가 부와 명예를 다 포기하고 시민운동에 뛰어들어 쓴 『육식, 건강을 망치고 세상을 망친다』라는 책의 내용을 상기해 볼 필요가 있다.

송아지는 연한 고기를 위해 태어나자마자 목에 굴레를 쓴 채 자동차 트렁크만한 공간에서 죽을 때까지 갇혀 산다. 사람들이 좋아하는 옅은 색 고기를 만들기 위해 송아지를 빈혈에 걸리게 만들고, 젖소들은 공장형 축사에서 호르몬 주사를 맞아 가며 20~30마리 분량의 우유를 생산해 낸다.

그런가 하면 날개조차 펴기 어려울 정도로 좁고 더러운 축사에 갇힌 닭들에게 스트레스와 질병을 이겨 내기 위한 항생제와 호르몬 주사를 맞히고, 달걀이 썩지 않게 하기 위해 방부제까지 먹인다. 이것이 바로 '썩지 않는 달걀'의 비밀이다.

돼지의 경우도 마찬가지이다. 현재 미국에서 사육되는 약 9천만 마리의 돼지 중 도살장에 끌려갈 때까지 빛이 전혀 들지 않는 컴컴한 우리에 갇혀 지내는 돼지의 수가 무려 6천5백만 마리나 된다고 한다. 이런 돼지를 살아남게 하는 것이 항생제의 힘이다.

오죽하면 육류가 병원성 박테리아와 세균 배양에 가장 적당한 배양기(培養基)라고 했을까. 오물이 넘쳐나는 불결한 곳에서 성장촉진제와 항생제로 만든 사료를 먹고 크는 가축들. 그 속에 온갖 기생충과 독성 화학물, 중금속이 가득한데 우리는 그것을 먹고 있는 육류인 셈이다.

거기다 초식동물인 소의 고기와 뼈를 다시 소에게 먹이고, 그 고기를 인간이 먹고, 결국 이런 잔인하고 무자비한 과정이 광우병을 유발하는 것이 아닌가.

우리가 많이 먹는 닭이야말로 항생제 덩어리라고 할 수 있다. 일부 양계업자들은 삼계탕용 닭을 '45일 기획 상품'으로 키운다. 알에서 부화하자마자 병아리 때부터 죽지 않게 항생제를 먹여 45일이 되면 도축해 보내는 것이다. 산란의 기능을 상실해 기름에 튀겨 먹는 '폐닭'은 더 말할 것도 없다.

그렇다면 우유는 어떤가.

오래전 우리나라에서도 '고름 우유' 파동이 일어나 한참 동안 시끄러운 적이 있었다. 중요한 것은 고름 우유가 나왔느냐, 안 나왔느냐가 아니라 '소의 밥상'이다. 소가 무엇을 먹는지가 중요하다는 얘기이다.

이 고름 우유 파동이 일어나자 분유나 우유를 끊고 아기에게 모유를 먹이는 엄마들이 반짝 늘어나기도 했다. 하지만 이것도 마찬가지이다. 모유가 중요한 것이 아니라 모유를 먹이는 '엄마의 밥상'이 문제이다. 이때 어느 한 사람 이것을 따져 본 사람이 있었느냐고 묻고 싶다.

가장 중요한 것은 우유 그 자체에 있다. 인간보다 생후 성장 속도가 빠른 동물의 젖 속에는 인간의 모유보다 동물성 단백질이 많다고 한다. 사람의 모유는 단백질 함유량이 1.1%인데 비해, 말은 2%, 소는 3.5%, 돼지는 5.2%, 개는 7.4%나 된다. 즉, 빨리 성장하는 동물일수록 젖 속에 고농도의 단백질이 함유돼 있다는 것이다.

따라서 이런 우유를 먹고 자란 아이들일수록 성장이 더 빠를 수밖에 없다. 우리나라 청소년들의 성장이 크고 빨라진 것은 이것과 무관하지 않다. 그렇다고 해서 우리 아이들이 건강하다고 할 수 있는가.

전 세계에서 유제품을 가장 많이 소비하는 나라는 핀란드, 스웨덴, 미국, 영국 순이다. 그런데 공교롭게도 골다공증이 가장 많은 나라의 순서도 핀란드, 스웨덴, 미국, 영국 순이다. 이것은 과연 무엇을 의미하는 것일까.

미국의 비영리단체인 '책임 있는 의료를 위한 의사협회'는 우유는 골다공증에 아무런 도움이 되지 않으며, 오히려 우유가 체내의 칼슘을 빼앗아 간다고 발표하기도 했다. 미국 보건국은 우유로부터 얻어지는 칼슘의 양은 채소류로부터 얻어지는 칼슘에 비해 극히 미미하다고 발표하기도 했다.

어떤 먹을거리가 올바른 먹을거리인가

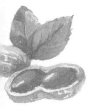

소는 들판에서 푸릇푸릇한 풀을 먹고 자연 상태로 자라야 한다. 그래야 동물성 단백질과 섬유질이 풍부한 질 좋은 고기와 오염되지 않은 신선한 우유를 공급할 수 있다. 닭도 마음껏 홰를 치고 날아다니며 온갖 잡곡과 지렁이, 벌레 같은 것을 먹으며 자라야 좋은 육질과 건강한 달걀을 공급할 수가 있다.

이것은 가축뿐만 아니라 채소의 경우도 마찬가지이다. 최근 들어 조그만 유리병에 채소의 씨앗을 넣고 발아시켜 파랗게 자란 '새싹'을 먹는 것이 유행처럼 번지고 있는데, 이것도 참 걱정이다.

이 수경 재배에 의한 먹을거리도 절대 올바른 먹을거리가 아니기 때문이다. 잘 알다시피 물에 씨앗을 넣고 속성으로 발아시키기 위해서는 식물이 자라는 데 있어서 필수 영양분인 양액(養液)을 투여하지 않으면 안 된다.

그런데 문제는 이 양액이다. 양액이란 한마디로 화학비료와 성장촉진제 등을 물에 탄 것이다. 이런 인공적인 성분을 먹고 자란 채소류가 몸에 좋을 리 없고, 양분 배합의 불균형이라든지 농도, 세균 감염과 소독에 따른 문제점도 발생할 소지가 많다.

그런데 이것이 마치 최고의 건강 먹을거리인 것처럼 학교에서 아이들이 단체로 책상 위에 새싹 병을 놓고 심심풀이로 뜯어먹고, 연예인들이 텔레비전 프로그램에 나와 씻지 않고 먹어도 된다며 뿌리째 뜯어먹는 장면을 보면서 가슴이 답답해졌다. 막대한 영향력을 가진 공중파 방송들이 앞장서서 올바른 먹을거리에 대한 진실을 오도하고 있는 것이다.

식물이 자라는 데는 햇빛과 물, 공기, 양분이 필요한데 이때 양분은 반드시 땅에서 얻어야 한다. 그래야 땅의 기운(地氣)이 담기고 그 기운이 사람의 몸에까지 전달된다. 우리는 식물을 통해 우주와 태양과 땅의 기운을 얻는다. 이것이 자연 순환의 원리이다.

맨발로 땅을 밟으면 그렇게 아늑하고 편할 수가 없다. 땅의 기운이 발바닥을 통해 온몸으로 퍼져 들어오기 때문이다. 마찬가지로 먹는 음식도 땅의 기운을 빨아들이며 자란 재료로 만들어야 몸에 맞는다.

비닐하우스에서 자란 채소가 자연 상태에서 자란 채소보다 훨씬 못한 것은, 비닐하우스의 특성상 다년간 같은 작물을 심어 기운이 쇠잔해진 땅에서 기르고, 필요한 햇빛의 양도 비닐을 투과하면서 감소돼 절반 정도밖에 쪼이지 못하기 때문이다. 거기다 햇빛의 비정상적인 굴절은 자연 생태의 교란을 일으킨다. 이것만 봐도 우리가 어떤 먹을거리를 어떻게 올바로 먹어야 좋은지에 대한 정답이 나온다.

먹을거리와 관련해서, 자신의 체질에 따라 몸에 맞는 먹을거리를 취하라고 하는 사상의학(四象醫學)에 대해서도 전적으로 동의하지 않는다.

사상의학이란 인체의 장기(臟器)의 크고 작음(大小)을 중히 여기고 밸런스를 맞춤으로써 인체를 최적의 상태로 유지한다는 전통 의학인데, 태양인·태음인에게는 어떤 음식이 맞고 소양인·소음인에게는 어떤 음식이 몸에 좋다는 식으로 음식 궁합을 따지는 것은 옳지 않다고 보기 때문이다.

인간을 포함해 모든 동물과 미생물은 자연 앞에 평등하다. 음양이 있고 밤낮이 있으며, 좋고 나쁨, 찬 것과 더운 것이 있지만 이것을 조절하는 기능이 있다. 이런 것을 보더라도 한쪽으로 치우쳐서는 안 된다. 손등을 보고 손바닥을 말할 수 없고, 손바닥을 보고 손등을 말할 수 없는 것과 같은 이치이다.

어떤 특정 음식이 그 사람의 몸에 맞고 좋다고 해서 계속 그 음식만 먹으면 일정 기간은 더 건강하게 될지 모르지만, 몸에 꼭 맞는 음식만을 먹은 데 대한 부작용과 반작용이 반드시 일어나게 마련이다. 따라서 몸에 맞는 음식과 함께 맞지 않는 음식도 먹어야 한다. 그래야 그 음식에 대한 저항력이 생겨 결국은 더 몸이 건강해진다.

시금치도 자기를 보호하는 독성이 있다. 벌레에 물렸을 때는 다섯 가지 이상의 풀을 찧어 바르면 낫는다. 한약도 한 가지씩 따로 먹으면 의미가 없고, 30가지 이상 섞어 먹어야 중화와 상생 작용이 일어나 약의 효과가 나타난다.

이것은 채소를 먹을 때도 마찬가지이다. 날로 먹든지 녹즙을 내서 먹든지 간에, 뿌리채소 2가지와 이파리 채소 3가지 등 반드시 5가지 이상의 채소를 함께 먹으라고 권한다. 뿌리와 잎의 조화를 갖추지 못한 한두 가지 채소만 먹으면 영양의 균형을 이루기가 힘들며, 채소가 갖고 있는 독성에 몸이 길들여질 우려가 있기 때문이다.

청개구리가 풀잎에 가면 풀 색깔, 돌 옆에 가면 돌 색깔로 변하는 것처럼 평소 오이가 몸에 안 맞는 사람도 오이와 여러 가지 채소를 섞어 먹으면 중화 작용을 통해 몸에 맞게 된다. 이처럼 먹을거리에도 음양의 조화가 필요하다. 제철에 나는 따뜻한 기운과 찬 기운의 먹을거리를 함께 먹으면, 몸이 알아서 자연스럽게 상극을 피하며 상생 작용을 한다.

그리고 녹즙의 경우, 여러 종류의 채소를 구하기가 힘들면 주변에 흔한 야생초를 넣어서 함께 갈아 먹어도 된다. 독초를 제외하고 소와 염소가 먹는 풀 종류는 다 먹어도 좋다.

수경 재배로 키운 작물보다는 비닐하우스에서 키운 것이 더 나으며, 비닐하우스보다는 노지(露地) 재배가 더 낫고, 노지에서 재배된 것보다는 잡초가 더 나으며, 잡초보다는 산속에서 자란 산야초(山野草)가 생명력이 강해서 훨씬 낫다.

　오래전 나이 드신 신부님 한 분이 혈압이 높아 교육을 받으러 오신 적이 있다. 이 신부님은 암에 걸린 수녀님들을 한곳에 모아 함께 거주하면서 자연건강법을 가르치고 계셨다. 오랜 세월 동안 수도 생활을 한 성직자도 암에 걸리면 집으로 되돌려 보내곤 했는데, 신부님은 이렇게 암에 걸려 갈 곳 없는 수녀들에게 자연건강법을 가르쳐서, 몸이 회복되면 다시 본래의 직분으로 되돌려 보내는 일을 하고 계셨다.
　나는 이분들의 딱한 사정을 듣고 그곳으로 내려가 보름 동안 자원봉사를 했는데, 중증 당뇨와 말기 암에 걸린 수녀님들이 여덟 분으로 무엇보다 야채가 부족했다. 이분들에게 필요한 녹즙이 하루 석 잔, 다른 사람들 것까지 합쳐 매일 40여 잔 정도가 필요했다. 그때가 한창 무더운 장마철이라서 채소들은 자라지도 못한 채 금방 흐드러졌다.
　나는 농사법은 몰라도 자연에서 나오는 강한 생명력은 잘 알고 있기에 날마다 길섶에 난 클로버와 질경이 그리고 뽕잎, 감나무 잎, 오디, 딸기 이파리, 고구마 잎을 비롯해 무수한 야생초를 뜯어다 갈아 녹즙으로 만들었다. 그리고 소화를 위해 녹즙에 소금 2g 정도를 넣고 참기름을 한 방울씩 떨어뜨려 장의 흡수가 잘되도록 했다.
　또 밭에 무성하게 난 쇠비름과 참비름을 낫으로 베어다가 채반에 올려놓고 살짝 삶아 말린 후, 장아찌로 만들어서 나중에 드시게 해놓았다.
　이런 모습을 지켜보시던 신부님은 내가 떠나올 때 손을 꼭 붙잡고 말씀하셨다.
　"안젤라! 너는 죽을 때 두 손을 꼭 관 밖으로 내놓고 죽어라. 네 손이 아까우니까 더 써먹게!"

　이처럼 녹즙이나 채식은 꼭 야채만 먹어야 한다는 생각, 즉 고정관념만 버리면 우리 주변에 먹을거리가 무수히 널려 있다.

그런데 최근 들어 생활 습관병 환자가 급증하고 패스트푸드의 부작용이 크게 부각되면서 채식을 하는 사람들이 늘고 있다. 특히 우리 장독대를 찾아오는 젊은이의 숫자가 하루가 다르게 늘고 있는 모습에서 날마다 이런 변화를 실감한다.

예전에 재래식 화장실 문화 속에 살았을 때, 고기를 많이 먹는 잘사는 집의 변소를 가면 썩는 냄새가 대단했다. 그러나 고기를 자주 못 먹고 채소류를 주로 먹는 집의 변소에서는 고약한 냄새가 비교적 덜 났다. 이것만 보더라도 고기가 얼마나 독소를 많이 뿜어내는지를 알 수 있다.

기름기가 많은 음식점 주방의 팬은 때가 가득 끼어 빨리 막히고, 야채 음식만 만드는 주방의 팬은 몇 배나 더 깨끗하다. 우리의 장(腸)도 이와 마찬가지가 아니겠는가.

요즘 곡·채식을 뿌리와 껍질째 먹는 사람들이 점차 늘고 있는 현상은 무척 고무적이다. 내가 수십 년 전부터 줄기차게 주장해 왔던 이론이기 때문이다. 어른, 아이 할 것 없이 뿌리와 줄기, 잎, 껍질, 씨까지 배설이 잘되는 음식을 고루 먹어야 한다. 어느 것이 약이 될 줄 누가 알겠는가. 나무만 보지 말고 숲을 보자는 얘기이다.

우리 몸을 썩게 만드는 주범, 설탕

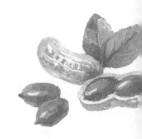

요즘 어딜 가나 온통 설탕투성이다. 아이스크림, 케이크, 음료, 과자, 커피, 카스텔라……. 달지 않은 음식이라곤 찾아볼 수가 없다. 아이들이 즐겨 먹는 떡볶이도 달고, 음식점의 콩나물무침도 달고, 주부들은 가정에서 아무 생각 없이 거의 모든 음식에 설탕을 집어넣는다.

모든 게 달다. 맛의 개념이 사라지고 단맛과 신맛만 맛있다고 한다. 오로지 '새콤달콤한 맛'만 맛이라고 생각하는 것이다.

떡도 무슨 설탕을 그렇게 많이 집어넣는지 달아서 먹을 수가 없다. 예전의 우리 떡은 설탕을 넣는 법 없이 소금만 넣어도 고소하고 짭짤했다. 이것이 바로 우리 떡의 맛이었는데, 지금은 설탕 범벅이 된 떡을 만들어 놓고 이것을 우리 전통의 맛이라고 자랑한다.

요즘 인기가 있는 '간장 게장'도 그렇다. 간장에 절인 게장이라면 짜야 제맛인데, 이 간장 게장이라고 파는 게 어찌나 싱겁고 단지 비린내와 썩은 냄새까지 난다. 내가 이 간장 게장을 먹으러 갔다가 비린내 때문에 역겨워서 먹을 수가 없어 끓여달라고 했더니 이상한 사람처럼 쳐다보았다.

중국집 음식도 달고, 만두도 달고, 만두를 찍어 먹는 간장도 달다. 시골은 물론 산골짜기 식당에서 파는 음식들도 하나같이 달다. 마치 단맛이 나지 않으면 음식 축에 끼일 수가 없는 것처럼 어느 틈엔가 모든 음식이 변했고 전 국민의 입맛이 변해 버렸다. 그런데 무서운 것은, 우리가 이것을 당연한 것으로 받아들이고 있다는 점이다.

남북 교류가 시작돼 우리나라 기자들이 처음 평양에 갔을 때, 그 유명하다는 옥류관에서 있었던 일이라고 한다. 우리 기자들의 입맛에 평양냉면이 맞을 리가 없었다. 한 기자가 여성 종업원에게 말했다.

"아니, 왜 평양냉면 맛이 이렇죠? 우리 서울 무슨 공원 냉면 맛은 기가 막힌데……."

그러자 북한 측 여성 종업원이 이렇게 대답했다고 한다.

"기자 선생님의 혓바닥은 미국놈의 혓바닥을 닮아서 단맛만 맛있다고 하는데, 그런 기자 선생님이 진짜 평양냉면의 맛을 어찌 알겠습네까?"

이 말을 들은 기자는 쥐구멍이라도 있으면 들어가 숨고 싶은 생각뿐이었다고 했다. 어찌나 조미료를 많이 쓰는지, '동탯국 맛이 북엇국 맛이고, 북엇국 맛이 동탯국 맛'이 돼 버린 세상에, 우리가 맛에 대해 논한다는 자체가 의미 없는 일이다.

원래 단맛을 내는 설탕은 사탕수수나 사탕무에서 즙액을 짜낸 후 수분을 증발시켜 천연에서 얻어내는 것으로, 섬유질과 단백질이 풍부한 식품이었다.

그러나 현재의 백설탕은 여러 단계의 공정을 거쳐 가열, 농축해서 만든다. 이 과정을 거치면 90%에 이르는 섬유질과 단백질을 비롯한 각종 미네랄 성분이 제거돼 영양소는 없고 칼로리만 남게 된다. 이것이 정제당(精製糖)이다.

이런 설탕은 한마디로 없느니만 못하다고 할 수 있다. 먼저 체내에 들어온 당은 포도당으로 전환된 후 글리코겐 형태로 간에 저장된다. 그러나 간의 용량에도 한계가 있기 때문에, 매일 설탕을 필요량보다 많이 먹으면 간이 풍선처럼 부풀어 오른다. 이것도 한계에 이르면 초과된 분량의 글리코겐은 지방산으로 전환돼 혈액을 타고 온몸을 순환하다가 활동성이 떨어지면서 배와 엉덩이, 유방, 허벅지에 달라붙는다. 설탕이 비만의 원인이 되는 것이 이 때문이다.

그런가 하면 설탕은 근육 합성과 연관된 호르몬의 합성을 방해하고, 몸속의 칼슘과 마그네슘, 칼륨 등을 배출시킨다. 우선 몸이 설탕을 소화하고 독소를 해독해서 체외로 배출시키는 데 비타민과 미네랄이 사용된다. 설탕을 많이 먹은 몸은 과다한 산성(酸性)이 되기 때문에 이 산(酸)과 염기(鹽基)의 평형을 맞추기 위해서는 결국 체내의 저장된 미네랄을 쓸 수밖에 없다. 거기다 혈액을 보호하기 위해 뼈와 치아의 칼슘을 꺼내 써야 하는 상황에 이르면, 이가 썩고 건강이 나빠진다.

설탕을 많이 먹으면 뇌 기능에도 심한 타격이 온다. 뇌 기능을 조절하는 역할은 채소에 함유된 단백질과 아미노산의 일종인 글루타민산의 몫으로, 뇌의 기능을 진행하거나 억제하는 역할을 한다. 설탕은 이 글루타민산의 흡수를 방해하고 몸의 저항력과 면역 시스템을 파괴한다. 그래서 두뇌 활동의 저하와 함께 건망증과 피로, 졸음을 불러오는 것이다.

또 설탕은 장(腸) 내에 거주하는 건강한 박테리아를 박멸하고 비타민의 흡수 능력을 감퇴시키는 등 심각한 연쇄적 문제를 불러온다. 당뇨는 두말할 것도 없다. 따라서 정제된 흰 설탕이야말로 우리 인체에 백해무익한 식품이라고 해도 과언이 아니다.

'윌리엄 더프티(William Dufty)'가 쓴 『슈거 블루스』라는 책을 보면, 설탕이 인간에게 주는 폐해가 적나라하게 쓰여 있다.

정제 설탕은 입속에서 소화되지 않고 곧바로 소장을 통해 핏속으로 향하는데 이 신속한 속도가 오히려 화를 부른다. 성격이 신경질적이고 난폭해져서 자연히 집중력과 학습능률도 떨어진다.

설탕은 피를 뜨겁게 하고 장폐색을 일으키며, 쉽게 탈진하게 만드는가 하면, 안색을 어둡게 만들고 숨결에서 악취가 나게 한다.

한마디로 '블루스'라는 말처럼 정제 설탕의 과다 섭취는 육체와 정신의 복합적인 질환을 불러오는 것이다.

그런데도 우리 현대인들은 아침에 눈을 뜨기 바쁘게 빵이나 주스 속에 든 설탕을 먹기 시작해 잠자리에 들 때까지 간식 등 온갖 설탕이 함유된 가공식품을 먹고 마신다.

청소년들은 더 말할 것도 없다. 달지 않으면 맛을 느끼지 못할 정도로 하나같이 입맛들이 변했다.

그 결과 우리 아이들의 몸은 어떻게 변하고 있는가. 몸 안의 칼슘이 다 빠져나간 나머지 골다공증이 심해, 요즘 군대에서는 신세대 장병에게 체벌도 함부로 못한다고 한다. 이것이 우리의 현실이다.

밥상을 모르면 당뇨병을 고칠 수 없다

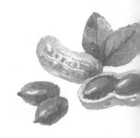

경제적 풍요에 따라 사람들이 섭취하는 동물성 지방은 많이 늘어났고, 단백질의 경우도 동물성 단백질과 식물성 단백질의 섭취 비율이 크게 달라졌다.

특히 지난 20세기 초까지만 해도 대부분의 사람은 곡류나 야채, 과일 등의 전분질(澱粉質)에서 몸의 활동에 필요한 칼로리를 충당했다. 그러나 이제는 이 전분질에서 섭취하는 칼로리는 많이 줄어들고 대신 설탕이 그 자리를 메우고 있다. 한마디로 엄청난 변화가 무섭게 일어난 것이다.

우리 국민의 경우만 하더라도 곡물 섭취량은 지난 1969년 1일 평균 559g에서 2001년 310g으로 해마다 감소했다. 감자를 비롯한 전분류도 같은 기간 75.6g에서 26.5g으로 30년 사이에 1/3 수준으로 감소했다. 이와 같은 통계를 보더라도 우리 국민 역시도 곡류와 전분류에서 취했던 칼로리를 설탕으로 대신하고 있다는 것이 확연하게 나타난다.

전분류 식품이라고 해서 예전처럼 전분질을 다 갖고 있는 것도 아니다. 비타민 C가 풍부했던 감자는 이미 지방질 식품으로 바뀐 지 오래다. 구운 감자의 지방분은 1%에 불과하지만, 이른바 감자칩이라고 하는 식용유에 튀긴 감자의 지방분은 무려 40%나 된다. '감자 아닌 감자'가 된 것이다.

설탕이 몸에 좋지 않다는 것을 아는 소비자는 자기 스스로 설탕의 섭취량을 조절할 수 있다고 생각할지 모르겠지만, 사정은 결코 그렇지가 않다. 대체로 선진국들의 경우, 그 나라 설탕 소비량의 20%는 가

정용으로 소비되고 나머지 80%는 과자나 **빵**, 청량음료, 통조림, 프라이드치킨 등의 기타 가공식품에 사용되고 있다.

따라서 현대인들은 자신이 직접 먹고 있는 설탕의 무려 다섯 배나 되는 양을 어떤 형태로든지 먹고 있다는 얘기가 된다.

미국인의 하루 설탕 소비량은 53ts에 달한다고 한다. 실제 티스푼으로 53회나 설탕을 떠먹지는 않겠지만, 직접 혹은 간접적으로 하루에 섭취하는 설탕의 양이 그렇다는 것이다.

이러니 청량음료와 아이스크림을 입에 달고 사는 우리 청소년들의 건강은 어떠하겠는가. 대부분 '슈거 블루스'에 걸려 있다고 해도 지나친 말이 아니다.

같은 설탕이라도, 노란 색깔의 알갱이가 굵은 황(黃)설탕은 그나마 좀 나은 편이다. 정제 설탕은 전분식품이긴 하나 화학약품과 다를 바 없지만, 황설탕과 조당(粗糖)은 칼슘과 철분 등이 들어 있기 때문이다.

나는 이런 설탕의 폐해를 누구보다 잘 알고 있었기 때문에 자연식 전문점을 운영하면서부터 정제된 흰 설탕을 한 번도 사용해 본 적이 없다. 가끔 황설탕을 사용하기도 하지만, 요리를 만들 때 당분은 매실을 발효시켜 얻은 '매실 효소'를 사용하거나 현미 오곡을 고아서 만든 '조청'을 사용한다.

그리고 우리 전래의 방법으로 만든 조청을 믿을 수 있는 공동체의 사람들로부터 공급받아 원하는 사람들에게 제공하기도 한다. 아무도 시키지 않았지만 누군가는 이렇게 해야 한다는 내 나름의 소명 의식에 서였다.

그런데 동물성 지방과 설탕의 과다 섭취가 가져오는 가장 큰 폐해 중 하나가 당뇨(糖尿)라는 것은 여러분이 누구보다 잘 알 것이다. 한때 당뇨를 잘 먹고 잘사는 사람들이나 걸리는 병이라고 해서 '사치병'이라고 부르기도 했는데, 이제는 그것도 옛말이 되고 말았다.

요즘 당뇨는 나이와 성별을 구분하지 않고 찾아오고 있다. 노년층은 물론 한창 일할 나이인 30~40대 중·장년층, 구김 없이 자라야 할 10대들은 말할 것이 없고, 세상에 태어나자마자 자신도 모르게 '소아 당뇨'에 걸려 있는 아기들도 부지기수다. 이 얼마나 통탄할 일인가. 암이나 정신병, 아토피 같은 피부병도 물론이거니와 당뇨와도 전쟁 아닌 전쟁이 필사적으로 벌어지고 있는 것이다.

그렇다면 당뇨는 무엇으로부터 오는가. 그것은 두말할 것도 없이 밥상이다. 그래서 당뇨는 결코 약으로 치료될 수 없는, 썩은 밥상을 하루라도 빨리 바꿔야만 고칠 수가 있는 병이다.

20세기 초의 밥상으로 돌아가라

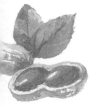

당뇨(糖尿)란 인슐린의 작용(作用) 부족에서 생기는 현상이다. 인슐린은 췌장(膵臟)에서 만들어지는 호르몬으로 당분 대사(糖分代謝)의 기능을 담당한다.

혈액 속에는 혈당이라고 하는 당분이 녹아 흐르고 있다. 이것은 신체의 에너지원으로 작용했고, 체세포는 혈액 속에 흐르는 이 당분을 흡수하며 살고 있다. 우리가 먹는 것은 일단 이 혈당으로 변해 신체의 에너지가 된다.

인슐린은 세포가 혈액 속에서 당분을 지속적으로 흡수하도록 돕는 물질이다. 그래서 인슐린의 양 자체가 부족하다거나 활동이 불충분하면 흡수가 잘되지 않는다. 이렇게 되면 당연히 혈액 속에 당분이 남아 혈당치(血糖値)가 높아지고 남은 당분이 소변을 통해 배출되는데, 오줌에 당분이 섞였다 하여 이를 당뇨 혹은 당뇨병이라고 하는 것이다.

그러나 내가 보는 당뇨란 그렇지가 않다. 현대 의학은 이런 증상 자체를 병으로 보지만, 이는 '인슐린이 나간 만큼만 당분을 분해하고 남은 것은 소변으로 배출하라'라는 신호로서 그 자체가 '자연 치유력의 발동'이라고 생각한다. 그래서 자연 의학에서는 당뇨를 병으로 보지 않고 몸을 바르게 하라는 신호로 보는 것이다.

이 당뇨의 원인은 두말할 것도 없이 동물성 지방과 설탕이다. 당뇨병의 최대 원인이 비만이라고 하는데, 이 비만도 동물성 지방질과 설탕의 과다 섭취에서 오기 때문이다. 설탕은 당뇨에 직접적으로 작용하지만 동물성 지방은 체내에서 인슐린의 작용을 방해한다.

역사적으로 살펴보면 세계 대전과 같은 큰 전쟁이 일어나면 당뇨 환자의 수는 급격히 감소한다. 식량이 부족해지면서 곡물과 전분류의 섭취가 늘기 때문이다. 반대로 전쟁이 끝나고 경제적으로 풍요로워지면 환자가 급증한다. 이것이 당뇨의 특성이다.

당뇨에는 설탕과 동물성 지방 등 지나치게 많은 칼로리가 문제이기 때문에 무엇보다 이런 식품의 섭취를 줄이고 섬유질 식품도 많이 섭취해야 한다.

설탕과 동물성 지방을 과다 섭취하고 섬유질이 부족하면 먼저 저혈당증(低血糖症)을 불러온다. 저혈당증이란 얼핏 들으면 핏속의 혈당이 적다는 것으로 당뇨와 반대 개념처럼 들릴지 모르지만, 사실 이 저혈당증과 당뇨는 한 몸이다.

물론 저혈당증이란 당뇨와 반대로 혈액 중의 당분이 지나치게 낮아서 생기는 병이다. 그러나 이는 인슐린이 한꺼번에 지나치게 많이 나와 버리기 때문에 생긴다.

예를 들면 설탕이나 흰 쌀밥, 흰 밀가루 등으로 만든 음식은 소화가 너무 잘돼 체내 흡수가 빠르고, 빨리 당분이 되어 한꺼번에 혈액 속으로 들어간다. 이렇게 되면 췌장은 이 혈당을 세포 속에 흡수시키기 위해 한꺼번에 많은 양의 인슐린을 내보내게 된다. 이처럼 인슐린이 갑자기 많이 나와 혈당을 죄다 흡수해 버리니까 혈액 중의 당분이 급격히 감소하는 저혈당증을 초래하는 것이다.

이런 일이 반복되다 보면 췌장도 자꾸 한꺼번에 인슐린을 쏟아 내는 중노동을 해야 하고 기능도 약해져 나중에는 필요한 양의 인슐린조차 만들어 내지 못하게 된다. 이런 현상이 곧 당뇨병으로 발전한다.

그런데 이 저혈당증의 폐해는 매우 심각하다. 저혈당증이 오면 갑자기 기분이 우울해지고, 자살하고 싶은 충동에 빠지고, 성격이 난폭해져 흉기를 휘두르기도 한다. 일종의 '슈거 블루스'인 셈이다. 따라서 당뇨병 환자는 물론 일반인에게도 설탕이나 흰 쌀밥, 흰 밀가루로 만든 음식은 인체에 독이나 다름없는 극히 해로운 음식이다.

당뇨병이 설탕과 동물성 지방의 과다 섭취, 섬유질 부족에서 오는 것이 명백한 만큼, 동물성 지방의 섭취를 줄이고 섬유질이 풍부한 음식을 먹어서 밸런스를 유지해 주어야 한다.

한마디로 '인슐린의 양에 맞는 음식을 먹어 균형을 잡아라' 하는 것이다. 그런데 당뇨에 걸리면 왜 우리 몸이 인슐린을 분비하지 않는지 원인을 규명하기에 앞서, 인슐린에 환자의 몸을 길들이는 것이 현대의학이다.

그렇다면 당뇨에 걸리지 않으려면 우리는 어떤 음식을 먹어야 할까. 그것은 채식 위주의 '20세기 초의 밥상으로 돌아가는 길'밖에 없다.

뿌리와 잎, 줄기, 씨와 껍질까지 함께 먹어라

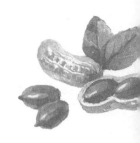

 곡류와 전분류를 주로 먹고 정제된 설탕을 거의 먹지 않았으며, 가끔 육식으로 동물성 지방질과 단백질을 보충했던 20세기 초에는 지금과 같은 현대병이 거의 없었다.

 그러나 밥상 차림이 이와 반대로 바뀌면서 보도 듣도 못했던 불치병이라고 불리는 온갖 현대병, 생활 습관병이 만연하기 시작했다.

 나는 이미 이런 사실을 예견하고 수십 년 전부터 줄기차게 채식 위주의 자연식을 보급해 왔다. 곡식이나 과일, 채소를 먹더라도 뿌리와 줄기, 잎과 열매, 껍질과 씨도 함께 먹을 것을 권하고 나부터 먼저 직접 생활화해 왔다.

 내가 처음 뿌리와 줄기, 잎과 열매, 껍질과 씨도 함께 먹으라고 했을 때 사람들은 나를 촌스럽고 유별난 여자로 취급하곤 했다. 내 가족들부터도 받아들이지 않았다. 올바른 먹을거리의 실천을 위해 자연식 전문점을 내고 나서 현미(玄米)밥을 제공했을 때, 현미의 중요성을 알고 있는 지인들이 내게 말했다.

 "아니, 원장님! 이 비싼 현미로 밥을 지어내 놓다니, 타산이 맞아요?"

 맛있는 쌀밥을 두고 왜 하필이면 이런 껄끄러운 현미밥을 지어내 놓느냐고 불평하는 사람도 많았다. 이때는 현미밥이 대중화가 안 돼 무슨 밥인지도 몰랐던 시절이었다.

 그러나 나는 사람의 건강과 공해 시대에 대비하기 위해 '밥 한 그릇을 파는 것이 중요한 것이 아니라 사람들에게 현미밥을 한 그릇이라도 더 먹게 하는 것이 중요'했다.

그런데 지금은 어떻게 변했는가. 신문이나 방송 같은 매스컴에서는 곡식, 과일, 채소 등을 껍질째 먹어야 한다고 요란하게 떠들고 있다. 수십 년 전 그때 사람들이 만약 내 말에 조금이라도 귀를 기울였더라면 오늘날 우리의 밥상과 몸이 이렇게까지 썩지 않았을 것이고, 심각한 배설 문제로 말미암아 생활 습관병 환자가 이처럼 늘어나지도 않았을 것이다.

그러나 뒤늦게라도 섬유질의 중요성을 깨닫고, 어린아이에서부터 노인에 이르기까지 뿌리와 줄기, 잎과 열매, 껍질과 씨까지도 함께 먹는 사람들이 늘고 있으니 그나마 다행스럽다.

어떤 사람들은 과일이나 야채를 껍질째 먹는 것이 몸에 좋은 줄 알고 있지만, 대부분 재배할 때 농약을 뿌리기 때문에 껍질째 먹는 것이 위험하지 않으냐고 묻는 사람도 있다.

그러나 이는 틀린 말이다. 야채나 과일, 현미 등에 들어 있는 섬유질과 휘친산은 위장 기능을 활발하게 할 뿐만 아니라 배독(排毒) 작용이 강해서 농약, 수은, 카드뮴, 아연 같은 중금속 성분의 독을 없애고 밖으로 배출시키는 힘이 있다. 설령 나머지가 몸에 잔류하게 되더라도 그 정도는 간(肝)에서 충분히 해독할 수 있을 정도다.

사람들은 채소의 잎사귀나 과일의 표면에 묻은 농약만 놓고 많이 얘기하는데 이것도 잘못된 생각이다. 작물을 재배할 때는 땅에 제초제도 뿌리고 살충제도 뿌린다. 한 번 땅에 스며든 농약 성분은 약 5년 동안 잔류하면서 새로 심은 작물의 뿌리를 통해 줄기와 잎, 열매로 들어간다. 따라서 표면에 뿌린 농약만 해로운 것이 아니다. 눈에 보이는 것만 따질 것이 아니라 눈에 보이지 않는 것도 생각해야 한다는 얘기이다.

정작 중요한 것은, 눈에 보이는 것이든 보이지 않는 것이든 곡류와 과일, 채소에 들어 있는 농약 성분은 섬유질을 많이 섭취하지 않으면 해독하거나 밖으로 밀어내지 못한다는 점이다. 그래서 농약을 친 먹을거리는 가능하면 피하는 것이 좋지만, 이것이 무서워서 껍질째 먹기를 두려워한다면 더 큰 것을 잃는다는 점을 명심해야 한다.

이는 중금속뿐만 아니라 암도 마찬가지이다. 실제로 미국 워싱턴 대학에서 발암 물질을 투여한 쥐를 대상으로 섬유질을 먹인 쥐와 그렇지 않은 쥐의 암 발병률에 대해 실험을 했다. 섬유질을 먹인 쥐는 암 발병률이 39% 미만이었지만, 섬유질을 먹이지 않은 쥐의 발병률은 69%나 됐다고 한다.

이것만 봐도 섬유질이 암을 밀어내는 데 얼마나 강력한 힘을 갖고 있는가를 쉽게 알 수 있다.

그렇다면 당뇨나 암과 같은 생활 습관병을 예방하고, 환자들의 병을 낫게 하는 현미(玄米)는 과연 어떤 식품일까.

현미란 씨눈을 제거하지 않은 쌀을 말한다. 일반적으로 백미라고 부르는 정백미(精白米)는 벼 낟알에서 쌀겨 층과 씨눈을 완전히 깎아 낸 희고 깨끗한 쌀을 말한다. 그러나 현미는 벼 낟알을 5분도(分度)나 7분도로 깎기 때문에, 겨 성분과 씨눈이 남아 있어 백미보다 훨씬 거칠고 먹기도 입안이 껄끄럽다.

그러나 현미가 갖고 있는 효능과 효험은 무척이나 대단하다. 오래전 일본 도야마 현(縣) 신통천 하류에서 중금속에 오염된 물로 농사를 지어 먹거나 물고기를 잡아먹은 마을 주민 대부분이 '이타이이타이' 병에 걸려 심한 통증과 골절, 골연화증으로 고생하다 죽어갔다. 그러나 그 중 현미로 밥을 지어 먹고 살았던 사람들은 아무 이상이 없었다.

따라서 이 공해 시대에 농약을 치고 안 치고는 둘째요, 중금속의 방패가 되는 관건은 곡채류를 껍질째 먹는 것이며, 특히 현미로 밥을 지어 먹는 것이다.

백미는 물에 담가 두면 썩고 말지만 현미는 싹이 나서 싱싱하게 자란다. 현미는 곧 살아 있는 쌀이며 무엇보다도 핏속의 콜레스테롤 수치를 낮추고, 항산화(抗酸化) 작용과 노화를 방지하는 비타민 E가 풍부하다.

사실 일제강점기 이전까지만 해도 우리 민족은 현미만 먹고 살았다. 일제에 의해 도정(搗精) 문화가 들어오기 이전에는 우리에게 디딜방아 문화밖에 없었고, 이 디딜방아로 찧은 벼는 전부 현미였기 때문이다. 과연 이 디딜방아 문화 속에서 살았던 우리 조상에게도 지금과 같은 생활 습관병이 존재했었는지 궁금하다.

암은 단백질을 먹고 산다

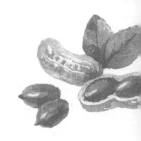

　미국 암 협회는 얼마 전 '음식, 영양 그리고 암 예방'이라는 보고서를 통해 '다양한 채소와 과일, 콩, 최소한으로 가공 처리한 농산물 등으로 구성된 채식 위주의 식단을 구성하라'라고 권고했고, '암 발병률을 낮추려면 육류 섭취량을 줄이라'라는 가이드라인을 발표했다.

　백번 천번 지당한 말이다. 실제로 오래전부터 전 세계의 많은 의학자가 위암, 간암, 신장암, 전립선암, 유방암, 소아암, 대장암 등 거의 모든 암이 음식과 관련이 있다는 발표를 해왔다.

　간암과 대장암, 유방암 등은 동물성 지방의 과다로 말미암아 생기며, 십이지장궤양은 섬유질의 부족에서 생기는 등 사실 암과 궤양 어느 것 하나 음식과 관련이 되지 않은 것이 없다.

　그런데 동물성 지방과 설탕의 과다 섭취뿐만 아니라, 동물성 단백질의 과다 섭취 또한 이들 암의 발생 및 증가와 밀접한 관계에 있다는 것을 여러분도 잘 알 것이다.

　한 예로 발암 물질을 투여한 쥐를 두 그룹으로 나눈 뒤 한 그룹의 쥐에게 단백질과 설탕을 먹였더니, 암 발병률이 먹이지 않은 쥐에 비해 20배나 높았다고 한다. 즉, 단백질과 설탕을 먹이지 않은 쥐는 암 발병률이 2%에 불과했지만 먹인 쥐는 40%나 높게 나왔다는 것이다.

　이것만 보더라도 과다한 단백질의 섭취는 암의 발병과 직접적인 연관이 있음을 알 수 있다. 설탕과 단백질이야말로 '암의 밥상'인 셈이다.

　따라서 암에 걸리지 않기 위해서나 건강한 몸을 위해서는 동물성 단백질의 과다한 섭취도 반드시 피해야 한다. 특히 이미 암에 걸린 환자들의 경우, 암의 증식을 막기 위해 암세포가 가장 좋아하는 고단백질의 음식을 절대 피해야 하는 것은 하나의 불문율이다.

이런 기본적인 상식도 모른 채 암 환자에게 개소주를 비롯한 고단백 보양식을 먹이면, 그 환자는 갑자기 병이 악화되거나 심지어 죽기도 한다.

몇 년 전의 일이다. 어느 날 유명 성악가인 S대 음대 교수 한 분이 후두암에 걸려 아는 신부님의 소개로 찾아왔다. 그분은 어느 날부터인가 갑자기 목소리가 나오지 않아 병원에 가서 진찰을 받았는데, 뜻밖에도 후두암 말기라는 판정을 받았다고 했다.

그래서 명의라는 사람들을 다 만나 봤지만 치유가 어렵다는 말만 듣고 절망에 빠져 결국 지푸라기라도 잡겠다는 심정으로 나를 찾아온 것이었다.

나는 이 교수를 정성껏 교육시켰다. 열흘 동안의 교육이 끝나자 그의 병세는 눈에 띄게 호전됐고 눈빛은 살 수 있다는 희망으로 빛났다. 그리고 집으로 돌아가 주변의 세상적인 모든 것을 다 정리하고 오로지 내가 가르쳐 준 대로 소금과 생채식을 먹고 풍욕을 하며 몸과 마음을 다스려 나갔다. 그렇게 해서 8개월이 지났을 때의 일이었다. 그동안 잘 살고 있겠거니 생각하고 있었는데 부인에게서 전화가 왔다.

"원장님, 그이가 세상을 떠났습니다. 너무나 평화롭게 잠이 들었어요. 저도 이제 사람이 어떻게 죽어야 하는지 그 방법을 자연건강법을 통해 알았습니다……."

나는 안 됐다는 생각과 함께 그분의 명이 다했구나, 인명은 재천이니 어쩔 수가 없는 것으로 생각하면서 부인을 위로했다. 그 교수는 아침에 일어나 풍욕을 하다가 부인에게 감잎차를 한 잔 끓여달라고 해서 갖고 갔더니 그만 잠자듯 저세상으로 떠났다는 것이다.

그로부터 몇 달 후 그 교수의 동생한테서 연락이 왔다. 수도권 도시에 6백 평 규모의 대형 찜질방을 하나 차렸는데, 개업 기념으로 그 동네의 의사와 약사들을 초대했다며 자연건강법에 대해 강의를 좀 부탁한다는 것이었다.

그곳으로 내려간 나는 뜻밖의 얘기를 들었다. 그는 그곳에 모인 의사와 약사들에게 나를 소개하면서, 후두암으로 별세한 형님의 병을 자연 요법으로 호전시켜 준 분인데 주변 사람들의 부주의로 형님이 세상을 떠났다고 얘기했다.

나는 깜짝 놀랐다. 자세한 내용인즉, 그 교수는 내게 교육을 받고 8개월 동안 열심히 건강관리를 하면서 병세가 크게 회복됐다고 한다. 그런데 아는 수녀 한 분이 이제는 좀 좋아졌으니 몸보신할 때가 됐다면서 개소주를 갖다 드렸는데, 교수는 그것을 먹고 나서 열흘이 채 안돼 세상을 떠났다는 것이었다.

세상에! 그렇게도 단백질 음식을 절대 먹지 말라고 신신당부했건만 깜빡 잊었단 말인가! 왜 그렇게도 어리석은 것인지! 환자는 무조건 잘 먹여서 영양 보충을 해야 한다는 고정관념을 깨지 못해 이런 엄청난 비극이 생긴 것이다.

몸이 좋아하는 상태로 가느냐, 암이 좋아하는 상태로 가느냐를 알아야 하는데, 병세가 호전됐으니 이 정도는 어떠랴 싶은 생각에 고단백질 식품을 먹었다가 돌이킬 수 없는 화를 당하는 사람이 한두 명이 아니다. 이럴 때처럼 안타깝고 답답할 때도 없다.

암이란 무섭고도 집요한 것이다. 자신이 싫어하는 음식을 먹고 자연건강법을 실행하면 쥐 죽은 듯 숨어 있다가도, 자신이 좋아하는 영양분이 체내에 공급되면 그야말로 독버섯처럼 고개를 쳐들어 순식간에 온몸으로 퍼지는 것이 암이다.

나는 이 교수만 생각하면 두고두고 안타까운 심정을 금할 길이 없다. 이 교수뿐만 아니라 부산에서 큰 서점을 하고 있던 한 중년 남성도 그랬다. 그 역시 암에 걸려 내게 교육을 받고 점점 회복돼 가던 중이었는데, 어느 날 울산으로 놀러 갔다가 절대로 단백질 음식을 먹지 말라는 경고를 잊고 그만 생선회 한 접시를 먹고 말았다. 결과는 마찬가지였다.

한 지방 자치단체장의 3대 독자가 있었다. 너무나 잘생긴 청년이었는데 어느 날 갑자기 기침이 많이 나와 병원을 찾았더니 뜻밖에도 말기 폐암이라는 진단과 함께 3개월 시한부를 선고받고 나를 찾아왔다.

나는 암 환자일수록 일체 육식을 끊고 채식을 해야 한다고 말했지만 청년의 어머니는 내 말을 믿지 않고 고단백인 개소주와 뱀탕을 계속해서 먹었다. 결국 그 청년은 30일 만에 세상을 떠나고 말았다. 주변을 보면 폐가 나쁜 사람에게 이런 개소주나 뱀탕 같은 고단백 보양식을 먹이는 일을 흔히 볼 수가 있는데 이것처럼 위험한 것도 없다. 암은 우리 몸 안에 기생하는 또 다른 개체며 숨어 있는 악마이다. 이 악마가 좋아하는 먹이를 공급해서 키우면 결국 내가 잡아먹힌다. 따라서 암 환자는 병세가 크게 호전되더라도 최소한 5년 정도는 절대로 고기를 먹어서는 안 된다. 이처럼 오늘 내가 아무 생각 없이 무심코 선택한 음식이 내 건강은 물론, 내 운명을 좌우하는 것이다.

하지만 현대 의학 종사자들과 식품영양학자를 비롯해 거의 모든 사람은 환자라면 무조건 잘 먹어야 한다고, 아무거나 입맛이 당기는 대로 먹으라는 말을 한다. 이런 상황에서 내가 무슨 말을 할 수 있겠는가. 너무나 안타깝고 답답한 마음에 멍하니 하늘만 쳐다볼 때가 있다.

진실로 나는 그들에게 묻고 싶다. 우리가 알고 있는 지식 가운데 정말 '참지식'이라고 할 수 있는 것이 과연 얼마나 되느냐고.

오늘 내가 선택한 음식이
운명을 좌우한다

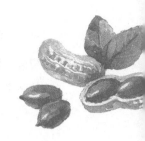

단 한 번뿐인 목숨이기에, 중한 병에 걸린 사람들은 누구나 하루빨리 병을 고쳐서 예전처럼 건강하게 살고 싶어 한다. 그렇다면 어떻게 해야 병을 고칠 수 있을까. 그것은 매우 간단하다.

봄이 오면 제비가 오고, 가을이 오면 기러기가 오듯, 모든 생태계의 원리와 이치만 알면 된다. 암에 걸린 사람은 암이 무엇을 싫어하느냐만 알면 되는 것이다.

뭘 먹으면 낫는다고 하는 사람들의 말을 믿지 마라. 어리석은 말이나 잘못된 충고에 현혹돼서는 안 된다. 내게도 하루에 몇 통씩 환자들의 전화가 온다.

"암이 정말 나아요?"

이런 사람에게 나는 이렇게 대답한다.

"네에? 암이 어떻게 나아요?"

그러면 그 사람은 나중에 나에 대해 이렇게 얘기한다.

"그 여자, 말투가 되게 못됐어!"

하지만 사실이다. 암이 얼마나 진행된 상태인지 모르면서 어떻게 똑떨어지게 대답할 수 있는가. 그렇게밖에 말을 못하는 내 심정은 얼마나 답답할까. 사실 나는 오랜 경험을 통해 암이 싫어하는 환경을 어떻게 만들어 주느냐를 가르칠 뿐이지, 내가 낫게 해주는 것이 아니다.

그리고 병원에서 낼모레 죽는다고 하는 사람도, 낫는다 못 낫는다고 말할 수는 없지만 본인은 고칠 수 있다. 자신이 만든 상황이기 때문에 자연 요법을 통하면 본인 스스로 고칠 수도 있는 것이다. 말기 암에 걸려 시한부 인생을 선고받은 사람이 찾아와 통곡하고 기도하며 말한다.

"선생님, 살려주세요!"

누가 어떻게 살려준다는 말인가. 예수님이? 내가? 천만의 말씀! 자기 스스로 만든 환경이니 스스로 살려야 한다.

"내 탓이오! 내 탓이오! 내 큰 탓이로소이다!"

맛있는 음식도 내가 집어 먹었고 독약도 내가 집어 먹었는데 누구를 탓할 것인가. 암을 고치고 싶으면 암이 제일 싫어하는 것이 무엇인가를 알아야 한다. 암을 도려내는 게 중요한 것이 아니라, 암이 싫어하는 것이 뭐고 좋아하는 것이 뭔지 알아낸 다음 그다음부터는 실천하는 것이다.

그렇다면 암이 싫어하는 것은 무엇일까. 앞서 말한 섬유질과 함께 암이 가장 싫어하는 것은 빛과 산소, 물 그리고 소금이다.

그런데 이 중에서 암이 싫어하는 것이 소금이라는 말에 깜짝 놀라는 사람이 많을 것이다. 특히 소금을 적게 먹으라고 기회만 있으면 강조하는 현대 의학 신봉자들은 나를 정신 나간 사람으로 취급할 것이 틀림없다. 그러나 이것은 엄연한 사실이다.

솔직히 암뿐만이 아니라 당뇨, 신장병 환자도 다 마찬가지이다. 당뇨 환자, 신장병, 통풍 환자 가운데 병원에 가서 나은 사람은 찾아보기 힘들다. 그러나 자연 요법에서는 이런 생활 습관병 환자의 몸을 제자리로 돌려놓는 데 있어 소금이 너무나도 긴요하게 사용된다. 특히 신장병 환자는 소금을 먹지 않으면 금방 위장병이 온다. 이 소금의 중요성을 모르고 '환자의 밥상'을 제대로 차려 주지 못하는 의사는, 더 이상 의사가 아니다.

내가 강남구 도곡동에서 자연식 전문점 '산채'를 운영하고 있을 때였다. 우리 음식점은 모든 음식이 현미와 채소 일색인 자연 먹을거리 그대로인데다가, 소금을 많이 넣어 발효시킨 된장과 고추장 등의 장류를 사용하기 때문에 지금 장독대처럼 음식이 비교적 짭짤했다.

이 음식점 앞에 그때 모 당뇨병 전문 병원이 있었는데 어느 날부터인가 환자들이 하나둘씩 찾아와서 식사하기 시작했다. 그런데 우리 음식점에서 한 달 정도 밥을 먹은 사람들 전부 당뇨 증세가 저절로 호전되는 것이었다.

"그래, 여기가 병원이다!"

이 소문이 나면서 병원 환자들이 죄다 몰려오자 병원 의사들이 환자들에게 짠 음식을 먹으면 절대 안 된다며 우리 음식점에 가지 못하게 했다. 그러면서 아이러니하게도 의사들은 우리 음식점을 찾아오곤 했다.

그런가 하면 이 병원에 입원 중이던 한 환자는 어느 날 170만 원을 들여 산 인슐린 공급기를 달고 찾아왔는데, 그런데 혈당이 450에서 500 사이로 매우 높았다. 내가 섬유질이 많은 야채를 먹게 하며 교육을 시켰더니 불과 며칠 만에 혈당이 135로 떨어졌다.

그러자 그 환자는 어찌나 분한지 인슐린 공급기를 들고 병원 앞에 서서 '미쳤어! 세상이 왜 이래? 이건 아니다! 이건 아니야!' 하고 외치고 싶었다고 했다. 얼마나 많은 사람이 자신처럼 시행착오를 겪고 있는 줄을 너무나 잘 알고 있기에 분노에 복받친 나머지 그렇게라도 하고 싶었다는 것이다.

이것은 사실이다. 나는 환자들의 병을 고친 것이 아니다. 그들의 당뇨가 호전된 것은 채소와 소금을 많이 먹으라는 내 교육의 힘이었다. 그렇기 때문에 지금도 내가 운영하는 장독대야말로 병원이며, 나는 명함이 없는 병원장인 셈이다.

의사들은 박물관에나 전시해야 할 박제된 이론만을 맹신하며 병에 걸린 사람에게 확실한 방법을 제시하지 못하고 있다. 그러는 사이에 병든 사람들은 세상으로부터 속고 이용당하면서, 고통스럽게 살아간다. 나는 이런 사람들이 불쌍하기만 하다.

한 사람의 영혼만 구해도 천국은 나의 것

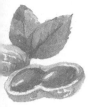

칼을 들고 돈을 빼앗아 가는 사람만 강도가 아니다. 좋고 나쁨의 잣대를 누구에게, 어떻게 들이댈 것인가. 아닌 것을 옳다고 하고, 옳은 것을 아니라고 하는 이 표리부동함을 어떻게 해야 할 것인가. 그러나 진실은 썩지 않는 소금과도 같다.

나는 음식점을 해도 병원이 부럽지 않다. 이 세상에 나처럼 많은 암 환자나 당뇨 환자를 만나 본 의사가 없고, 실제로 내 음식점에서 많은 당뇨 환자와 암 환자가 몸을 바로잡아 나갔기 때문이다. '한 사람의 영혼만 구해도 천국은 나의 것'이라고 하지 않았던가.

나는 일찍부터 소금의 중요성을 깨달았고 자연건강법 연구와 함께 자연식 전문점을 운영해 오면서, 이 소금을 이용한 요법으로 많은 생활 습관병 환자를 절망의 문턱에서 구해 주었다. 그렇기 때문에 오랜 경험에서 나온 확신을 갖고 누구보다도 자신 있게 얘기할 수가 있다.

소금 요법을 이용해 암의 증상이 호전된 사람은 많지만, 그중 두 수녀님의 경우를 살펴보려고 한다. 어느 날 방광암에 걸린 수녀님 한 분이 나를 찾아왔다.

이분은 가족 8남매가 암으로 세상을 떠났기 때문에 암에 대해 남다른 공포심을 갖고 있었는데, 갑자기 배가 아파 서울의 모 이름 있는 병원을 찾았더니 아니나 다를까 난소암이라는 판정이 내려졌다고 했다.

의사는 조그만 것이니 금방 나을 수 있다며 수술을 권했다. 하지만 다른 남매들처럼 혹시 수술을 하다가 잘못돼 암이 커지기라도 하면 어쩌나 하는 생각에, 수녀님은 3기가 넘었으면 절대로 수술을 받지 않겠다고 했다. 그러나 의사는 2기 정도의 작은 암 덩어리이니 걱정하지 말라고 하면서 재차 수술받기를 권했다.

수녀님은 결국 수술에 동의했는데 수술이 끝나고 나서 어쩐지 의사의 표정이 이상했다. 그래서 간호사를 불러 어떻게 된 거냐고 조용히 물어보았다가 청천벽력 같은 얘기를 들었다.

"사실은 수녀님……. 배를 열고 보니 난소암이 아니라 방광암이었어요. 그래서 그냥…….."

방광암은 수술을 못하는 병이다. 그래서 난소암인 줄 알고 배를 열었다가 얼른 덮고 꿰매어 버린 것이다. 수녀님은 실도 안 뽑고 나에게 달려왔다.

나는 수녀님에게 내가 알고 있는 자연 요법을 총동원해 온갖 정성을 쏟았다. 특히 '마고약'이라고 부르는 토란 고약의 효과는 놀라웠다. 이 고약을 수술 부위에 발랐더니 일주일도 안 돼 아기 머리통만 한 핏덩이가 안팎으로 쏟아져 나오기 시작했다. 피를 어찌나 많이 쏟아 냈던지 수녀님은 다시 그 병원으로 가서 피 주사를 맞겠다고 했다. 사실이 피 주사도 맞을 필요가 없었다. 그러나 수녀님이 하도 걱정을 하기에 가서 맞으라고 했다.

병원 침대에 누워 피 주사를 맞으면서도 수녀님은 내가 가르쳐 준 대로 밥은 먹지 않고 죽염만 드셨다. 의사들이 그게 뭐냐고 묻자, 그들의 오진으로 바짝 약이 올라 있던 수녀님은 화난 목소리로 쏘아붙였다.

"그건 왜 물어요? 소금이야! 죽염!"

의사들이 깜짝 놀라 절대로 드시지 말라고 하자, 수녀님은 그 말을 무시한 채 계속 죽염을 드셨다. 그런 모습에 질린 의사들은 더 이상 아무 말도 하지 않았다고 했다. 어차피 죽을 사람이니 맘대로 하라는 표정이 역력했다는 것이다.

그러나 그로부터 며칠이 지나자 수술 부위의 상처는 깨끗하게 아물고 증세가 몰라보게 호전됐다. 수녀님은 의사들이 고개를 갸웃거리며 자기들끼리 수군거리는 얘기를 들었다고 했다.

"세상에, 암 환자의 피가 이렇게 맑다니!"

그 말을 듣고 수녀님은 죽염 섭취량을 먹을 수 있을 만큼 최대한 더 늘렸다. 그리고 지금도 건강하게 살아 계시고 누구보다 소금과 자연요법의 신봉자가 돼 있다.

또 한 분의 수녀님은 서울의 모 이름 있는 의료원에서 신장암 판정을 받고 수술을 하자는 권유를 받았지만, 수술을 마다하고 자연건강법을 선택해 내게로 와서 교육을 받았다.

그런데 이 수녀님은 소금을 전혀 드시지 않았다. 원래 철저히 소금을 먹지 않는 무염주의자(無鹽主義者)인데다가 신장암 환자는 소금을 먹으면 절대로 안 된다는 고정관념에 빠져 더 그랬다. 열심히 단식과 풍욕을 하고 한 달 후에 검사를 해보니 암이 커져 있다고 했다. 나는 그만 맥이 확 풀렸다.

"수녀님, 소금 드셨어요?"

"아니!"

고집불통도 이런 고집불통이 없다. 그래서 나는 수녀님을 붙잡고 말했다.

"수녀님! 수녀님한테 자식이 있어요, 재산이 있어요? 당장 죽는다 해도 울어 줄 사람이 있어요? 그러니 가시더라도 그동안 안 드신 소금이나 실컷 드세요!"

그러자 수녀님이 말했다.

"안젤라, 그런 소리 하지 마. 아무리 수녀라지만 그래도 암에 걸렸다는 말을 들으니까 가슴이 덜컥하더라……."

아무튼 내 말에 수녀님은 진심과 충정을 느낀 것 같았다. 그냥 소금을 먹기가 어렵다고 해서 나는 소금과 육쪽마늘을 함께 구워서 먹게 해 드렸다. 수녀님은 보통 사람이라면 여덟 달 정도는 먹을, 한 통에 300g짜리 마늘을 한 달에 무려 세 통 꼴로 드시기 시작했는데, 그로부터 한 달 후에 검사를 해보니 암이 많이 줄어들었다고 했다.

그러자 수녀님은 더 열심히 마늘을 먹었고 그러기를 여덟 달, 암은 깨끗이 사라지고 없었다. 이렇게 소금의 효능을 직접 체험한 이 수녀님은 현재 '소금 전도사'가 돼 있다.

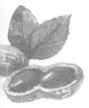

소금은 밥상과 건강의 파수꾼

성경은 '너희는 세상의 빛과 소금이 돼라'라고 했다. 우리 인간은 물론 세상의 모든 생명이 있는 것은 빛이 없으면 살지 못한다. 소금도 마찬가지이다. 소금이 없으면 모든 생명이 다 썩는다.

동식물을 떠나 생명이 있는 모든 것은 몸에 다 염기를 지니고 있으며, 이 소금이 없으면 몸이 썩는다. 따라서 소금이야말로 생명의 방부제이다.

설탕이 많이 든 단 음식은 금방 상한다. 단 음식에는 벌레도 많이 모여든다. 그리고 김치도 싱겁게 담그면 금방 상하고 만다. 그러나 짠 음식은 아무리 오래 두어도 절대 상하지 않는다. 영광 굴비도 소금을 적게 넣어 절이면 날파리가 날아들지만 소금을 듬뿍 넣어 절이면 상하는 법이 없고 파리조차도 날아들지 않는다.

예전에 우리 조상은 잡귀를 쫓거나 액을 쫓을 때에도 소금을 뿌렸다. 이런 잡귀와 액뿐만 아니라 소금을 뿌리면 세균도 침입하지 못한다. 세상 만물이 다 이런데 어찌 우리 인간의 몸이라고 해서 다르겠는가.

짜디짠 바닷물 속에서 사는 물고기에게는 암(癌)이 없다. 홍수가 져서 육지로부터 민물이 대량 유입되면 연안(沿岸) 쪽의 바다는 유기물을 먹고 사는 미생물들이 폭발적으로 증가해 산소가 줄어들면서 녹조나 적조 현상을 일으키며 썩고 만다. 이 또한 염도가 감소해 바닷물이 방부제로서의 역할을 하지 못하기 때문에 일어나는 현상이다.

사람의 몸도 마찬가지이다. 뇌암과 피부암, 후두암, 폐암, 간암, 유방암 등 사람의 몸 곳곳에서 각종 암이 발생하지만, 오직 심장(心臟)만큼은 암이 생기지 않는다. 인체의 장기(臟器) 중에서 염도가 가장 높게 유지되는 곳이 심장이기 때문이다. 그래서 우리는 이 심장을 소금 염(鹽) 자를 써서 '염통'이라고 부른다.

가만히 살펴보면, 생명이 있는 모든 것은 체내에 염분을 얼마만큼 함유하고 있느냐에 따라 생명의 장단(長短)을 가늠할 수 있다. 염분이 적고 담성(淡性)이 강한 생물은 대체로 허약하고 질병이 많은 데 비해, 염성(鹽性)이 강한 생물은 무병장수한다.

그런데 무슨 이유에선지 모르지만, 어느 날부터인가 현대 의학은 뚜렷하거나 납득할 만한 이유도 없이, 우리들의 밥상에서 인체의 방부제인 소금을 추방하고 있다. 그 결과 소금이 떠난 자리를 설탕이 메우고 사람들의 몸은 모두 당성(糖性)으로 바뀌었다. 그리고 온갖 보도 듣도 못한 병들이 생활 습관병이라는 이름으로 창궐하고 있다.

당(糖)을 이기는 것은 염(鹽)이다. 음양학적 논리로 봐도 소금은 당분의 대칭점에 서 있다. 소금만이 몸속의 과도한 당분을 밀어낸다. 그런데 이런 지나친 당분 때문에 몸이 썩어가고 있음에도 불구하고 자꾸만 소금을 줄이라고 하면 도대체 어떻게 하라는 것인가. 도대체 이 일을 누가 책임질 것인가.

정말 안타깝다. 엄마의 잘못된 습생으로 세상에 태어나기 전부터 걸리는 소아암과 소아 당뇨, 아토피와 같은 유전성 질병도 대부분 소금 부족이 큰 원인 중 하나임에도 불구하고, 현대 의학 종사자들은 이 사실을 간과하고 있다.

앞으로는 암과 당뇨뿐만 아니라, 아토피 같은 피부병과의 전쟁 시대가 올 것이다. 갈수록 늘고 있는 정신 질환자들도 소금을 마귀 보듯하면서 가능한 한 적게, 죽지 않을 만큼만 먹으라고 하는 의사들의 책임이라는 것을 알고 있는가.

생활 습관병 환자의 급증과 반(反) 패스트푸드의 물결을 타고 생채식(生菜食)을 하는 사람들이 늘고 있는데, 생채식을 하는 데 있어서 가장 중요한 소금을 많이 먹으라고 얘기하는 사람이 한 명도 없다.

생채식을 하면서 소금을 많이 먹지 않으면 위나 장의 연동 작용이 안 돼 섬유질을 분해하지 못한다. 그래서 소화불량으로 영양의 부조화가 오는 것은 물론 각종 염증이 생긴다. 채식동물인 염소도 소금을 먹지 않으면 위장병이 와서 빨리 생명을 잃게 된다는 것을 알아야 한다.

그리고 산소 공급의 부족도 앞으로 큰 문제이다. 연탄불도 산소가 부족하면 꺼지듯이, 우리 몸에 영양소가 풍족하게 공급되더라도 산소가 충분히 공급되지 않으면 무기질을 분해하지 못해 큰 부작용이 올 것이다. 그래서 프랑스 노블 박사가 개발한 풍욕(風浴)이 각광을 받고 있다. 앞으로는 산소가 가장 중요한 시대가 온다.

특히 찜질 문화가 발달하면서, 온 국민이 찜질방과 사우나에 가서 본전을 뽑는다고 대여섯 시간씩 구운 계란을 먹어 가며 비 오듯 땀을 흘려대지만, 이때 빠져나간 염분과 수분, 비타민 C, 칼슘 등을 보충하는 문제에는 전혀 관심을 두지 않고 있다.

또한 유행처럼 번지고 있는 반신욕(半身浴)도 장기간 자주 하면 같은 결과를 가져오게 돼 있다. 몸 안의 독소를 빼고 피를 순환시켜 주는 것은 좋지만, 음식을 싱겁게 먹으면서 이렇게 땀을 많이 흘리니 보통 심각한 문제가 아닐 수 없다.

결국 소금에 대한 현대 의학의 잘못된 인식과 국민의 의식이 더 큰 병을 부르고 있다. 몰라서 병을 만들고 있는 것인데, 모르는 것도 큰 죄다. 이것을 이대로 방치하면 안 된다. 고정관념에 의한 피해는 결국 우리 자신들에게 고스란히 되돌아오기 때문이다.

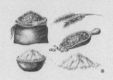

2장

고정관념이 죽어야
국민 건강이 산다

소금은 우리 식생활에 있어서 짠맛을 낼 뿐만 아니라 몸의 영향 균형을
유지하는 영양소로서, 혈액 속의 적절한 염도 유지로 몸을 썩지 않게
하는 방부제로서, 혈류 개선을 촉진하는 촉매제로서 인체에 필수 불가
결한 요소이다.

진실은 썩지 않는 소금과 같은 것

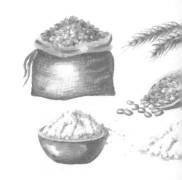

　지난 수십 년 동안 항상 생활 습관병으로 고통받는 사람들을 가까이 하고 상담해 오면서 언젠가는 오늘 같은 날이 올 것이라고 예견했다. 그래서 사람들이 먹을거리와 건강에 대해 전혀 관심도 두지 않던 지난 1993년부터 여성신문에 '생활 속의 자연건강법'을 2년 동안 연재하며 이에 대한 경각심을 일깨워 왔다.

　그리고 1995년『사람을 살리는 먹을거리』와 1997년에는『밥상이 약 상이다』라는 책을 펴내기도 했으며, 많은 방송 출연을 했다. 또한 기업체, 금융인, 성직자와 교직자들을 대상으로 강의를 하며 먹을거리와 자연건강법의 중요성을 역설해 왔다.

　사람은 무엇을 먹느냐에 따라 죽기도 하고 살기도 하며, 병이 낫기도 하고 깊어지기도 한다. 어떤 밥상을 차려 먹느냐에 따라 그 밥상이 사람에게 약이 되기도 하고 독이 되기도 한다. 이것은 내 얘기가 아니라 우리 조상들과 앞서간 인류의 지혜가 담긴 말이며, 아무리 세월이 지나도 변치 않는 만고불변의 진리이다.

　우리 몸의 병은 한두 가지 영양소가 너무 많든지 적든지, 정상적인 영양 균형이 깨졌을 때 생긴다. 암이나 당뇨, 고혈압, 고지혈증, 뇌졸중, 정신 분열증 모두 다 마찬가지이다.

　그러나 몸의 영양 상태가 정상적인 균형을 이루고 있을 때는 병이 생기지 않는다. 이때 흐트러진 균형을 잡아 주는 것이 바로 음식이다. 이 음식 속에 들어 있는 비타민과 칼슘, 칼륨을 비롯한 미네랄이 균형추 역할을 하는 것이다.

그런데 경제적 풍요와 함께 찾아온 동물성 지방과 설탕의 과도한 섭취는 우리 몸의 영양 균형을 깨뜨리고 말았다. 거기다 언제부터인가 오감(五感)이 우선시되면서 사람들은 인간 본연의 몸에 맞는 음식을 먹는 것이 아니라 보기에 좋고(視), 듣기 좋고(聽), 맛있고(味), 냄새가 좋고(嗅), 촉감이 좋은(觸) 음식만을 찾는 것도 여기에 한몫을 했다.

이처럼 영양 균형이 깨진 밥상이 계속 이어지면서 이런 음식이 오히려 독이 돼 보도 듣도 못한 각종 생활 습관병들이 만연하기 시작했다. 특히 여기에 현대 의학 신봉자들이 맹신하고 있는 이른바 '소금 제한론'이 가세하면서 우리 몸의 영양 균형은 회복 불가능의 상태로 빠져들고 말았다.

몸이 동물성 지방과 단백질, 설탕투성이로 변할수록 절대적으로 필요한 것이 소금과 그 속에 함유돼 있는 유기 미네랄임에도 불구하고, 난데없는 소금 제한론이 등장해 우리 몸을 썩게 만드는 데 단연 앞장서고 있다.

이것은 보통 큰일이 아니다. 어느 한두 사람의 건강이 달린 문제가 아니라 우리 국민 보건과 국가 경제, 나아가 인류 전체의 보건과 미래가 달린 문제이기 때문이다.

우리 몸에 발생한 각종 염증(炎症)을 잡을 수 있는 것은 오직 소금밖에 없다. 고혈압이든, 당뇨든, 암이든 염분을 제공하지 않으면 혈액의 염증을 잡을 수가 없고, 혈액순환 자체가 잘 이뤄지지 않기 때문에 결코 나을 수가 없다. 내가 고혈압이나 당뇨를 병으로 보지 않고, 혈당 수치가 400, 500이나 되는 당뇨에 걸린 사람을 소금을 먹여 몸을 바로잡아 주는 것도 바로 이런 소금의 힘 때문이다.

아무리 체내에 유해한 물질이 들어온다고 할지라도 인체가 튼튼한 면역성을 가지고 있고, 맑은 피가 고루 돌면서 이런 세균과 유해물질을 배출시킬 능력만 갖는다면, 절대로 병은 생기지 않는다. 우리 몸속의 피가 이런 항균과 제독, 제염 작용을 할 수 있는 힘을 가져야 하며, 이는 다름이 아닌 우리 몸의 피와 체액이 지녀야 할 적정 농도의 염도와 영양의 균형이다.

소금으로 짜게 절인 생선이 썩지 않듯이 사람의 몸도 소금에 적절히 절여져 있어야만 세균이 침투하지 못하고, 암과 같은 불량세포가 만들어지지 않는다.

그런데 왜 소금을 먹으면 마치 큰일이라도 날 것처럼 무조건 적게 먹자고 하는가. 그 근거는 무엇인가. 이른바 소금 제한론의 영향으로 소금을 적게 먹음으로써 급증하고 있는 각종 생활 습관병의 책임은 도대체 누가 질 것인가.

진실과 거짓은 반드시 밝혀져야 한다

어쩌면 내가 이 책을 쓰는 가장 큰 이유도 여기에 있다. 거의 필사적이다시피 소금을 최대한 적게 먹으라고 하는 현대 의학의 잘못된 고정관념을 타파하기 위해서 총대를 걸머진 것이다. 내 힘으로는 역부족일지 모르지만 더 이상 방관할 수는 없었다.

소금은 우리 식생활에 있어서 짠맛을 낼 뿐만 아니라 몸의 영양 균형을 유지하는 영양소로서, 혈액 속의 적절한 염도 유지로 몸을 썩지 않게 하는 방부제로서, 혈류 개선을 촉진하는 촉매제로서 인체에 필수 불가결한 요소이다.

그런데 미국의 의학자들은 소금을 염화나트륨, 즉 NaCl이라는 단순한 화학적 구성물로 보고 얘기한다. 염분의 질을 생각해 본 적이 없는 것이다. 그렇다면 그들이 얘기하는 이 소금은 과연 어떤 것인가. 한마디로 100% 정제된 정제염, 다시 말해 기계염이다.

소금은 크게 나눠 바닷물을 태양열에 증발시켜 자연 상태에서 만든 천일염과 이 천일염을 다시 끓는 물에 녹여서 불순물을 제거한 후 하얀 소금으로 재가공해 만든 재제염, 그리고 이온교환식으로 얻어진 바닷물을 증발관에 넣어 제조한 기계염이 있다.

소금의 주성분은 원래 염화나트륨으로 수분과 칼슘, 마그네슘, 칼륨, 아연 등으로 구성돼 있다. 천일염의 경우, 이런 각종 유기 미네랄이 10% 정도 함유된 데 비해, 기계염은 이런 생명 유지에 반드시 필요한 미량 원소와 유기 미네랄이 전혀 없는 '순도 99% 이상의 염화나트륨 결정체'이다.

이온수지식 소금 제조법은, 해수 중의 염화나트륨이 플러스 전기를 띠는 나트륨 이온과 마이너스를 띠는 염소 이온으로 나뉘는 점에 착안해 개발한 방법이다. 해수를 전기분해해서 염분인 염화나트륨만 우선해서 추출하기 때문에, 칼슘과 마그네슘, 황산을 비롯해 기타 미네랄은 이온교환막(交換膜)을 통과할 수가 없다.

이와 함께 칼슘 이온은 이상한 성분으로 농축되며 미량 원소도 철저히 배제된다. 이온교환막은 중금속 성분을 통과시키지 않는 이점이 있음에도 불구하고 생명 유지의 관점에서 기계염은 죽은 소금이나 다름없다.

이 때문에 기계염은 전체 생산량의 대부분이 강철과 유리, 가죽 제품, 플라스틱, 컬러텔레비전 등 공업용 제품을 만드는 데 사용되고 있으며, 약 5%만이 사람이 먹는 음식이나 가축 사료용으로 사용되고 있다. 이런 기계염을 식용으로 사용하고 있다는 것은 큰 문제가 아닐 수 없다.

사람이 기계염을 먹으면 혈관 속으로 흡수된 염분이 팽창해 신진대사에 장애를 일으키고, 심장과 콩팥에 무리를 주며, 인체의 면역력을 떨어뜨려 당뇨나 암, 심장병과 신장병 같은 생활 습관병을 부르게 된다. 이 기계염을 젖소에게 먹였더니 생체 시스템에 교란을 일으켜 우유도 잘 생산하지 않을 정도로 해로운 결과를 가져왔다고 한다.

하지만 천일염을 먹으면 그 속에 풍부하게 들어 있는 칼슘과 마그네슘, 칼륨을 비롯한 각종 미네랄을 많이 섭취하게 돼, 인체에 필요한 영양소가 균형을 이루며 생활 습관병을 예방한다.

그런데 현대 의학자들은 가능하면 짜지 않고 싱겁게 먹으라고 강조하고 있는데, 사실 이 소금 제한론이 전 세계적으로 확산된 것은 그다지 오래되지 않았다.

지난 1981년 미국 식품의학회가 '고혈압 증세가 있는 환자에게 소금을 섭취하게 했더니 혈압이 올라갔다'라는 보고를 발표했다. 그러자 미국 심장협회와 보건국은 염분 섭취량을 줄이라는 지시를 내렸다. 이때부터 소금 제한론이 미국의 일반적인 입장이 돼 전 세계로 퍼져 나갔다. 그 이후로 소금을 적게 먹어야 한다는 것이 현대 의학계에 하나의 정설처럼 굳어지고 말았다.

그러나 이 정설을 따르는 현대 의학자들도 소금을 많이 섭취하는 것이 왜 몸에 나쁜지, 뚜렷한 근거를 제시하지 못하고 있다. 일반적으로 현대 의학자들은 단지 소금은 건강에 유해한 물질이며, 많이 섭취하면 고혈압과 동맥경화, 심장마비를 유발하고 위와 간, 신장에 부담을 준다고만 주장한다.

물론 이에 대한 반론도 전 세계 의학자들로부터 끊임없이 제기돼 왔다. 미국 앨라배마 대학의 '헤이티 피 더스틴' 박사는 150여 명의 성인을 대상으로 '소금과 건강과의 관계'에 대해 조사한 결과, 건강한 사람은 소금을 적게 먹거나 많이 먹거나, 신체가 알아서 이를 조절해 낸다는 것을 밝혀냈다.

또 이스라엘에서도 비만성 고혈압 환자의 경우, 소금에 관계없이 저칼로리 영양식을 하면 혈압이 내려간다는 조사 결과가 나왔다. 미국의 '런 웨이' 박사도 소금의 섭취량과 인체의 건강을 전체적으로 분석한 결과, '소금을 많이 먹어서 죽은 사람보다는 오히려 적게 먹어서 죽은 사람이 더 많다'라는 결론을 내리기도 했다.

한 가지 분명한 것이 있다. 각종 미네랄이 풍부한 천일염과 순수 염화나트륨 성분인 기계염의 차이는 외면한 채, 가능하면 소금을 적게 먹어야 건강에 좋다는 소금 제한론이 대세를 이루면서부터 국민은 소금을 최소한으로 먹거나 거의 먹지 않다시피 하는 수준에까지 이르게 됐다는 점이다.

그래서 결과는 어떻게 됐는가. 소금 제한론이 대두된 지난 20년 이래 보도 듣도 못한 생활 습관병 환자들이 급증한 것은 도대체 무엇을 뜻하는가. 앞서 말했듯이, 병이란 어떤 한두 가지 영양소의 과잉이나 과부족으로 인해 균형이 깨지면서 생기는 것이다.

그런데 의사들은 소금을 가능하면 적게 먹으라고 하고, 특히 정부에서 앞장서 천일염을 국민에게 공급할 수 있는 기회를 제한함으로써 미네랄 부족 현상으로 인한 생활 습관병 환자의 급증을 부르고 있다.

이미 미국 하버드 의대 의학자들도 앞으로 미네랄의 균형이 인체 건강의 중요한 요소가 될 것이라고 지적한 바 있는데, 그렇다면 이 분야의 직접적인 연구가 절대적으로 필요한 것이 아닌가.

미네랄의 보고(寶庫), 천일염

그렇다면 우리는 날마다, 끼니마다 섭취하고 있는 소금의 실상에 대해서 얼마나 알고 있을까.

현대 의학을 주도하고, 또 소금 제한론을 퍼뜨린 미국은 그동안 소금에 대해서 연구할 이유가 없었다. 그들이 먹는 소금은 대부분 암염이고, 소금이란 것도 천일염이 없으며 오로지 기계염 성분을 가진 소금 하나뿐이기 때문이다.

그렇기 때문에 미네랄 성분이 전혀 없는 이런 암염을 먹고 있는 미국에서는, 국민에게 소금을 가능하면 적게 먹으라고 하는 것이 백번 옳다.

소금은 크게 나눠서 해염(海鹽)과 암염(岩鹽) 두 종류가 있다. 둘 다 해수(海水)로부터 생긴 것인데, 현재 미국인들이 먹고 있는 소금은 대부분 땅속에서 캐내는 암염이다.

암염은 해수가 오래전 지층의 변동으로 인해 지하로 들어가 지열(地熱)에 의해 굳은 것이다. 암염은 바닷물 속에 있던 미네랄 성분이 용해도가 낮은 순서대로 결정(結晶)하고 퇴적해서 복수의 층으로 굳어진다. 그래서 순도가 높은 염화나트륨을 얻을 수는 있지만 미네랄 전체가 잘 배합된 해염과는 큰 차이가 있으며, 전체적으로 기계염의 성분과 흡사하다.

어처구니없게도 이 암염을 깨끗한 소금이라고 수입해 먹는 사람들도 있는데, 이는 하나만 알고 둘은 모르는 소리이다. 그리고 미국산 소금 가운데 빗속에 우산을 쓴 여성이 그려진 상표의 소금이 있다. 이것은 무엇을 뜻하는가. 비가 와도 녹지 않는 소금을 뜻한다. 물론 이런 소금은 전시(戰時) 우중(雨中)에서는 필요할지 모르지만 물에도 잘 녹지 않는 소금이 몸에 어떻게 유익하겠는가.

우리가 정말 깊이 생각해야 할 점은 미국의 의학자들이 어떤 소금이 정말 몸에 좋은 소금인지 알지 못하고 이런 암염, 기계염을 기준으로 과다 섭취 시의 유해성을 얘기하고 있다는 점이다. 따라서 미네랄이 풍부한 천일염을 먹을 수 있는 우리와는 입장이 다를 수밖에 없다.

소금 제한론은 그들이 먹는 소금의 데이터에 의한 것일 뿐 국내에서 생산되는 천일염의 데이터에 의한 것은 아니라는 말이다.

천일염과 기계염은 그 맛에서도 분명한 차이가 느껴진다. 천일염의 특징은 혀로 핥아 보면 짜면서도 분명히 진한 단맛이 포함돼 있는 것을 알 수 있다. 짠맛의 자극성도 그렇게 강하지 않다. 죽염도 마찬가지이다.

그러나 화학적인 방법인 이온수지로 만든 기계염은 짠맛의 자극성이 강할 뿐만 아니라 단맛도 없고 오히려 쓰게 느껴진다. 이 때문에 천일염과 기계염으로 음식을 만들어 보면 맛 차이가 더욱 분명해진다.

어느 날 갑자기 음식 맛이 달라지고 이상하게 맛이 쓴 경우가 있는데, 이런 때는 천일염인 줄 알고 샀던 소금이 기계염이어서 생긴 현상일 가능성이 많다.

전 세계적으로 자연 상태에서 바닷물을 햇볕에 증발시켜 만든 천일염은 우리나라의 서해와 남해를 비롯해 멕시코와 호주, 지중해와 홍해 연안, 프랑스, 중국, 인도 등에서 생산되고 있다. 이 중에서도 유독 우리나라 서·남해와 프랑스 일부 지방에서 생산되는 천일염이 각종 유기 미네랄이 풍부한 '최고의 소금'이다.

우리가 시중에서 사먹고 있는 재제염은 앞서 말했듯이 천일염을 끓는 물에 넣어서 불순물이나 불용분(不用分)을 제거한 후 다시 증발시켜 만든 소금인데, 이렇게 하면 각종 미네랄의 함유량이 천일염에 비해 현저하게 떨어진다.

하지만 여기서 더 중요한 것은, 우리나라 소금업체들은 이런 재제염을 만드는 데에도 국산 천일염을 사용하지 않는다는 점이다. 업체들은 멕시코나 호주 등에서 수입한 천일염을 사용하고 있다.

우리나라 소금업체들이 국산 천일염을 외면하고 외국으로부터 천일염을 수입해서 사용하는 이유는 여러 가지가 있다.

먼저 국산 천일염의 경우, 우리나라는 개펄에 만든 염전에서 바닷물을 일일이 끌어올려 증발시키는 방식으로 생산하기 때문에 대량 생산이 불가능하고 불용분의 이물질이 많다.

그러나 호주, 멕시코 등에서는 암반(岩盤)이나 바위처럼 단단하게 굳은 염전에 깨끗한 바닷물을 가둬 증발시킨 후 불도저 같은 것으로 마구 퍼 담는 식으로 수확하기 때문에, 대량 생산이 가능하고 소금이 깨끗하다.

특히 국산 천일염은 끓는 물에 넣으면 무엇보다도 색깔이 누렇게 변한다. 소금의 색깔이 누렇게 변한다는 것은 그 속에 철분을 비롯한 미네랄 성분이 많다는 얘기이다.

그런데 국산 천일염은 끓는 물에 조금만 집어넣어도 이처럼 색깔이 누렇게 변하고 물까지 흐려지기 때문에, 그 물을 계속해서 사용할 수가 없다. 많은 물과 에너지가 필요하게 되므로 제조 공정상의 경비와 노력이 많이 든다. 이에 비해 외국산 천일염은 끓는 물에 집어넣어도 색깔이 하얗고 물이 흐려지지 않기 때문에 같은 물을 계속 반복해서 사용해도 되는 등 제조 공정상의 경비가 절약되는 이점이 있다.

이 때문에 우리나라 재제염 업체들은 국산 천일염을 외면하고 미네랄 성분이 적은 외국산 천일염을 들여다가 사용하고 있는데, 누런 소금이 불결하다고 생각하는 위생 당국이나 소비자의 의식 자체가 바뀌어야 한다.

각종 미생물이 살아 있는 개펄의 바닷물로 만든 누런 소금과 암반 위에서 맑고 깨끗한 바닷물로 만든 흰 소금 중에 어느 소금에 영양분이 더 많겠는가. 그것은 물어보나 마나가 아니겠는가.

우리나라는 세계 5대 갯벌로 손꼽힐 만큼 세계가 인정하는 뛰어난 개펄을 갖고 있다. 이 천혜의 개펄 속에 사는 온갖 미생물들은 일정 온도 이상 올라가면 자신의 몸속에 든 미네랄을 토해 놓고 죽는다. 이런 미네랄을 듬뿍 담고 있기 때문에 국산 천일염이야말로 누가 뭐래도 세계 최고의 소금이다.

소금을 바라보는 눈이 달라지고 있다

소금을 한낱 양념의 일종으로만 여기던 우리나라 사람들의 의식이 조금씩 달라지고 있다. 세계에서 소금에 대한 연구가 활발히 연구되면서부터다. 특히 우리나라의 서해안과 지형 조건이 비슷한 프랑스 게랑드 소금이 '세계 속의 명품'으로 인정받으면서 우리 것을 되돌아보는 계기를 마련하였다.

국내에서 생산되는 천일염의 82%는 서남 해안에 있는 양질의 갯벌에서 난다. 그중 전라남도 신안군의 염전에서는 전국 천일염 생산량의 70%를 차지한다. 이에 전라남도는 산하에 '천일염연구회'를 두어 거액의 지원금을 지원하며 역점 사업으로 삼았다.

천일염에 대한 인식 변화와 지자체의 적극적인 협조에 힘입어 국내는 물론 해외로의 수출에도 전망이 밝다.

천일염은 1963년에 염관리법이 제정되면서 45년간 광물로 분류돼, 법적으로는 식품이 아니었다. 그러다가 2008년 3월에 이르러 비로소 식품위생법상 식품으로 인정받게 됐다.

농림수산식품부의 한 관계자는 "기존의 고추장, 된장, 간장, 김치, 젓갈의 5대 전통 · 발효 식품에 천일염이 더해짐으로써 한식 세계화의 자원으로 활용할 수 있는 토대가 구축됐다."라고 소감을 밝혔다. 이러한 기대가 현실화된다면 현재 1천억 원대의 국내 시장 규모가 1조 원대로 성장할 것이다.

천일염과 기계염의 차이를 아는 사람이라면 이러한 변화의 바람이 감격스러울 것이다.

그러나 천일염이라고 해서 다 같은 것은 아니다. 같은 지역에서 같은 방식으로 생산된다 해도, 작업 환경이 다르면 그 성분에도 차이가 크다. 시장성과 생산성이라는 경제 원리에 따라 한때 염전 바닥을 타일과 장판으로 바꿔 버렸다.

전통 방식으로 생산되는 토판염은 무거운 롤러를 끌고 뙤약볕 아래를 수차례 오가며 개펄을 다져야 한다. 그 위에서 소금을 생산해야 하기 때문에 생산된 소금은 거무튀튀하고 잡티도 섞여 있다. 그러나 장판염과 타일염은 개펄을 다질 필요도 없이 써레질만 쓱쓱 하면 소금이 생산된다.

기계염과 장판·타일염 중 어느 것이 낫느냐고 묻는다면 당연히 후자 쪽이다. 그러나 장판·타일염과 토판염 중 선택하라면 생각할 필요도 없이 토판염을 선택해야 한다.

생각해 보자. 장판의 원료가 무엇인가? 타일을 바닥에 붙이기 위해 사용한 물질이 무엇인가? 지글지글한 한낮의 뙤약볕을 받으며 그 위에서 생산된 천일염을 최고로 손꼽을 수 있겠는가!

각종 미생물이 살아 있는 개펄 위에서 만들어진 토판염, 이것이야말로 세계 명품으로 손꼽기에 부족함이 없다.

일본의 경우를 타산지석으로 삼아

한때 우리 정부에서는 천일염을 식품으로 인정하지 않고 광물질로 분류했다. 그리고 불순물이 많다는 이유로 대량으로 소비하는 식품회사의 경우 천일염의 사용을 법적으로 규제했다. 그래서 대기업에서 생산되는 김치, 간장, 된장, 고추장 등은 물론 빵과 과자에 기계염을 사용하도록 했다.

힘들게 좋은 소금을 생산해 놓고도 천덕꾸러기 대접을 받으니 농가는 하나둘 염전을 덮기 시작했다. 그래서 한때는 시중에 유통되는 소금 중 중국산, 호주산 암염이 80%를 차지하기도 했다.

이때 일본의 사례를 외치는 몇몇 연구가들의 목소리가 있었다. 일본은 1970년대에 전국의 염전을 전부 없애고 모든 소금을 천일염에서 기계염이나 수입산 재제염으로 대체했다. 그 부작용이 30년이 지난 2000년대에 이르러 서서히 나타나기 시작한 것이다.

기계염이 모든 식품, 특히 가공식품에 사용되면서 미네랄의 부족으로 영양 균형이 깨지고 그 결과 각종 질병을 유발하는 등 일본 국민 전체의 건강에 심각한 적신호가 켜졌다. 늦게나마 잘못을 깨닫고 인정한 일본 정부는 급히 서둘러 기계염이나 재제염 속에 천일염이 갖고 있는 일정량의 미네랄 성분을 인위적으로 첨가하는 방안을 내놓았다.

하지만 이 또한 영양 비율과 균형 문제를 놓고 심각한 고민에 빠졌다. 천일염이 갖고 있는 영양소의 자연적인 균형을 맞추지 못하면 오히려 더 큰 화를 초래할 수가 있다는 사실을 그들도 잘 알고 있기 때문이다.

이 때문에 염전을 없애 버린 일본의 영양학자들과 소금업계 그리고 보건 당국은 지금에 와서 하나같이 뼈저린 후회를 하고 있다. 위생만을 생각한 나머지 천일염이 주는 미네랄의 중요성을 간과하고 염전을 마구잡이로 없애 버린 것이 돌이킬 수 없는 실수라는 것을 뒤늦게야 깨달았기 때문이다.

우리나라 천일염에 대해 남다른 애정을 갖고 연구해 온 교수, 학자, 환경운동가들은 토판 천일염을 지키기 위해 무던히 애를 썼다. 필자 또한 안타까운 마음을 갖고 백방으로 노력하던 중 그분들을 만나게 되었다.

그분들은 박봉을 쪼개어 염전을 조금씩, 조금씩 나눠 구매한 뒤 그것을 지켜 가고 있었다. 그러나 그것을 유지해 나가는 데 자금적인 어려움을 겪고 있었다. 그 사실을 알게 된 필자는 신안에 마지막까지 남아 있던 토판 염전을 전부 인수하여 토판염을 생산하는 데 힘을 보탰다. 물론 필자에게도 어려운 결정이었지만 그렇게라도 하지 않으면 우리도 곧 기계염과 재제염밖에 먹지 못할 상황에 처할 테니 선택의 여지가 없었다. 지금 생각해도 그때의 결정은 잘한 일이다.

이러한 노력이 빛을 본 것일까. 늦게나마 지자체가 투자와 지원으로 천일염 살리기에 팔을 걷어붙였다. 장판을 걷어 내고 토판으로 되돌리려는 농가에 자금을 지원하고, 거둬들인 토판염의 판로를 찾아 기업과 농가를 연결시키는 한편 해외로의 수출 길을 찾아 나섰다. 이대로의 관심과 열정이라면 우리의 천일염이 세계 시장에서 인정받게 될 날이 머지않았다.

왜 프랑스인들은 전통 염전을 부활시켰나

프랑스의 브르타뉴 지방, 이곳의 서해안 일대는 대서양의 거센 파도가 몰아치는 곳이지만 무수한 갑(岬)이 있고, 지층이 점토질로 돼 있어서 개펄이 크게 발달했기 때문에 예로부터 염전산업이 발달한 지역이다.

지난 16세기에서 18세기만 하더라도 이곳의 채염지는 3백50개나 됐고 염전에 종사하는 사람의 수도 7천여 명이 넘었다. 연간 3만 5천 톤에서 4만 톤의 소금을 생산했을 정도로 유럽에서 으뜸가는 천일염의 주산지였다.

그러나 20세기 초부터 동부와 남프랑스 지역의 염전들이 급격히 공업화되면서 서부지역의 소금 생산도 크게 위축되어, 1970년대 초에 이르러서는 염전 종사자 수가 230명에 불과할 정도로 급격히 붕괴돼 갔다.

그러다 1971년 외국산 소금이 배에 실려 들어오자 생존에 위협을 느낀 이곳 염전 종사자들은 수입 반대를 외치며 낭트 도청 앞에 모여 시위를 하거나, 항구에서 하역을 제지하는 실력 투쟁을 벌이기도 했다. 당시 이들의 투쟁을 지원하는 젊은이들이 여기에 가세하면서 염전 종사자들은 '게랑드 소금생산자 단체'를 발족해 자신들의 권리를 위해 조직적으로 교섭하기 시작했다.

이와 함께 당시 사회적으로 공해와 환경 문제에 대한 경각심이 고조되자, 이들은 염전을 지키는 길은 전통의 방식을 되살리는 방법밖에 없다는 판단 아래 옛 방식 그대로를 고수하는 염전 부흥 운동에 나섰다.

그 결과 이들은 지금도 유럽에서 유일하게 옛날 장인들이 소금을 만들던 각종 도구와 방법을 그대로 사용하고 있으며, 현재 2천50ha의 염전에서 연간 약 2만 톤의 천일염을 생산해 높은 가격을 받고 프랑스 국내는 물론 해외로 수출하고 있다.

게랑드에서 생산된 소금을 나는 직접 눈으로 보고 맛도 보았는데 색깔이 누렇고 맛이 우리 천일염과 비슷했다. H교수는 게랑드 염전과 우리나라 서·남해의 염전은 비슷한 개펄이고, 이 두 곳에서 생산되는 소금의 미네랄 함유량도 아주 비슷하다고 말했다.

특히 이들은 염전에서 생산하는 소금도 종류를 세분해서 상품화하고 있는데, 우리나라 염전에서는 버리는 맨 위의 거품을 증발시켜 만든 소금도 1kg에 약 8만 원을 받을 정도로 상품화에 앞장서고 있으며, 포장이나 디자인도 산뜻했다.

이런 것을 보더라도 우리나라의 염전은 앞으로 보물이 될 것임이 틀림없다. 우리는 염전을 폐쇄하기 위해 힘쓸 것이 아니라, 오히려 국가에서 국고 보조금을 줘서라도 비위생적인 생산 과정을 개선해 부흥 발전시켜야 한다.

그래서 미네랄의 보고인 천일염의 공급으로 국민 건강에 기여하고, 특화 상품으로 개발해서 일본을 비롯해 기계염을 먹는 나라를 공략하는 등 수출 전략 산업으로 육성 발전시켜야 한다.

그리고 생명의 보고인 염전을 자라나는 학생들의 학습체험장과 일반 국민들의 관광코스로 개발해, 국민들에게 우리 염전과 천일염의 소중함을 알게 하고, 염전박물관을 지어 우리 후손에게 길이 물려줄 수 있도록 해야 한다.

우리는 염전을 없애고 나서 후회하는 일본을 타산지석으로 삼아야 하며, 프랑스 게랑드 염전 종사자들의 지혜를 배우는 데 조금도 망설

여서는 안 된다.

  염전을 없애고 기계염으로 식염을 대체했을 때 나타날 미네랄 부족이 우리 국민들의 건강에 어떤 영향을 미칠지, 식품 영양학자들은 심각하게 분석해서 국민 건강의 백년대계를 세워야 할 것이다.

독성을 제거한 소금은
전혀 해롭지 않다

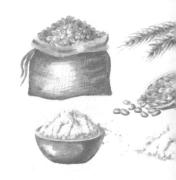

　그렇다고 해서 기계염이 아닌 천일염에 유해 성분이 전혀 없는 것은 아니다. 이 세상의 모든 음식이 다 약성과 독성을 갖고 있듯이, 천일염에도 미네랄 외에 인체에 해로운 황산마그네슘과 핵비소(核砒素)가 들어 있다.

　황산마그네슘은 많이 섭취하면 위장의 벽을 헐게 만든다. 그리고 핵비소는 바닷물을 석출할 때 생기는 모액(母液)인 간수 속에 들어 있는데, 간수 속에는 만 가지 광석물의 성분을 가진 결정체인 보금석(保金石)이 들어 있고 보금석 중에 비상(砒霜)이 될 수 있는 성분이 바로 핵비소이다.

　핵비소는 천일염에만 들어 있는 극독성 물질로, 암세포를 죽일 만큼 강한 독성을 지니고 있어서 지나치게 많이 먹으면 독약(殺人物)이 되지만 적당량 먹으면 사람을 살리는 명약(活人物)이 된다. 이 때문에 핵비소를 제거하거나 중화시켜 먹어야 인체에 해롭지 않고 건강에 좋은 것이다.

　그런데 소금에서 빠져나온 물이라고 하여 고염(苦鹽)이라고 부르기도 하는 간수는, 식물성이든 동물성이든 단백질을 만나면 굳는 성질이 있다. 요즘 두부는 화학 물질을 써서 응고시키지만 예전엔 두부를 만들 때 간수를 썼다. 콩 속에 함유된 단백질을 금방 굳게 만들기 때문이다.

　이는 사람도 마찬가지여서 간수가 많이 들어 있는 소금을 먹으면 핏속의 동물성 단백질과 만나 응고 작용을 일으키기 때문에, 심장에 압박을 줘서 심장병이나 동맥경화, 고혈압 같은 질병을 일으킨다. 소금의 이런 응고 작용 성분 때문에, 고대 이집트에서는 미라를 만들 때 시체를 먼저 소금물에 담가 굳게 하여 부패를 막았다고 한다.

또 가정에서 생선을 요리할 때도 겉에 소금을 많이 뿌리고 구우면 표면이 빨리 응고돼, 생선 속에 들어 있는 수분이 밖으로 새어 나오지 않는다. 계란도 소금을 넣고 삶으면 깨진 계란의 흰자위가 금방 응고돼 밖으로 더 이상 흘러나오지 않는다.

이뿐만 아니라 사과를 깎아서 조금 두면 산화 작용을 일으켜 색깔이 변하지만, 소금물에 담가 두면 표면이 응고돼서 변하지 않는다.

이와 같은 간수의 성분을 잘 알았기에 예부터 우리 조상들은 소금을 보관할 때 가마니나 자루에 담아 간수가 절로 빠져나가게 했고, 일부러 깨진 항아리에 담아서 밑으로 새어 나가도록 했으며, 이렇게 빠진 간수를 모아 두었다가 두부를 만들 때 사용하곤 했다.

그뿐만 아니라 우리 조상들은 소금의 독을 제거하거나 중화시키기 위해 남다른 지혜를 발휘했다. 장을 담글 때 장독에 대나무 잎을 띄우고 혹은 불순물을 흡착하는 숯을 띄운 것도 이 때문이다. 소금을 그냥 날로 먹지 않고 간장과 된장, 고추장, 김치로 담가 독성을 철저히 중화시켜 먹은 것이다.

이 때문에 나는 열렬한 소금 예찬론자이긴 해도 기계염뿐만 아니라 천일염 역시 소금 그대로를 먹는 것에 극력 반대하는 사람이다. 아무리 천연 유기 미네랄이 많이 들어 있다고 할지라도 강력한 독성이 될 수 있는 핵비소가 들어 있기 때문이다. 따라서 소금을 많이 먹되 깨끗이 씻어 굽거나 볶아서 독성을 제거하고 중화시킨 소금을 먹으라고 강조하는 것이다.

나는 처음 자연식 전문점을 시작했을 때부터 반드시 천일염을 물에 깨끗이 씻은 후 볶아서 사용하도록 하고 있다. 소금을 소쿠리에 담아

물을 서너 번 끼얹은 후, 그늘에 5일 정도 말렸다가 여덟 시간 정도 볶으면 황산나트륨과 핵비소 같은 독성물질이 기화(氣化)돼 날아간다.

이때 기화돼 날아가는 소금의 독성이 어느 정도인가 하면, 소금 굽는 공장 반경 1km의 소나무들이 말라 죽을 정도로 강하다. 그러니 소금을 그냥 먹으면 인체에 얼마나 해롭겠는가. 몸에 반드시 필요한 음식도 독과 약을 분명히 거르고 구분해서 먹을 줄 알아야 한다.

소금을 볶는 일은 이처럼 번거롭고 시간도 많이 걸리지만, 우리 장독대 식구들은 당연히 해야 할 일이기 때문에 앞장서 실천하고 있다. 이것은 우리 식구들만의 남다른 자부심이기도 하다. 그래서 나는 우리 장독대 식구들에게 항상 하는 말이 있다.

"당신들은 아무도 하지 않는 일을 하고 있다. 국민의 건강을 위해 소금을 물에 씻고 볶아 제공했다는 단지 그 이유 하나만으로도, 당신들은 국가의 표창을 받아야 한다!"라고.

구운 소금과 다이옥신의 진실

그런가 하면 천일염에서 황산나트륨과 핵비소 등의 유해성분을 제거해 만든 것이 앞서 말한 죽염(竹鹽)이다. 이 죽염은 일찍이 남부 해안 지방에서는 대나무 속에 채운 소금을 아궁이 불에 구워 약소금으로 사용했다는 구전이 있다. 지금부터 1,300여 년 전부터 불가의 스님들에 의해 그 비법이 전수돼 내려왔다고도 전해지는데, 전 개암사 주지 스님인 효산 스님은 죽염의 전통 비법을 재현해 국내 유일의 무형문화재로 지정받기까지 했다.

이 스님은 선가의 비방비전으로 황토 가마에서 아홉 번 법제하는 전통 죽염을 생산하고 있다. 죽염을 생산할 때 가장 중요한 두 가지는 소금의 질과 대나무의 신선도이다. 까다로운 재료의 선택에서부터 죽염의 품질이 결정되는 것이다.

해풍을 맞고 자란 3년 이상 된 토산 왕대나무를 한쪽은 뚫리고 한쪽은 막히도록 마디 사이를 차례로 자른 다음, 대나무 통 안에 서해안 청정해역의 갯벌에서 생산된 공해 없는 토판염을 단단히 다져 가득 집어넣는다.

깊은 산 속의 거름기 없는 황토를 채취하여 가는 체로 여러 번 친 뒤 모래를 제거하고 그늘에 말린 뒤 반죽하여 대나무 입구를 막은 다음, 소나무를 연료로 하여 반복해서 아홉 번을 굽는 것이다. 최소한 1천~1천5백℃가 되어야 한다.

몇 천 도의 고열로 아홉 번 구우면 소금이 녹아 물처럼 되는데 불이 꺼진 후에는 굳어져 돌덩어리같이 변한다. 이 덩어리가 바로 자죽염이

다. 자죽염은 순도가 높을 뿐만 아니라 맛과 향이 깊고 부드럽다. 자
죽염은 산성화된 현대인들의 체질을 약알칼리인 건강 체질로 만들어
주는 기능성 식품이다.

이와 같은 죽염 제조의 과정에서 가장 중요한 관건은 원료인 토판
염, 대나무, 황토, 소나무, 송진 등을 우리나라에서 생산되는 것으로
사용하여야만 한다는 것이다. 다음으로 노(爐)가 중요한데 최근에는
현대식 방법을 사용하는 경우가 많으나 도자기 굽는 방식의 재래식 황
토 가마를 사용하는 것이 가장 좋은 방법이다. 분쇄할 때에도 기계로
분쇄하는 경우가 많은데 반드시 절구통에 넣고 찧어야 한다.

이 죽염은 건강에 좋은 소금, 신비의 명약으로 한때 국내에서 선풍
적인 인기를 얻었다. 그러나 2002년 불거진 다이옥신 파동은 남다른
확신과 소신을 갖고 평생 좋은 소금 만들기에 열정을 바쳐 온 사람들
에게 일대 타격과 함께, 지울 수 없는 상처를 안겨 주었다. 구운 소금
에서 발암 물질인 다이옥신이 검출됐다는 보도가 바로 그것이다.

텔레비전을 통해 일제히 보도된 이 소식은 2004년에 발생한 '만두
파동'의 후폭풍이 그랬던 것처럼, 한창 뜨겁게 달아오르던 죽염 시장
에 찬물을 끼얹고 말았다.

식약청은 경기도 보건환경연구원의 조사와 자체 검사 결과를 바탕
으로 이 같은 보도를 내놓았는데, 시중에서 구운 소금을 일부 수거해
조사했더니 인체에 해로운 다이옥신이 검출됐다는 것이었다. 그러자
당시 죽염 업체를 비롯한 구운 소금업체들은 일제히 반발했다.

현재 우리나라에서 죽염을 만들고 있는 곳은 대략 500군데나 된다
고 한다. 지리산을 중심으로 50여 곳이 있고 강원도와 경기도, 충청,
전남 등 전국에 걸쳐 고루 산재해 있다. 이 중 제법 규모를 갖춘 죽염
생산업체는 30여 개에 불과하며 나머지는 교회나 절, 성당 또는 자가
적(自家的)인 소비나 연구를 위해 만드는 등 전반적으로 소규모이고 영
세성을 면치 못하고 있다.

문제가 된 구운 소금에서 검출된 다이옥신은 소금을 굽는 과정에서 발생할 수도 있다. 구운 소금을 만들 때 일부 영세한 업체들이 소나무 대신 공사장에서 나온 폐자재를 연료로 사용했다면 이처럼 다이옥신이 함유될 수도 있는 것이다.

그러나 일부 몰지각한 업체의 이런 행위가 국민들에게 마치 모든 구운 소금과 죽염이 위험하다는 인식을 갖도록 오도한 것 자체가 문제다. 실제로 다이옥신은 모든 음식에서 검출된다. 쌀과 콩, 닭고기와 돼지고기, 갈치와 고등어 같은 수산물에서도 검출되며 심지어 산모(産母)들의 젖에서도 검출된다.

우리의 주식인 쌀의 다이옥신 함유량이 0.002피코그램이며, 국산 쇠고기가 0.132, 닭고기 0.021, 갈치 1.452, 고등어 0.858 등으로 이에 비하면 죽염의 다이옥신 함유량은 극히 미미하며 가장 안전한 식품 중의 하나로 볼 수 있다.

그러나 구운 소금에서 다이옥신이 검출됐다는 보도가 나가자마자 이들 업체에는 소비자들의 항의 전화가 빗발쳤으며, 결국 시장에서 모두 회수해야 했다. 그리고 토종 죽염 업체들이 물러난 그 자리를 1997년부터 수입이 자유화된 외국산 소금이 메우기 시작했다. 힘없고 영세한 국내 구운 소금업체들로서는 울분이 터지고도 남을 일이었다.

과연 조사가 얼마나 객관적이었는지, 설령 그렇다고 하더라도 소뿔을 바로잡으려다 소를 잡는 교각살우(矯角殺牛)의 우를 범한 것은 아니었는지, 지금도 못내 아쉽다.

그러다 보니 큰 문제는 당국이나 매스컴에 있는 것이 아니라 우리 국민, 우리 소비자들에게 있다. 어떤 일이든 매스컴에 한번 보도되면 정확한 실상을 알아보지도 않고 순식간에 부화뇌동해서 정신을 못 차리고 와르르 무너지는 집단 심리가 그것이다. 이것은 분명히 짚고 넘어가야 한다.

좋은 것과 옳은 것도 전체를 보지 못한 채 일부만 보고 매스컴이 좋지 않고 옳지 않다고 떠들면 금방 줄줄이 현혹돼 내팽개치고, 좋지 않고 옳지 않은 것도 일부만 보고 매스컴이 좋다고 하면 우르르 몰려드는 사고가 참으로 어리석다. 도대체 왜 당장 눈에 보이는 것만 얘기하고 믿는가.

이런 의식을 가진 국민과 특정 분야에 전문성도 없으면서 시청률에 편승하여 수박 겉핥기식으로 '국민의 건강'이라는 막중한 소재를 도마 위에 올려놓고 제멋대로 요리하는 방송사, 그리고 무사안일하고 획일적인 행정만을 선호하는 정부 당국도 다 함께 각성해야 한다.

그리고 이제부터라도 지금까지 자의적으로 보도한 것들은 물론 우리 밥상에 올라오는 모든 먹을거리에 대해서도 하나하나 검증하고 재검토를 해야 한다. 다른 것은 몰라도 먹을거리만큼은 절대로 쉽게 생각하거나 함부로 다루어서는 안 된다. 이것만큼 중요한 일은 없기 때문이다.

구운 소금의 다이옥신 파동은 관련 업체들에게 큰 피해를 주었음에도 불구하고 한편으로는 제조 공정과 품질 관리의 개선을 촉진하는 긍정적인 효과도 가져다주었다. 사실 죽염은 안전하다. 좋은 죽염은 하루 120kg, 밥숟갈로 2만 4천 숟가락을 먹어야 세계 보건 기구가 정한 다이옥신 1일 허용 섭취량에 도달한다.

죽염이 비교적 고가인 이유는 제조 공정이 복잡하고 손이 많이 가며, 수요 또한 많지 않아 생산량이 적기 때문이다. 천일염을 대나무 통 속에 넣고 황토를 발라 소나무 장작불로 굽는 등 죽염을 한 번 만드는 데 대략 25일 정도가 소요되며 여기에 쏟는 정성과 시간, 노력은 엄청나다.

나는 소금의 유해 성분을 제거하고 오히려 효능을 강화시킨 죽염을 만들어 보급하는 사람들에게 국민의 이름으로 표창을 해야 한다고 생각한다. 국민 건강에 기여가 큰 1등 공신들이기 때문이다.

생명의 창고, 염전

실제로 H교수팀은 사람을 대상으로 기계염과 국내산 천일염의 가공염을 먹였을 때 혈압 관련 인자가 각각 어떻게 반응하는지를 조사했다. 그랬더니 기계염을 섭취한 사람의 혈액에서는 혈압 관련 인자가 올라갔지만, 천일염의 가공염을 섭취한 사람은 혈압 관련 인자가 떨어지는 것을 밝혀냈다. 이 같은 조사 결과는 2004년 국내 식품영양과학회에 정식으로 발표됐다.

또한 기계염과 천일염, 죽염을 각각 사용해 만든 젓갈류와 된장의 발효 상태를 실험했는데, 발효가 가장 빠른 것이 죽염으로 나타났다. 그다음이 국산 천일염이었고, 기계염은 처음에는 거의 발효가 안 되다가 한참이 지나서야 발효가 시작되는 것으로 나타났다.

멸치젓의 경우 죽염이나 천일염을 사용했을 때는 금방 곰삭았지만, 기계염을 사용한 멸치는 잘 삭지 않고 탱탱한 상태를 유지했다.

김치도 천일염으로 담갔을 때는 소금 속의 칼슘 같은 미네랄 성분이 식물성 재료와 부식을 방지하고 벽을 단단하게 만들어 싱싱함을 오래 유지했지만, 기계염을 사용했을 경우 금방 물렀다는 국내 연구 결과도 있다.

우리는 생명의 창고인 염전을 지켜야 한다. 그리고 죽염 같은 좋은 소금을 개발하기 위해 더 많은 투자와 지원이 이뤄져야 한다. 아울러 식품 영양학계와 의학계에서는 보다 적극적인 연구로 우리 천일염이 세계 속의 소금으로 거듭날 수 있도록 학문적인 뒷받침을 해줘야 한다.

이제 사람들이 소금에 대한 중요성을 깨닫고 예찬하게 될 날도 머지 않았다. 모든 것은 사필귀정이며, 소금의 역할을 제대로 알지 못하고는 급증하는 생활 습관병을 고칠 수가 없기 때문에, 인체의 방부제인 소금은 결국 그들의 종착역이 될 수밖에 없다.

그렇다면 이제부터 소금은 어떻게 생성됐고, 우리 몸과 어떤 밀접한 관계에 있는지 알아보자.

소금의 역사는 인류의 역사

생명의 기원(起源)이 바다에서 시작되었다는 것은 누구나 다 아는 사실이다. 지금으로부터 150여억 년 전 바다에 녹아 있던 갖가지 화학 물질들이 태양 광선과 작용해 단백질이 합성됐고, 결국 여기에서 생명체가 생겨났다.

그런데 동물, 특히 인간의 체액과 바닷물의 성분을 비교해 보면 정말 놀라운 사실을 발견하게 된다. 체액의 주된 성분인 나트륨이나 칼륨, 칼슘 등이 바닷물의 성분과 거의 일치하기 때문이다. 바다를 '생명의 기원'이라고 하는 이유가 바로 여기에 있다.

바닷물의 생명은 물이 짜다는 데 있다. 바닷물이 짜지 않으면 바다는 바다로서 더 이상 존재할 가치가 없다.

바닷물의 염도(鹽度)는 약 2.8%로 약 150억 년 전부터 일정한 염도를 유지해 왔다. 아무리 큰 비가 내리고 엄청난 홍수로 담수가 유입돼 염도가 일순간 희석됐다고 할지라도 금방 태양열의 증발 작용에 의해 2.8%라는 일정 염도가 계속 유지돼 오고 있는 것이다.

그런가 하면 오장육부(五臟六腑)로 구성돼 있는 우리 인체는 오대양 육대주(五大洋 六大洲)로 이뤄진 지구의 축소판이다. 인체의 구조와 성분 역시 놀랍게도 그것을 닮았다. 지구의 표면적은 약 5억 1천만 제곱 킬로미터로 이 중 육지의 면적은 약 1억 5천만 제곱킬로미터이며, 나머지가 바다로 이뤄져 있다. 따라서 바다와 육지의 비율이 대략 7대 3인데 인체 역시 약 70%가 물, 즉 체액으로 이뤄져 있다. 인체와 지구가 이렇듯 닮아 있다니 얼마나 신기한 일인가.

그런데 체액이란 무엇인가. 다름 아닌 소금물이다. 따라서 사람은 걸어 다니는 '소금물 주머니'인 셈이다.

사람은 우선 피의 염도가 0.85%에서 0.9% 내외로 매우 짜고 바다처럼 일정하다. 바다가 항상 2.8%의 염도를 유지하듯이 사람의 피도 항상 0.85%에서 0.9% 정도의 염도를 유지해 줘야 한다. 애초에 바다의 염도는 사람 피의 염도와 같았지만 강물이 호수와 댐 등으로 육지에 갇히는 바람에 높아졌다는 얘기도 있다.

만약 바닷물의 염도가 떨어지면 바다가 썩듯이, 사람도 피의 염도가 떨어지면 몸이 썩는다. 그래서 예로부터 소금은 방부제와 살균제로도 이용돼 왔다. 실제로 미국에서 정신과 치료를 받다가 돌아온 한 부인의 얘기를 들으면, 그곳의 병원에서 처방해 주는 불면증과 같은 정신과적 질환의 약(藥) 속에도 짜디짠 소금 성분이 들어 있다고 한다.

바다가 생명의 기원이라고 하는 말은 태아가 자라는 임산부의 자궁 속 양수의 염도와 바닷물의 염도가 밀접한 상관관계를 갖고 있는 것에서도 알 수 있다.

우리나라의 많은 자연건강 연구가가 일찍부터 지적해 온 것이기도 하지만 일본의 자연건강 연구가 무라카미 씨는, 인간이 소금을 섭취하는 이유가 '인간의 내부 환경, 개체 세포 하나하나로 이뤄진 내부의 바다를 적정한 염도로 유지해 주기 위한 것'이라고 말하기도 했다.

즉, 우리 인간의 세포가 본래 생명이 태어나고 시작됐던 바다의 상태를 유지하지 못하면 사멸된다. 이는 모든 생물도 다 마찬가지여서 소금을 먹고 '내부의 바다' 상태를 확보해야만 생명이 유지될 수 있다. 무라카미 씨의 주장은 지극히 당연하다.

사람의 몸이나 생물을 썩지 않게 하는 물질로는 소금과 설탕, 알코올, 식초, 기름 등 다섯 가지가 있다. 하지만 다섯 가지 성분도 반드시 필요한 양이 공급돼야만 방부제로서의 역할을 하게 되며, 만약 공급된 양이 적으면 기능을 상실하고 만다.

예를 들어 나물 반찬류는 말할 것도 없고, 싱겁게 담그는 김치는 금방 상하며, 포도나 매실, 산야초를 발효시킬 때 설탕을 적게 넣으면 발효가 되지 않고 금방 썩고 마는 것도 같은 이치이다.

그런데 과연 우리는 소금이 우리 몸의 방부제 역할을 할 수 있을 만큼 필요한 양의 소금을 섭취하고 있을까.

무엇이 인체를 썩지 않게 하는가

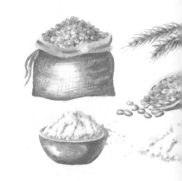

　단것에 한번 길들여진 사람은 자꾸 단것을 찾게 된다. 이것은 이미 체질적으로 당성화(糖性化)된 몸이 썩지 않기 위해 더 많은 단것을 요구하기 때문이다. 사시사철 입에 아이스크림을 달고 사는 요즘 아이들이 그렇고, 청소년과 젊은 여성들이 그렇다. 이렇게 해서 사람은 설탕 중독에 걸리게 되는 것이다.

　동물성과 식물성, 지방질이 많이 함유된 고기나 가공식품도 마찬가지이다. 고기에 길들여진 사람은 계속 고기를 찾으며, 지방질투성이인 가공식품과 패스트푸드만을 좋아하는 청소년과 젊은 층 역시 이미 그것에 중독돼 있다.

　그런가 하면 알코올의 경우도 마찬가지이다. 술꾼들은 술을 먹고 싶어서 먹는 게 아니다. 몸이 썩지 않기 위해 스스로 요구하니까 자꾸 술을 마시게 되고 결국 알코올 중독에서 벗어나지 못하는 것이다.

　그러나 소금 중독자나 식초 중독자라는 말은 없다. 식초는 이미 산성화될 대로 산성화된 체질을 중화시키는 좋은 방부제이다. 그래서 식초로 건강을 지키는 각종 천연 식초 요법이 등장하고 자연건강 연구가들은 현대인들에게 식초를 많이 먹으라고 권하는 것이다.

　그러나 식초와 마찬가지로 소금은 먹고 싶다고 해서 누구나 많이 먹을 수 있는 것이 아니다. 섭취량이 조금만 지나쳐도 쓰게 느껴지고 더 이상 들어가지 않는다. 몸이 알아서 저절로 거부하는 것이다. 따라서 소금을 아무리 많이 먹어도 절대로 짠맛에 중독되는 법이 없다. 이 때문에 소금은 많이 먹지 말고 가능한 한 적게 먹으라고 굳이 권유할 필요도 없다. 몸 스스로 판단하기 때문이다.

설탕이나 알코올, 지방은 많이 먹으면 먹을수록, 또 오래 계속 먹을수록 각종 부작용이 속출하지만, 신기하게도 소금을 많이 먹게 되면 설탕과 알코올이 멀어지게 된다. 실제로 초콜릿이나 아이스크림 같은 단것을 많이 먹는 아이들을 짜게 먹이면 단것을 멀리하게 되며, 술꾼들도 짠 음식을 많이 먹으면 술이 잘 들어가지 않는다. 인체에 필요한 방부제가 충족되었기 때문에 더 이상 단것이나 술이 안 들어가는 것이다. 설탕이나 알코올을 밀어내는 것이 소금이라는 얘기이다.

미국에서 살다 온 엄마가 6세 된 아들을 데리고 상담을 하러 왔다. 아이가 한국에 온 후로 계속 프라이드치킨만 찾아 먹는다며 무엇이 문제인지 알고 싶다고 했다.

나는 아이를 데려오라고 해서 한 컵에 설탕을 담고, 다른 한 컵엔 볶은 소금을 넣은 뒤 아이 앞에 내밀며 먹고 싶은 것을 먹어 보라고 했다. 아이는 처음엔 설탕을 몇 번인가 찍어 먹더니 나중에는 소금만 계속 찍어 먹었다. 나는 볶은 소금을 싸주면서 아이가 먹고 싶어 하는 대로 먹이라고 했다. 아이는 15일 정도 계속 소금만 찍어 먹더니 그다음부터는 먹지 않고 프라이드치킨도 더 이상 찾지 않았다고 했다.

아이의 몸이 요구한 것은 소금이었다. 잘 알다시피 미국이나 우리나라나 프라이드치킨은 매우 짠 편이며 미국은 우리보다 더 짜다. 그런데 아이가 한국에 와 보니 모든 음식이 다 싱거워 필요한 염분이 충족되지 않자 자꾸만 프라이드치킨을 찾은 것이었다.

실제로 요즘 프라이드치킨이나 양념치킨은 짜야 잘 팔리고 유명한 프라이드치킨일수록 맛이 더 짜다. 우리 아이들과 청소년들이 이렇게 짠 음식을 좋아하고, 특히 몸이 요구하고 있는데도 소금을 적게 먹으라니 말이 되는가.

그렇다면 우리는 하루에 어느 정도의 소금을 먹어야 할까. 우리 인간의 혈액 1L 속에는 염분이 약 8g에서 9g 정도 포함돼 있고, 최저 하루에 0.5g에서 10g을 섭취하지 않으면 인간은 살아갈 수가 없다.

따라서 각자의 체질에 따라 다르지만 성인은 하루 10g에서 15g의 소금을 섭취해야 한다. 이웃 일본인의 하루 소금 섭취량은 평균 13g이며, 프랑스인은 20g의 소금을 섭취하기도 하는 등 지역과 기후에 따라 편차가 심하다. 그리고 노동량이 많고 땀을 많이 흘리는 사람은 땀으로 염분이 배출되기 때문에 많이 먹어야 하며, 활동량이 적은 사람은 적게 먹어야 한다.

이 때문에 나는 소금을 무턱대고 많이 먹으라고 강조하지 않는다. 땀을 많이 흘려 염분 배출량이 많으면 많은 만큼, 활동을 적게 하면 적게 한 만큼 먹는 등 반드시 피나 체액이 항상 일정 염도를 유지할 수 있도록 필요한 양을 먹으라는 것이다. 그리고 지금까지 소금을 적게 먹은 사람은 몸이 거부할 때까지 충분히 먹어 줘야 한다. 소금이 부족해서 병이 왔지 너무 많이 먹어서 온 것은 아니기 때문이다.

이렇게 소금을 먹으면서 2주일에 하루 정도는 소금을 먹지 않는 무염일(無鹽日)로 해서, 염분이 넘치거나 부족한 신체의 장기들이 적당한 밸런스를 유지할 수 있도록 해줘야 한다. 그런데 무턱대고 적게 먹으라고 하는 것은 정말 큰 잘못이 아닌가.

고대 이집트 사람들은 토지를 비옥하게 만들기 위해서 땅에 소금을 뿌렸다. 같은 쌀이라도 염기가 많은 간척지에서 자란 쌀이 더 찰지고 윤기가 잘잘 흐른다. 우리나라에서도 해풍을 맞고 자란 간척지 쌀을 상품으로 쳐준다.

그뿐만 아니라 유채나 마늘, 양파, 유자, 키위, 귤, 녹차 같은 작물도 바다에 인접한 지역에서 잘 자란다. 염기를 충분히 흡수하기 때문에 튼실하고 건강하게 잘 자라는 것이다.

사람도 이처럼 체내의 염성(鹽性)이 강해야 하는데, 소금을 워낙 경원시하다 보니 갈수록 담성(淡性) 체질로 바뀌고 있다. 그래서 허약해지고 힘과 끈기가 없어지며, 각종 질병에 시달린다.

소금의 놀라운 효능

예부터 소금의 효능에 대해서 많은 얘기가 전해져 오고 있다. 중국의 옛 의서(醫書)는 '무릇 약이란 신 것으로 뼈를 기르고, 매운 것으로 힘줄을 기르며, 짠 것으로 맥(脈)을 기르고, 쓴 것으로 기(氣)를 기른다.'라고 했는데, 여기서 말하는 맥의 기능은 혈액순환의 기능을 말한다.

또 '소금이 없으면 부스럼이 생긴다'라고 했다. 이는 소금의 제염 작용을 말하는 것이며,『북호록(北戶錄)』에서는 '소금은 살과 뼈를 굳게 하고 독충을 제거하며, 눈을 맑게 하고 기운을 돋운다'라고 했다.

어렸을 때 유난히 부스럼과 땀띠가 많이 나는 아이들이 있는데 그 집 음식의 공통점은 하나같이 매우 싱겁다는 것이다. 한두 가지 반찬일지라도 아무렇게나 짜게 먹는 집안 아이들은 이런 부스럼과 땀띠가 많이 나지 않았다.

그런가 하면 일찍이 허준 선생도『동의보감』에서 '소금은 본성이 따뜻하고 맛이 짜며 독성이 없다', '가슴의 통증(心痛)과 구토와 설사를 비롯한 급성 위장병(癨亂), 심한 배앓이(心腹 急痛)와 부스럼(瘡)에 끓여서 바르면 좋다'라고 했다.

사실 위염(胃炎)이나 위궤양(胃潰瘍) 같은 위장병도 염분 부족에서 생긴다. 평소 워낙 싱겁게 먹다 보니까, 염도가 부족해진 위액이 혈액 속의 염분을 빼앗아 오기 위해 자꾸만 위벽을 헐어 생기는 현상이다.

증상에 따라 다소의 차이가 있을 수 있지만 이런 위장병도 대부분 소금만 많이 먹으면 나으며, 날마다 소금으로 양치질만 해도 상태가 아주 좋아진다. 그래서 예전 우리 어른들은 배가 아프면 소금을 먹었고, 길을 떠나면서도 소금을 항상 상비약처럼 소지하고 다녔던 것이 아닐까.

그리고 흔히 염증(炎症)이라고 하는 위염과 간염, 피부염 같은 병들은 소금과 아주 밀접한 관계가 있다. 암과 당뇨, 근육 무력증과 같은 병도 마찬가지여서 대부분 소금 부족에서 오는 병이다.

이런 것을 보더라도 소금의 작용은 다양하다. 독을 제거하는 제독(除毒) 작용과 염증을 없애 주는 소염(消炎) 작용, 피를 맑게 해주는 정혈(精血) 작용, 노폐물을 배설시킴으로 신진대사(新陳代謝)의 촉진 작용, 세균을 죽이고 몸을 썩지 않게 하는 살균(殺菌) 방부(防腐) 작용, 파괴된 세포를 회복시키는 작용, 체액을 중화시켜 체질을 개선하는 작용, 항균 작용, 혈압이나 체중의 균형을 유지시켜 주는 조압(調壓) 작용 등 인체의 건강을 위해서 없어서는 안 될 필수 불가결한 주요 작용을 하고 있다.

그렇다면 소금은 과연 만병통치약인가. 물론 그렇다고 말할 수는 없다. 하지만 죽염을 만드는 곳을 찾아가 보면 이곳에 있는 사람들에게 죽염은 만병통치약으로 통한다. 이들은 머리가 아파도 죽염을 먹고, 배가 아파도 죽염을 먹고, 기운이 없어도 먹고, 멀미를 해도 먹고, 피부병이 생기면 물에 타서 바르고, 심지어 심심해도 먹고, 수시로 죽염을 상용한다.

그들은 하루 이틀이 아니라 한 달 두 달, 수년 동안 이렇게 죽염을 통해 염분을 엄청나게 섭취한다. 그렇게 해도 어디에 이상이 오기는커녕 오히려 그렇지 않은 사람들보다 피부색도 좋고 훨씬 건강하다.

김칫국부터 마시게 되는 이유

나는 놀라운 소금의 힘을 오래전부터 확인했다. 그것은 결혼하자마자 누구보다도 소금의 효용성을 실감하고 소금에 대해 본격적으로 공부하기 시작하면서부터였다. 앞서 얘기했듯이 수십 년이 넘는 세월이다.

나는 소금에 대한 궁금증이 그렇게도 많았다. 소금이란 과연 무엇일까. 옛날 사람들은 소금을 어떻게 먹고 살았을까, 왜 옛날 음식은 그렇게 짰을까, 그렇게 짠 음식을 먹고도 사람들은 어떻게 건강했을까. '부뚜막의 소금도 넣어야 짜다'라고 말한 이유는 무엇일까.

어렸을 때 우리들이 밥맛을 잃으면 어머니는 밥에 깨소금을 뿌리고 참기름 한두 방울을 쳐서 주먹밥을 만들어 주시곤 했는데, 그 주먹밥 맛은 기가 막혔다. 주먹밥은 무엇보다도 맛이 간간해야 목에 잘 넘어갔다.

'떡 줄 사람은 생각도 않는데 김칫국부터 마신다'라는 속담도 그냥 만들어진 것이 아니다. 떡도 단맛 그대로 먹으면 퍽퍽해서 목으로 잘 넘어가지 않는다. 여기에 김치를 둘러 먹으면 금방 술술 넘어간다. 이런 속담도 그래서 나온 것이다.

삶은 계란을 먹거나 삶은 감자, 고구마를 먹을 때도 마찬가지이다. 반드시 소금을 찍거나 김치를 둘러 먹어야 맛도 제격이고, 목으로 잘 넘어간다.

예전에는 김칫국뿐 아니라 간장도 마셨다. 특히 고구마는 섬유질이 많아 목에 잘 넘어가지 않고 소화도 잘 안 된다. 그러나 짭짤한 김치나 동치미를 곁들여 먹으면 목으로 잘 넘어가고 소화도 잘 된다.

그런데 왜 이런 음식을 먹을 때 소금을 먹어야 목 안으로 잘 넘어가는 것일까? 여기에는 과학적인 근거가 있다. 잘 알다시피 위액(胃液)은 소금물이다. 따라서 소금을 먹어야 위액이 보충돼 위(胃)와 장(腸)이 연동 작용을 해서 미리 움직여 음식물을 받아들일 채비를 하고, 음식이 입에 들어오면 끌어당긴다.

어디 이뿐인가. 예전에 먹을거리가 부족하던 시절, 농촌에 살았던 우리 아버지, 할아버지들은 굵은 소금을 안주 삼아 소주나 막걸리를 벌컥벌컥 드시기도 했다. 아니면 마늘 한두 쪽을 짜고 시커먼 된장에 찍어 술안주로 삼기도 했다.

이런 모든 것에는 다 소금이 있었고 이렇게 짜게 먹어야 목으로 잘 넘어갔으며 식욕, 즉 몸이 원하는 욕구가 충족되고 입안이 개운했던 것이다. 이처럼 우리 어른들은 항상 음식을 짜게 먹고도 암이나 당뇨 같은 병에 걸리는 사람이 없었고, 오히려 잔병치레도 없이 더 건강하고 장수했다.

'짭짤하다.'

같은 돈이라도 열심히 일해서 주머니를 꽉 채운 돈은 짭짤하게 느껴진다. 우리 몸도 이와 다르지 않다. 음식물 역시 짭짤해야 하고 사람은 누구나 이렇게 짭짤할 정도의 염분을 반드시 섭취해야 한다. 그리고 무엇보다 소금을 충분히 먹어야 사람은 힘이 생긴다. 몸 안에 염분이 부족하면 사람들은 우선 눈동자부터 흐릿하고 맥이 없어 보인다.

'사람이 수숫단 넘어지듯 맥없이 쓰러진다.'

이런 말도 그냥 나온 것이 아니다. 힘이 없어 보이는 사람도 소금만 많이 먹으면 금방 눈동자와 맥이 살아난다.

'사람이 싱겁다.'

실없는 사람을 일컫는 말로, 염분을 많이 섭취하면 자신도 모르게 지각력이 높아져 더 이상 이런 소리를 듣지 않게 된다.

예전에 우리 어머니들은 아이가 어려서 이불에 오줌을 싸면 이른 아침 키를 씌우고 바가지를 손에 들려 옆집으로 소금을 얻으러 다니도록 했다. 과연 왜 그랬을까.

예전 소금이 귀하던 시절, 아이들은 염분을 충분히 섭취하지 못했고, 그래서 신장과 방광이 약해 유난히 이불에 오줌을 지리는 아이들이 많았다. 이 때문에 소금을 얻어다 먹여서 방광과 신장을 튼튼하게 만들려던 조상님들의 지혜 역시 과학적이지 않은가.

소금을 충분히 먹지 못한 사람들은 먼저 피부가 축 처지고 나이를 먹으면 쉽게 쭈글쭈글해진다. 평소 소금을 많이 먹어야 피의 염도가 높아지고 그래야 물을 많이 먹어 항상 탱탱함을 유지하는 법인데, 소금을 적게 먹으니 살과 근육이 처질 수밖에 없다.

그리고 소금을 적게 먹으면 무엇보다도 근육 자체에 힘이 생기지 않고 온몸에 무력증이 온다. 이런 무력증이 오면 체내 저항력이 떨어져서 세균에 감염되기 쉽고 곧바로 염증이 찾아오기도 한다.

근육 무력증과 후두암

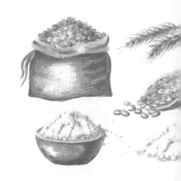

대구에 있는 K대를 나온 선배 한 분이 있었다. 대기업 중역으로 근무하던 능력 있는 분이었는데, 어느 날 보니까 뜻밖에 부동산 중개업을 하고 있었다. 나는 깜짝 놀라 물었다.

"아니 선배님, 그 좋은 직장을 그만두고 웬 부동산이에요?"

"글쎄, 언젠가부터 눈이 자꾸만 감기고 계속 밑으로 처지는 거 있지. 그렇다고 눈꺼풀을 꿰맬 수도 없고……. 직장에 계속 있을 수가 없더라구. 병원에 가봤더니 근육 무력증이라는데 어떡하면 좋을까?"

선배 역시 평소 음식을 싱겁게 먹는 분으로, 내가 보기에는 근육 무력증도 소금 부족에서 온 것이었다. 나는 선배에게 평소 일일섭취량 외에 하루 20g의 소금을 추가로 먹도록 하고 물을 많이 마시라고 했다. 그리고 정확히 2주째 되는 날 무염일을 지키고 나서 보름째로 접어들자, 그의 눈꺼풀이 조금씩 위로 올라가기 시작했다.

"강 원장, 이것 봐! 눈꺼풀이 올라갔어! 눈꺼풀이 올라갔다구!"

거울을 본 그가 환희에 넘쳐 외쳤다.

"당연한 것을 갖고 왜 그래요?"

예정했던 20일이 지나자 그는 나를 일찍 만나지 못한 것을 후회했다. 어떤 병원에서도 고치지 못한 근육 무력증을 나는 교육을 통해 간단히 회복시켜 준 것이다. 이런 사례는 의외로 많다.

한번은 이북 출신의 육군대령으로 전역한 친구 오빠가 금방이라도 쓰러질 것처럼 피폐해진 모습으로 오랜만에 나를 찾아왔다.

나는 그를 보고 깜짝 놀랐다. 평소 국수를 좋아하던 그는 키가 193cm에 몸무게가 105kg이나 나가는 거구로 누구보다도 건강한 사람이었는데, 형편없이 살이 빠진데다가 핏기가 없어 나이보다 훨씬 늙어 보였다.

사연을 알고 보니 그는 5년 전 갑자기 목이 아파서 병원을 찾았다가 후두암 말기 판정을 받았다고 했다. 그래서 당시 인기를 끌던 채식 위주와 무염(無鹽), 저염(低鹽) 운동을 펴던 모 박사를 찾아가 교육을 받았다.

그런데 처음 3, 4년 동안은 병세가 호전되는가 싶더니 다시 급속도로 악화되더라는 것이었다. 그러자 더 이상 받아 주는 곳도 없고 마지막 지푸라기라도 잡아 보겠다는 심정으로 모 교회 기도원에 들어가 안수기도를 받았다. 그러나 종교의 힘으로도 어쩔 수 없었다. 기도를 받던 도중 그만 암이 뒤집어져 고름이 목 밖으로 튀어나와 버린 것이다.

급히 구급차를 불러 병원에 실려 갔는데 피부에 탄력이 없어 의사들이 도무지 살을 꿰맬 수가 없을 정도였다고 했다. 한마디로 수술 자체가 불가능하다는 것이었는데, 이는 오랜 시간에 걸친 저염과 무염의 결과였다. 결국 이제 정말 죽는 일만 남았다고 체념하고 있는데, 여동생이 나를 소개해 줘 행여나 하고 찾아온 것이었다.

그의 상처 부위는 차마 눈을 뜨고 볼 수가 없을 정도였다. 허연 목뼈가 드러나 보였고 흐르는 고름에서는 생선 썩는 냄새가 났다. 삶의 의욕을 완전히 상실해 버린 그의 얼굴에서는 일말의 기대나 희망도 찾아볼 수가 없었다.

자포자기한 모습으로 고개를 푹 숙이고 있는 그에게 나는 인명은 재천이며 교육을 받아 보라고 권했다. 그는 기왕 죽은 몸이니 뭐든 시키는 대로 따라 하겠다고 말했다. 나는 이 친구 오빠도 20일간의 교육 계획을 잡고 소금을 일일 섭취량 외에 하루 20g씩 더 먹이기 시작했다.

그런데 놀라운 일이 벌어졌다. 열흘도 안 돼 고름이 줄줄 흐르던 상처가 차츰 아물기 시작하더니, 마침내 교육이 끝나자 몰라보게 상태가 호전된 것이다. 그리고 한 달 후, 그는 휘파람을 불면서 나를 찾아와 말했다.

"강순남아! 나, 다 나았다!"

단물로 바뀐 양수와 소아 당뇨

무턱대고 소금을 기피하고 설탕을 많이 먹다 보니 임산부의 양수(¥水)가 단물로 바뀌고 있다. 양수란 소금물이다. 자궁 속의 양수는 태아가 세균이나 질병에 감염되지 않고 건강하게 자라도록 하는 역할을 하는데 요즘 임산부들은 다디단 아이스크림이나 과일은 많이 먹으면서 소금이라면 질색을 하고 끔찍이도 먹지 않는다.

이렇게 소금을 먹지 않으면 양수가 어떻게 되겠는가. 당뇨에 걸렸거나 소금을 극히 적게 먹고 단 음식만 먹는 여성이 임신을 하면 양수는 단물로 변질돼 있을 수밖에 없다.

소금물 속에서 자라야 할 태아가 단물 속에서 그 물을 먹고 자란다면 어떻게 되겠는가. 소금은 찰지고 단단하게 만들지만 설탕은 크고 허(虛)하게 만드는 성품이 있다. 따라서 단물 속에서 자란 태아는 심하면 사산이 된다든지, 아니면 비정상적으로 거대아(巨大兒)가 되거나, 태어난다고 해도 유전적으로 소아 당뇨에 걸려 있을 가능성이 클 수밖에 없다.

갑자기 급증하고 있는 아이들의 아토피 피부염도 이와 무관하지 않다. 아토피 피부염은 엄마로부터 물려받은 태변(胎便)의 문제이기도 하며, 열 달 동안 다디단 양수 속에서 자라온 탓이기도 하다. 아이들의 피부가 온전하리라고 생각하는 사람은 드물 것이다.

사랑하는 아기가 태어나자마자 소아 당뇨에 걸려 있거나 아토피를 앓는다면 엄마의 고통은 이루 말할 수가 없다. 그러나 누구를 탓하겠는가. 그것이 고정관념에 빠진 사회 분위기에 편승한 결과인 것을. 이 모두가 엄마의 책임이다. 현대 의학의 말만 믿고 소금을 철저히 등한시하고 외면해 온 무서운 결과이다.

2004년 여름, 나는 소아 당뇨 환자로 18년 동안 하루도 빠짐없이 인슐린 주사를 맞으며 살아온 한 젊은 스님을 교육시킨 일이 있다.

평소 잘 알고 지내는 약사님의 소개로 나를 찾아온 이 스님은 현재 경북 경산시의 한 산사에 계신 분으로, 10여 년 전 속세에 있을 때 일하다가 갑자기 쓰러져 병원에 입원하게 됐다. 그때 혈당 수치가 무려 600이었다고 했다.

병원에 3개월을 입원했는데 어찌나 중증인지, 인슐린 주사를 맞아도 소용이 없고 도무지 혈당이 떨어지질 않았다. 결국 이 병원 저 병원 전전하다가 차도가 없자 불문에 귀의했다. 절에서 식이 요법을 하며 기(氣) 수련과 108배도 많이 했지만, 오히려 백내장까지 와서 수술을 받았다고 했다.

이 스님의 평소 혈당 수치는 350에서 400 사이로 나한테 교육을 받으러 올 때만 해도 400 수준이었는데, 증세가 얼마나 심각하던지 밥을 먹어도 걱정, 안 먹어도 걱정, 하루하루가 살얼음판 위를 걷는 것처럼 그야말로 좌불안석이었다. 거기다 하도 오랜 기간 당뇨에 시달리며 살아온 나머지 얼굴이 누렇게 떠서 몰골 또한 말이 아니었다.

나는 스님을 9박 10일 동안 교육을 시켰는데, 교육 첫날부터 스님은 안절부절못했다.

"저, 원장님……. 정말 약 안 먹고 주사를 안 맞아도 돼요?"

"스님, 제 말을 듣고 따라 해서 앞으로 건강하게 살고 싶으세요, 아니면 계속 인슐린 맞으면서 불안하게 사실래요?"

"그, 그래도……."

못 미더워하는 스님에게, '말을 듣지 않으면 나도 교육 못 시킨다'라고 했더니 마지못해 인슐린을 끊었다. 그런데 스님은 저혈당 증세가 심해서 완전 단식을 시킬 수가 없었다. 그래서 녹즙과 산야초 죽을 먹이면서 유동적으로 대처했는데 2, 3일이 지나자 갑자기 부정적이던 태도가 바뀌어 그렇게 열심히 교육을 받을 수가 없었다. 그 이유는 그동안 자신을 끈질기게 괴롭혀 왔던 '발 저림' 현상이 사라졌기 때문이었다. 혈액 순환이 잘되니까 그렇게 된 것이었다. 몸의 변화를 체험하기 시작한 스님은 그때부터 나를 전적으로 믿고 따랐다.

시간이 갈수록 혈당이 점점 떨어지기 시작하더니 마침내 열흘 동안의 교육이 끝나자 스님의 혈당 수치는 75에서 80 수준으로 떨어졌다. 그리고 그 후 밥을 먹어도 120을 넘지 않았다. 혈당치가 완전 정상으로 돌아온 것이다.

이 스님은 교육을 끝내고 돌아가면서 자신이 먹고 있던 혈압 강하제와 인슐린 주사액 등을 모두 놓고 갔다.

태아에서부터 청소년, 중장년, 노년층을 가리지 않고 당뇨는 연령과 세대를 초월해서 무차별하게 나타나고 있다. 이로 인해 우리나라 당뇨 환자의 수가 전 국민의 10%에 이른다는 통계도 있다. 그래서 당뇨병을 '국민병'이라고까지 부를 정도이니 정말 보통 심각한 일이 아니다.

그런데 막상 당뇨에 걸려 병원을 찾으면 병원에서 하는 일이라고는 눕혀 놓고 혈압 재고, 혈당 재고, 인슐린 주사 놓아 주고, 밥 먹이는 게 고작이며 특별한 치료 방법이 없다.

특히 대부분의 병원에서 공급하고 있는 환자식은 싱겁기가 이루 말할 수 없어서 더 큰 문제이다. 거기다 싱싱한 채소류가 거의 없어, 멀쩡한 사람도 이런 밥을 계속 먹으면 없던 병이 생길 정도이다. 당뇨병은 소금과 생야채만 많이 먹어도 얼마든지 좋아지는, 아주 단순한 질환이 아닌가.

아토피의 원인은 어디에서 오는가

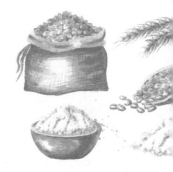

요즘 아토피 문제가 심각하다. 새로 태어나는 신생아의 30%가 아토피와 같은 원인 모를 피부병에 걸려 있다는 통계도 있다. 나는 늘 지금과 같이 인체의 방부제인 소금을 마귀 보듯 하는 풍조가 계속되면 앞으로 5년 이내에 지구는 '피부병과의 전쟁 시대'가 올 것이라고 얘기를 하곤 한다.

이것은 사실이다. 아토피의 원인에 대해 현대 의학 신봉자들과 건강 전문가들의 의견이 분분하지만, 나는 이런 아토피를 보는 시각부터가 이들과 근본적으로 다르다. 모 유명 출판사에서 나온 아토피에 관한 책도 편저자가 나를 찾아와 자문을 의뢰했다. 그래서 책의 내용을 보니 이해할 수 없는 부분이 많았다. 자신이 직접 접해 보지 않고 지극히 일반적인 상식 수준에서 다루고 있었기 때문이다.

아토피의 경우, 여러 가지 복합적 요인이 있지만 나는 신장과 태변, 숙변의 문제로 본다. 몸 안의 독성을 밖으로 배출하는 신장의 기능이 약해져서 제대로 빼내지 못하자, 독성이 피부로 발산되는 현상이 피부병으로 나타난 것이다.

이 때문에 아토피는 아무리 항생제를 처방하고 부신피질호르몬제를 발라도 근원적인 처방을 하지 않았기 때문에 쉽게 낫지를 않는다. 부신피질호르몬제는 일시적인 처방으로 물이 새는 곳에 바르는 방수제나 다름없으며, 몸 안에 계속 정체되고 속으로 썩어들어 가기 때문에 상황은 더 나빠진다. 한마디로 치료라고 볼 수 없는 것이다.

특히 어린이 아토피 환자는 무엇보다 먼저 몸속에 든 태변(胎便)부터 빼내야 한다. 잉태된 그 순간부터 단물로 ·변한 양수 속에서 피부와 탯줄을 통해 영양분을 공급받으며 열 달 동안 커왔기 때문에, 갓 태어난 아이들의 장(腸) 속에는 엄마 몸으로부터 물려받은 영양분의 찌꺼기가 가득 차 있다. 아기가 태어나면 48시간 동안 아무것도 먹이지 말고 그대로 둬야 한다고 자연건강법에서 주장하는 것도 같은 맥락이다.

아기가 태어나면 48시간 동안 엄마의 젖이 나오지 않는다. 인간뿐만 아니라 이것은 동물도 마찬가지이다. 이것은 무엇을 뜻하는가. 48시간 동안 굶기라는 얘기이다. 그래야 장 속의 태변이 소모되는데, 우리는 아기가 태어나자마자 기다렸다는 듯이 호르몬제와 항생제투성이인 소젖으로 만든 분유를 먹인다. 시작부터가 잘못된 것이다.

몸무게가 대략 3.5kg 정도 되는 신생아도 태변을 두 그릇 정도는 싼다. 그런데 중요한 것은 이런 태변이 장 속에 그대로 남아 있으면 장이 나빠지거나, 아토피와 같은 질병의 원인이 된다는 것이다.

임산부의 식습관은 그래서 중요하다. 임산부가 약을 먹으면 그 약의 성분이 태아의 체내와 태변에 쌓이며, 설탕과 알코올도 마찬가지이다. 따라서 누구를 원망할 일이 아니다. 태아에게 나타나는 당뇨나 아토피를 비롯한 각종 유전성 질환은 엄마의 그릇된 식습관이 빚어낸 결과라고 생각하면 된다. 이런 아토피도 자연 요법을 통해 상태를 호전시킬 수가 있다.

암보다 더 무섭고
고통스러운 아토피

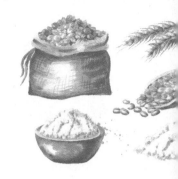

'아토피' 하면 잊히지 않는 환자가 있다. 광주광역시에 사는 고교 2학년인 한 남학생인데, 어려서부터 아토피를 얼마나 심하게 앓았는지 피부가 마치 코끼리 거죽처럼 시커멓고, 피부 호흡이 안 돼 땀방울조차 나오지 않을 정도였다.

아이의 엄마는 아토피를 고치기 위해 8년 동안 전국의 좋다는 병원을 찾아 헤맸다고 했다. 그런데 가정이나 넉넉하냐 하면 그것도 아니었다. 아버지는 버스기사였고 어머니는 일용근로자였는데 그런 환경 속에서도 아이를 데리고 병원을 전전하던 중 한 의사가 나를 소개해 찾아온 것이었다.

그 의사는 아무리 노력해도 자신의 힘으로는 아이를 고칠 방법이 없자, 더 이상 부신피질호르몬제를 쓰면 심장이 터질 것이라며, 이 병은 도시병이니 병원을 찾아다니지 말고 땅만 밟으며 살면 나을지도 모른다는 얘기를 했다고 한다. 그 말을 들은 나는 그래도 의사가 올바른 생각을 갖고 있는 사람이라고 생각했다. 그 정도의 얘기를 해줄 수 있는 의사를 만난 것도 아이에게는 행운이 아닐 수 없었다.

어쨌든 나는 이 가엾은 아이를 받아들여 교육을 하기 시작했다. 먼저 단식을 시키니 몸에서 어찌나 지독한 냄새가 나던지, 같은 방을 사용하고 있던 교육생들이 냄새 때문에 방을 함께 사용할 수가 없다면서 방을 옮겨달라고 사정할 정도였다. 8년 동안 먹은 썩은 호르몬제가 쏟아져 나오니 냄새가 오죽했을까. 아이는 당연히 왕따를 당했다.

아이의 행색은 진물이 줄줄 흘러 나병환자가 따로 없었다. 모습이 너무 흉해 시장에서 마주친 외숙모까지도 외면하고 도망갈 정도였다니 어느 정도인지 짐작이 가고도 남을 것이다.

아이는 냉온욕을 시킬 수도 없었다. 물이 닿으면 피부에서 시커먼 진물이 주르륵 흘러나왔기 때문이다. 그리고 단식을 한 후부터 아침에 자리에서 일어나면 피부에서 떨어진 딱지가 사방에 가득했다. 주워담으면 컵 한 개 정도는 가득 차고 남을 분량이었다.

이런 광경을 직접 눈으로 보았다면 현대 의학을 신봉하는 의사들은 과연 뭐라고 할 것인가. 의사들에게 묻고 싶다. 이런 현상을 나아가고 있다고 볼 것인가, 더 심해지고 있다고 볼 것인가. 분명한 것은 상태가 좋아지는 과정이라는 것이다. 그동안 빠져나가지 못하고 피부 속에 갇혀 있던 독소들이 한꺼번에 빠져나가기 때문에 생기는 현상인 것이다.

그때 아이가 얼마나 고통스러워하는지 눈을 뜨고 볼 수가 없을 정도였다. 하도 얼굴을 긁어 대서 피가 나올 정도라 가려워도 더 이상은 긁지 못하고 손바닥으로 탁탁 치는 게 고작이었으니, 그런 아이를 바라보는 내 마음도 측은하기가 이루 말할 수 없었다.

'그래! 어떤 일이 있어도 네 고통을 없애 주마!'

나는 모든 것을 버리고 그 애에게 매달렸다. 나에게 어떤 확신이 없었다면 결코 밀어붙이지 못했을 것이다. 그러나 내게는 분명한 확신이 있었다. 당시 내 큰 딸아이가 여고 3학년이라서 대학 입시 뒷바라지도 해야 했는데, 내 눈에 가족은 안 보이고 아이만 보였다. 그 애를 무려 3개월이나 내 집에 데리고 있었다. 그래서 그때 우리 애에게 신경을 못 써 준 점이 늘 미안하기만 하다.

나는 그 애에게 13일 동안 단식을 시킨 후, 소금을 먹이면서 하루 풍욕을 8회씩 하도록 하고 계속해서 생식을 시켰다. 이렇게 해서 3개월이 지나자 그 애의 눈 주위부터 새살이 차오르기 시작했다. 그러더니 코끼리 거죽 같았던 피부가 어느 틈엔가 희고 깨끗한 피부로 바뀌어 가는 것이 아닌가. 마침내 그 애는 지긋지긋한 아토피의 감옥에서 해방이 된 것이다.

이제는 어느덧 성년이 된 그때의 아이는 지금도 나를 만나면 다짜고짜 큰절부터 한다.

이와 같은 아토피의 경우, 대부분 처음부터 증상만 보고 그 증상을 없애기 위한 약물치료를 주로 하기 때문에 자연 치유력을 기르는데도 많은 시간이 필요하다.

한 대학교수의 딸도 어려서부터 대학에 들어갈 때까지 아토피 때문에 온갖 고생을 하다가 나를 찾아왔다. 전 세계를 돌아다니며 아토피에 좋다는 부신피질호르몬제는 다 구해서 사용해 보았지만 낫지를 않았다고 했다.

거기다 한번 가려움증이 와서 환부를 긁기 시작하면 피가 나도 아랑곳하지 않고 무려 4시간 정도를 긁었다. 이것을 보다 못한 부모가 긁지 못하게 하려고 손에 수갑까지 채울 정도였다고 했다. 이 정도가 되면 아토피는 피부병의 문제가 아니라 정신과적인 문제가 된다. 심하면 정신이상까지 올 수 있기 때문이다.

사실 경험해 본 사람들은 잘 알겠지만 아토피의 고통은 겪지 않은 사람은 모른다. 오죽하면 환자들이 '아토피보다 차라리 암에 걸리는 게 낫다'라고 할 정도일까.

사정은 딱했지만 솔직히 아토피 환자는 날 너무 힘들게 하기 때문에 교수의 부탁을 거절했더니, 제발 수양딸로 드릴 테니 데려가서 교육을 시켜달라고 통사정을 했다. 그래서 어쩔 수 없이 맡은 일이다.

이 아이 역시 교육을 받고 아토피의 고통으로부터 점차 해방이 됐으며, 그로부터 몇 달이 지나자 한복을 곱게 차려입고 부모와 함께 찾아와 내게 큰절을 했다.

이런 아토피의 증상을 완화시켜 제자리로 돌려놓는 방법은 청소년과 어른뿐만 아니라 어린아이도 마찬가지이다. 생후 20개월 된 아기도 같은 증세 때문에 이틀 반 동안 단식을 시켰더니 피부가 몰라보게 좋아졌고 가려워하는 부위를 긁어 주지 않아도 됐다.

그런데 아토피의 특징은 이렇게 해서 염증이 없어지고 다 나은 것으로 생각하여 안심할 즈음 잠재돼 있던 내피(內皮)의 염증이 다시 불거져 나올 가능성 많다는 점이다. 따라서 이를 예방하려면 평소 식생활을 개선하고, 얇은 옷을 입혀서 피부가 산소를 충분히 공급받을 수 있도록 하는 것이 중요하다. 그리고 생채식을 하면서 소금을 많이 먹고 각탕과 냉온욕, 풍욕 등을 꾸준히 하면 지긋지긋한 아토피로부터 점차 벗어날 수가 있다.

몸 안의 중금속을 녹이는 소금의 힘

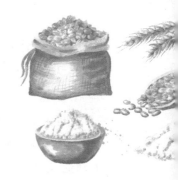

우리 몸 안에 들어온 중금속은 간(肝)이 분해해서 밖으로 배출한다. 간은 이처럼 중금속을 분해하는 성분을 갖고 있는데 사실 소금처럼 금속을 잘 녹이는 물질도 없다.

바다를 떠다니는 배를 보라. 아무리 튼튼한 강철로 만들어도 짜디짠 바닷물에 닿는 부위는 물론이고, 소금기가 어린 해풍만 쏘여도 쇳덩이가 금방 빨갛게 녹슬고 만다.

이처럼 바닷물이 철판을 녹이고 부식시키듯이 우리 몸에 들어온 소금도 마찬가지로 체내의 중금속을 녹이는 역할을 한다. 즉, 소금이 간장(肝臟)으로 모여 중금속을 분해·배출한다는 얘기이다.

그런데 소금을 적게 먹으면 어떻게 될까. 몸에 들어온 중금속들은 분해가 되지 않고 간에 뭉쳐 염증을 초래하고, 간을 굳게 만드는 경화(硬化) 작용을 일으키며, 이것이 심하면 암으로 발전한다.

간염이나 간암을 앓고 있는 사람들에게 소금이 얼마나 부족한지를 알아보기 위해 소금을 먹여 보면 심각성을 금방 알 수 있다. 간염이나 간암 환자가 아닌 다른 환자들은 소금의 복용량을 점차 늘려 50g만 먹여도 쉽게 설사를 하는데 이들에게는 이 양의 네 배, 다섯 배를 먹여도 설사를 쉽게 하지 않는다. 이는 그만큼 간이 그동안 부족했던 소금을 많이 흡수한다는 뜻이다.

그런가 하면 소금 대신에 설탕을 많이 먹으면 간 주위에 각종 세균이 살게 되고 바이러스가 발생해 간염(肝炎)의 원인이 된다. 현대 의학이 약으로도 잘 고치지 못하는 A형, B형 등의 간염 바이러스는 이렇게 해서 생겨난 것이다. 요즘 간염에 걸린 아이들이 많은데 그 원인은 아이스크림에 있다. 간은 차고 단 음식을 싫어하는데, 아이들이 아이스크림을 많이 먹으니 간염에 잘 걸리는 것이다.

따라서 나는 간에 발생한 염증이나 간암을 퇴치하는 데에도 소금만큼 확실한 무기가 없다고 본다. 반면 현대 의학에서는 B형 간염환자만 해도 소금을 절대 못 먹게 한다. 그래서 나는 답답하다. 과연 이렇게 해서 환자를 어떻게 낫게 한단 말인가.

전주에 사는 한 30대 남성이 간암에 걸려 내게 교육을 받은 적이 있다. 어머니가 유명한 콩나물 국밥집을 30년 동안 하면서 귀하게 키운 자식이었는데, 이 아들이 그만 잘못된 주먹 세계의 길로 빠져들었다고 했다.

그런데 아무리 주먹이 세다고 해도 암 앞에서는 어쩔 수가 없는 일. 말기 간암으로 병원에서 3개월 시한부를 선고받고, 당시 어느 성지에서 교육을 하고 있던 나를 찾아왔다. 그는 자신이 죽게 되면 홀로 남을 어머니에 대한 불효와 잘못 살아온 지난 세월을 돌아보고 눈물을 펑펑 쏟으며 통회와 반성을 거듭했다.

그러나 교육을 받고 나서 그는 변했다. 3개월밖에 살 수 없다던 사람이 몰라보게 호전된 것이다. 그는 자신만만해졌다. 그 후 수염도 깎고 양복을 말쑥하게 차려입은 채 그 병원을 찾아갔더니 무덤에 가 있을 사람이 어떻게 살아 있느냐고 의사가 깜짝 놀라더라는 것이었다. 그리고 컴퓨터단층촬영을 해보고 나서 도대체 그 암이 어디로 갔느냐면서 다시 한번 깜짝 놀라더라고 했다.

양심과 인성의 회복이
곧 병의 회복

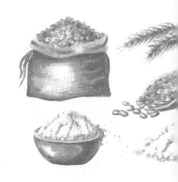

지난 1989년도로 기억한다. 당시 큰 인기를 끌던 모 가수가 텔레비전에 나와 자신의 매니저가 임파선 말기 암에 걸려 죽어 간다는 얘기를 한 적이 있었다. 그런데 이 방송을 본 한 가톨릭 신자가 그 가수에게 편지를 보냈다. 이분은 아들이 수사였고 딸이 수녀일 정도로 독실한 가톨릭 신자였는데, 사연을 너무 안타깝게 여겨 나를 찾아가 보라고 편지를 보낸 모양이었다.

편지를 받은 매니저는 당시 내가 살고 있던 잠실의 집으로 찾아왔다. 그런데 암 때문에 어찌나 몰골이 흉한지 눈썹과 머리가 다 빠지고 차마 눈을 뜨고 볼 수가 없을 정도였다. 내 딸아이가 그를 보고 혹시 스님이냐고 물을 정도였다.

나는 그를 열심히 교육시켰다. 소금과 야채를 먹이고 풍욕을 시키면서 온갖 정성을 다했다. 그도 내가 시키는 대로 정말 열심히 따라 했다. 하루에 풍욕을 무려 열한 번씩 했고, 교육이 끝나고도 일주일에 한 번씩 야채를 사 들고 나를 찾아왔으며 하루 동안 전화를 평균 여섯 차례 정도 하면서 궁금한 것을 물어보는 등 나름대로 열성을 다했다.

그렇게 하기를 두 달, 그의 몸이 점점 회복돼 눈썹이 나고 머리칼도 나기 시작했다. 믿기 어려울 만큼 놀라운 변화가 일어난 것이다. 정말 다행이라고 생각하며 축복했다. 그만큼 보람도 컸기 때문이다. 그런데 얼마 후 그에게 전화가 왔다.

"원장님, 필리핀에 안 가실래요?"

"필리핀엔 왜요?"

"그곳에 심령수술로 암을 고치는 사람이 있다는데 같이 한번 가보시죠."

그가 이런 제의를 해왔지만 나는 일언지하에 거절했다. 당시 모 인기 여성 가수가 그곳에서 심령수술을 받아 암이 완쾌됐다고 화제를 불러일으키고 있었지만, 나는 그것을 믿을 수도 없었고 믿고 싶지도 않았기 때문이었다. 그런데 그는 당시 위암에 걸려 내게서 교육을 받은 모 은행 지점장을 데리고 그곳으로 갔다.

그러나 얼마 후 SBS의 '그것이 알고 싶다'에서 그것이 모두 사기였다는 방송이 나온 후, 지점장 부인이 울면서 내게 전화를 해왔다. 남편 대신 관(棺)이 돌아왔기 때문이었다. 난 지금이라도 그 사람을 만나면 왜 그때 그렇게 했느냐고 물어보고 싶다. 그러나 이후 그 사람을 만나 보지 못했다.

한참이 지나서 그는 임파선 암에 걸린 어떤 사람을 내게 보냈다. 그래서 나는 그가 아직 살아 있구나, 하고 생각했을 뿐이었다. 그리고 얼마 후에 또 같은 암에 걸린 한 여성 탤런트가 상담을 해왔기에, 나는 혹시 그 매니저를 안다면 나한테 물어보는 것보다 그에게 물어보는 것이 더 빠를 거라고 말해 줬다.

그런데 그 탤런트가 나에 대해 물어보자 '그런 사람은 모른다'라고 잡아떼더란 것이었다. 참으로 배은망덕이었다. 그래서 나는 '그렇다면 당신도 올 필요가 없다'며 돌려보낸 일이 있다. 이것은 개인과 개인의 일이라고 할 수도 있다. 그러나 사람이 사람에 대한 고마움을 체면 등을 내세워 외면한다면, 그것은 결코 올바른 인성을 갖춘 사람의 자세가 아니다.

내가 교육을 하는 이유와 목표는 양심의 회복과 인성의 회복 그리고 병의 회복이다. 살아갈 필요가 뭐 있겠는가.

정신병의 원인은 어디서 오는가

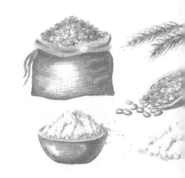

우울증이 한창 일할 나이인 2, 30대를 공략하고 있다. 밤이 깊어도 잠을 이루지 못하는 불면증 환자들도 갈수록 늘고 있다. 하나같이 정신과적 질환이다.

과연 무엇이 우리 현대인들을 이렇게 만들고 있을까. 불면증을 비롯한 우울증과 조울증 같은 정신과적 질환은 비타민 C와 당분 부족 때문이라고 하는데, 나는 여기에 염분의 부족을 꼭 추가한다. 이것은 오랜 경험을 통해 얻어진 것이다.

주위에 평소 불면증으로 잠을 못 이루는 사람이 있다면 한 사흘만 열심히 소금을 먹도록 권한다. 아마 평소보다 훨씬 잠을 수월하게 잘 것이다.

이처럼 소금을 먹으면 잠이 잘 오는 이유는 한 마디로 장(腸)이 편해지기 때문이다. 사실 불면증을 앓는 사람 중 변비 환자가 많다. 하지만 소금을 많이 먹고 장이 편해지면 쾌변(快便)이 되기 때문에 변비증도 호전되고 따라서 잠도 잘 온다.

정(情)이 부족하고 신경이 예민한 사람도 장(腸)의 문제이다. 장의 문제는 곧 뇌의 문제이며 그래서 '장청(腸淸)은 뇌청(腦淸)'이라고 하는 것이다. 장이 편하면 머리가 맑고 편해지기 때문에 평소 무뚝뚝하고 작은 일에 예민한 사람도 소금만 많이 먹으면 다정해지며 신경 예민 증상이 많이 완화된다.

아기에게 젖을 배불리 먹였는데도 잠을 자지 못하고 칭얼거리는 것도 마찬가지로 장이 편하지 않기 때문이다. 이럴 때 미량의 소금물을 먹이면 아기는 쿨쿨 잠을 잔다. 이런 불면증 환자뿐만 아니라 웬만한 우울증 환자 역시 소금을 보름 정도만 많이 먹어도 뚜렷한 개선 효과를 거둘 수가 있다.

절기상으로 보면 봄철에 정신 질환자들이 가장 많이 발생하고 평소 정신 질환을 앓는 사람들도 증상이 재발하거나 더 심해진다. 겨울에는 활동량이 적어 소금을 적게 먹기 때문에 체내 염분이 부족해졌기 때문이다. 그리고 가을철에도 여름 내내 땀을 많이 흘려 염분이 많이 빠져나간 탓으로 비슷한 현상이 나타나곤 한다.

예전에는 특히 겨울철에 싱싱한 채소를 구하기가 어려웠기 때문에 비타민 C의 결핍증까지 겹쳐 이런 현상이 많이 나타나곤 했다.

그런데 겨울철의 염기 부족 현상은 우리 인간뿐만 아니라 삼라만상이 다 마찬가지이다. 봄철이면 장독마다 표면에 곰팡이가 피어나고 장맛이 싱거워지는 이유도 이 때문이다.

'이른 봄철에는 간장과 된장, 고추장 독의 뚜껑을 열어 놓지 마라!'

예부터 우리 어머니, 할머니들이 이런 얘기를 하는 것을 많이 들었을 것이다. 동식물조차도 봄철이면 같은 이유로 겨우내 부족했던 염분을 보충하기 위해 장독 안의 간장과 된장, 고추장의 염기를 다들 열심히 빨아들인다. 그래서 이런 장류도 동식물에게 염기를 빼앗겨 윗부분이 싱거워져 곰팡이가 피어나는 것이다.

동식물도 이러한데 하물며 사람인들 어떻겠는가. 가족 중에 정신 질환자가 한 명 있기라도 하면 온 집안이 큰 혼란에 빠진다. 하지만 정신 질환자 당사자의 인생을 생각해 보라. 얼마나 비참한가. 가족이야 어쩔 수 없이 불편함을 감수하면 되지만, 정작 그런 사실조차 모르는 본인의 인간적인 비참함은 말이나 글로써 표현할 수가 없는 것이다.

4년여 전 서울 도봉구의 한 유치원에서 교육을 하던 때의 일이다. 한 초등학교 교감의 부인이 이 교육에 참가했는데, 그땐 참가 인원이 많아 병력을 일일이 체크하지 못하고 간단한 질문으로 대신했다.

그녀는 첫눈에도 정신과적인 문제가 있어 보였지만 교감은 무척이나 태연했다.

"잠을 어느 정도 못 자요?"

"일주일에 두세 번 정도 못 잡니다."

"그래요? 혹시 착란 증세 같은 건 없어요?"

"없습니다."

그 말을 곧이곧대로 믿고 교육을 시작했는데 2, 3일이 지나자 증세가 나타나기 시작했다. 한밤중에는 곤히 잠자는 사람 가운데 힘 약한 사람을 골라 목을 조르고, 함께 교육을 받던 수녀님을 거짓말쟁이로 몰아세우는 등 소동을 벌이기 시작한 것이다.

나는 그녀를 감당하기가 정말 힘이 들었다. 정신 질환자들만 별도로 모아 교육을 시킨다면 문제가 아니겠지만, 의사와 약사, 수녀, 일반 가정주부 등 점잖은 사람들이 대부분이었는데, 그녀로 인해 교육장 분위기가 엉망이 되고 있었기 때문이다.

그런데 더욱 답답한 것은 부인을 내게 맡긴 교감이었다. 그분은 교육이 끝나는 날 데리러 오겠다면서 떠나 버려서, 당장 데려가라고 할 수도 없고 어떻게 해야 할지 대책이 안 섰다. 밤새 그녀와 실랑이를 하고 나서 이튿날 아침 교감이 근무하는 학교로 전화를 했다. 그는 미안해서 어쩔 줄 모르더니 사실대로 실토를 했다. 놀랍게도 그녀는 정신병력이 올해로 8년째라는 것이었다.

"죄송합니다. 원장님께서 정신 질환자들을 많이 회복시켜 주셨다고 해서, 혹시 제 처도 좋아질 수 있을까 하고 거짓말을 했습니다. 제가 오죽하면 그렇게 했겠습니까? 저희 딱한 처지를 생각해서라도 제발……."

그 말을 듣고 보니 더 이상 매정하게 데려가라고 말하기가 어려웠다. 내가 교육을 하는 이유가 뭔가. 이렇게 병들고 오갈 데 없는 사람들을 돌보아 주는 것이 내 임무요, 사명이 아니던가. 거기다 그녀는 단식을 하고 있었기 때문에 돌려보낸다 해도 보식이 문제였다. 단식을 하다 갑자기 멈추고 보식을 잘못하면 큰일이 날 수도 있기 때문이다.

나는 교육생들에게 그녀의 처지를 설명한 후 양해를 구하고 계속 그녀를 교육시키기로 했다. 그런데 그다음 날 교육 도중에 그녀가 갑자기 나를 불렀다.

"원장님, 제 입 좀 보세요!"

"왜요? 입이 어때서?"

"잘 봐요. 뱀 대가리가 나가고 있잖아요?"

그녀는 뱀처럼 혀를 날름거리며 말했다.

"여기 봐요, 이 뱀 대가리! 뱀 대가리가 막 나가고 있다고요!"

천진스럽게 말하는 그녀의 모습에 웃음이 절로 나왔다. 그녀는 이런 식으로 사람을 울리다 웃기기를 거듭했는데, 교육을 시작한 지 나흘쯤 지나자 증세가 더욱 심해졌다. 이런 때가 고비이다.

누구나 어떤 병이든지 교육을 받기 시작해 사흘에서 닷새쯤 지나면 몸의 상태와 병의 증세가 호전되기보다 극도로 악화되는 현상이 나타난다. 특히 병이 바닥을 드러낼 때가 더욱 그렇다. 그녀는 완전히 미쳐서 발악을 하기 시작했고 나는 한시도 그녀에게서 눈을 떼지 못한 채 몽둥이를 들고 쫓아다니며 감시했다. 때론 어쩔 수 없이 손을 묶기도 했다.

'내가 전생에 무슨 팔자를 타고 태어났을까.'

이럴 때마다 스스로 자문을 해보곤 한다. 세상을 쉽고 편하게 사는 방법도 많은데 이런 힘든 일을 자초하는 내 자신이 한심하게 느껴질 때도 있다. 그런 한편으로 나는 입장을 바꾸어 생각해 본다.

'저 여자는 또 전생에 무슨 팔자를 타고 태어나서 저 천형을 받는 것

일까.'

이렇게 생각하면, 내 팔자를 한탄하던 것도 금방 잊고 이내 마음이 측은해져서, 어떤 일이 있더라도 그녀를 도와줘야겠다고 굳은 다짐을 하게 된다.

밉고도 가엾기만 한 그녀는 오직 내 말만을 들었고 나만 무서워했다. 나는 그녀가 발악을 하다 잠이 들어야 그녀 곁에서 겨우 눈을 붙일 수 있었다. 그런데 어느 날은 내가 피곤함에 떨어져 잠이 든 사이에 그녀가 일어나더니, 곤히 잠자고 있는 나를 바라보면서 이렇게 말하더라는 것이다.

"아이구, 잘난 체하더니 쭉 뻗었네?"

그 말에 사람들은 모두 실소를 금치 못했다고 했다. 그런데 이렇게 횡설수설하던 그녀가 일주일쯤 지나자 놀랍게도 변하기 시작했다. 믿지 않을지 몰라도 8년이라는 정신 병력을 가진 중증 질환자인 그녀가 갑자기 코를 골면서 잠을 자고, 얼굴에 평온함이 깃들기 시작했다. 그리고 말과 표정이 차분해지고 산만하던 행동이 조신해졌다.

이것도 내게는 새삼스러운 일이 아니다. 함께 교육을 받은 의사, 약사들이 직접 목격한 일이기도 하지만, 내가 건강 교육을 실시하면서 이보다 더 놀라운 일을 수도 없이 경험했기 때문이다.

그녀는 그때부터 자신이 갖고 온 약을 먹으려 하지 않았다. 아니 본능적으로 거부했다. 약을 주면 입을 꾹 다물었고 소금을 주면 입을 쩍 벌렸다.

교육을 마치고 떠나갈 때 그녀는 내게 한 장의 편지를 남겼다.

'원장님, 처음에 거짓말을 했던 것은 큰 잘못입니다. 정신착란이 왔을 때 원장님을 괴롭힌 것을 용서해 주십시오. 교육생들에게 모두 다 들었습니다. 항상 건강하시고, 병들고 어려운 사람들에게 빛이 되어 주시기를 빕니다.'

여기서 분명한 것이 하나 있다. 이런 결과는 내가 잘났거나 잘해서 나온 것이 아니다. 이것은 단지 자연 요법의 이치일 뿐이다. 실제로 나는 가까운 친척들도 전혀 모르게 정신병원에 입원해 있던 한 친척 아이를 구해 낸 적도 있다.

정신병 감옥에서
5년 만에 구해 낸 친척 아이

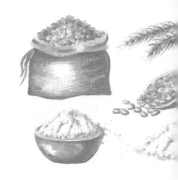

친척 딸 가운데 내가 아주 예뻐하던 동생뻘 되는 아이가 하나 있었다. 어려서부터 미스코리아를 방불케 할 만큼 예쁘고 늘씬한 아이였다.

그런데 그 애가 결혼할 정도의 나이가 됐음에도 불구하고, 친척들이 모인 자리에서 모습을 한 번도 볼 수가 없었다. 친척을 만날 때마다 안부를 물었지만 항상 적당한 말로 얼버무리곤 해서 난 그 애가 외국으로 유학을 갔나 생각했다.

우리 친척들은 하나같이 외국물을 많이 먹어 버터나 치즈를 좋아하는 사람들이었기 때문에, 내가 자연식을 하고 소금을 많이 먹으라고 말해도 언제나 시시하게 생각하고 귀 기울여 듣지 않았다.

그러던 어느 날 집안 어른이 돌아가셔서 친척들이 모두 한자리에 모이게 됐다. 장례를 끝내고 나서 나는 직접 음식을 만들어 친척들에게 대접했다. 그 자리에는 앞서 얘기한, 신장암에 걸렸다가 내게 교육을 받은 수녀님도 계셨다.

우리 친척들은 대부분 천주교를 믿고 있었기 때문에 다른 사람은 몰라도 신부님이나 수녀님 말씀은 잘 들었다. 그래서 수녀님에게 우리 친척들이 자연건강법을 잘 믿지 않으니 그 자리에서 아시는 대로 얘기를 해달라고 부탁드렸다. 그랬더니 수녀님이 자리에서 벌떡 일어나 그곳에 모인 친척들에게 큰소리로 말했다.

"여러분, 잠깐 제 말을 들어주세요."

친척들이 일제히 수녀님을 바라보았다.

"저는 얼마 전 신장암에 걸렸습니다. 그것도 말기라서 가망이 전혀 없다는 판정을 받았지요. 하지만 여기 있는 안젤라에게 자연건강법을 교육받고 나서 완전히 다 나았습니다. 저는 정말 기적이 어떤 것인가를 안젤라에게서 배웠습니다."

그제야 친척들이 웅성거렸다.

'아니, 그런 일이 다 있었어요? 설마……'

다들 그렇게 생각하는 눈치였다. 그런데 믿기 어려운 일이 벌어졌다.

내 꿈은 정신 질환자를 고치는 것

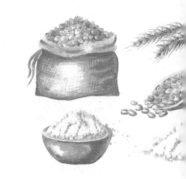

"안젤라! 나 좀 살려다오……."

그 예쁜 딸을 가진 친척이 나를 찾더니 손을 잡고 우는 것이었다.

"아니, 왜 그러세요?"

"안젤라, 그 애가 지금 정신병원에 있다……. 그 애 좀 살려다오!"

나는 깜짝 놀랐다. 미스코리아 뺨칠 정도로 예쁘게 생긴 아이가 5년째 정신병원에 수용돼 있다는 것이었다. 그 친척은 혹시 누가 이런 사실을 알까 봐 자존심이 상해 친척들에게까지도 몰래 감추고 있었던 것이다. 나는 즉시 그 친척과 함께 정신병원으로 달려갔다.

키가 1미터 70cm에 몸무게가 40kg이던 그 애는 어느 날부터인가 위하수증에 걸려 음식물이 소화 흡수되지 않더니 갑자기 거식증이 찾아왔다고 했다. 무엇을 먹어도 소화를 시키지 못하고, 먹고 나서는 손가락을 입 안에 넣어 토하고, 잘사는 집이라서 냉장고에 온갖 먹을 것이 가득했지만 하나도 먹지 못하고, 먹으면 토하고……. 그러다가 우울증에 걸리더니 정신 분열 증세가 나타나, 결국 정신병원에 입원한 것이었다.

그 예뻤던 아이는 어찌나 얼굴이 창백한지 흡사 귀신처럼 변해 있었다. 그때 나는 성당을 빌려 사람들을 교육하고 있었는데 친척과 그 애를 교육관에 집어넣고 다른 지도자에게 부탁한 후, 일주일 동안 일부러 이들을 찾아가지 않았다. 처음부터 내가 교육하면 고집이 세고 자의식 강한 사람들이 엄살을 피우면서 내게 의탁하고 제대로 하지 않을까 봐 염려되었기 때문이었다.

그런데 일주일 만에 찾아가 보니 손에 물이라곤 묻혀 보지 않은 그 친척이 직접 빨래를 하고 걸레질까지 하는 등 사람이 달라져도 너무 달라져 있었다. 친척은 나를 보자 놀란 얼굴로 속삭였다.

"얘, 얘, 걔가 사흘 만에 잠을 자더라, 글쎄!"

나는 그 친척에게 앞으로 지금처럼 자연건강법을 실천하면서 살겠느냐고 묻자, 어떤 일이 있더라도 꼭 실천하며 살겠다고 다짐하면서 말했다.

"얘, 안젤라, 정말 고맙다. 앞으로 네가 이 일을 계속한다면 얼마든지 도와줄게!"

교육을 받은 그 애는 무서운 정신병의 감옥에서 해방됐다. 그리고 데려다가 8개월 동안 생식을 시켰더니 얼굴빛도 좋아지고 건강이 몰라보게 회복됐다. 그 후 그 애는 결혼을 해서 외국으로 이민을 떠나 행복하게 살고 있다.

이 아이의 경우처럼 지금 정신병원에 수용돼 있는 사람들 가운데는 짧은 교육만으로도 정상으로 되돌릴 수 있는 사람이 분명히 적지 않을 것이다. 당사자의 고통도 고통이거니와 사랑하는 사람을 그곳에 보낸 가족들의 고통은 얼마나 크겠는가. 세상에 이런 사람이 어찌 한둘일까.

10여 년 전 나는 앞서 얘기한 미국에서 온 내과 의사와 함께 서울에서 유명한 모 정신과 병원을 찾아간 일이 있다. 그녀는 의사로서 남다른 의식이 있는 여성이었다. 그런데 우리는 그 병원을 둘러보고 나오면서 한없이 울었다.

지금에야 많이 달라졌겠지만 당시 그 병원은 한 병동에 정신 질환자를 150명씩이나 수용해 놓고 있었는데, 그들의 모습은 눈을 뜨고 바라볼 수 없을 만큼 비참하다 못해 처참했다. 거기다 정신병동에서 일어나는 일들, 특히 여성 정신 질환자들의 경우 그들이 겪어야 하는 고통과 비인간적인 수모와 피해는 입에 담기가 힘들 정도였다.

그들도 우리와 똑같은 인간인데 단지 정신이 맑지 못하다는 이유로 폐쇄된 공간에 갇혀 인간 이하의 취급을 당하며 살아가고 있는 모습들이 너무나 가슴을 아프게 했다.

실제로 2004년 국가인권위원회의 조사 결과 국내 32개의 정신병원과 각종 요양 시설에서 치료 중인 정신 질환자 가운데 직원들로부터 구타나 기합, 이동권 제한 등 심각한 인권 침해에 시달리고 있는 환자들이 전체의 25%나 됐다고 한다. 거기다 미신고 정신 질환자 수용 시설은 부지기수이니 더 말해서 무엇 할 것인가.

나는 여기서 진실로 관계 당국에 부탁하고 싶은 말이 하나 있다. 그것은 나에게 우리나라 정신 질환자 시설에 수용돼 있는 사람들의 교육을 한 번만이라도 맡겨달라는 것이다. 이것이 나의 꿈이고 앞으로 내가 꼭 해야 할 일이기도 하다.

나는 지금까지의 경험에 의해 이 세상의 병 가운데 가장 치료하기 쉬운 병이 정신 질환이라고 확신하고 있다. 왜냐하면 이들에게는 일단 소금만 많이 먹어도 확실한 차도를 보이기 때문이다. 많은 사람을 그렇게 해서 회복시켜 왔다. 오랜 내 경험에 의해 얘기할 뿐 맹세코 과장이 아니다. 감히 말하건대, 나는 이 중의 많은 사람을 빠른 시일 내에 정상으로 돌아오게 할 자신이 있다.

현재 우리나라 국민의 약 3% 정도가 각종 정신 질환에 시달리고 있으며 살인미수범과 살인범 중에서 경찰과 검찰, 법원에서 정신감정을 의뢰한 범죄자의 비율이 우리나라에서도 27%와 43.8%로 나올 만큼 심각하다. 그 끔찍한 대구 지하철 참사의 방화범도 정신 질환자였다.

그러나 나는 현재와 같이 소금을 적게 먹거나 갈수록 적게 먹는 추세가 계속되면, 앞으로는 전 국민의 10%, 20%가 정신 질환에 시달리지 말란 법도 없을 것으로 생각한다. 내 말을 비제도권 자연건강 연구가의 한낱 허튼소리로 듣지 말고 진정으로 정신 질환자의 고통과 아픔을 알고, 국민 건강을 생각하는 사람이라면 귀담아들어 주길 바란다.

나는 소금의 중요성을 역설했지만 당뇨나 암, 아토피, 정신 질환처럼 앞에서 열거한 병에 걸린 환자들을 순전히 소금의 힘만으로 회복시켰다고는 할 수 없다. 관장이나 된장 찜질, 마음비움운동, 냉온욕, 풍욕 등 다양한 프로그램이 가미돼 교육의 시너지 효과와 완성도를 높였기 때문이다.

이런 병으로부터 몸을 제자리로 돌려놓기까지 가장 큰 역할을 하는 것이 소금이라는 데에는 더 이상의 사족이 필요하지 않다고 생각한다. 거듭 말하거니와 소금은 우리 인간의 육체는 물론 정신까지도 썩지 않게 하는, 세상에서 가장 뛰어난 방부제이기 때문이다.

그러나 내가 이렇게 말한다고 해도 현대 의학의 신봉자들은 결코 내 말을 믿지 않을 것이다. 이들은 계속해서 가능한 한 소금을 많이 먹지 말고 싱겁게 먹으라고 변함없이 강조할 것이며, 정책 당국 또한 지금까지 그래 왔던 것처럼 그들의 말을 추종할 것이 틀림없다.

제도권이라는 거대한 힘을 가진 이들 앞에 나는 한없이 무력하기만 하다. 이 일을 어쩌면 좋을 것인가.

그러나 나는 내 길을 갈 수밖에 없다. 진실은 오직 한 가지이기 때문이다. 소금의 효용 가치를 모르고 계속 거부하는 한 국민 건강은 결코 살 수가 없다. 제발 귀를 열어라.

3장

비워야
새롭게 시작할 수 있다

현대 의학자들과 과학자들은 데이터를 원하는데, 나는 그들이 원하는 데이터는 없어도 오랜 경험과 직접 체험을 통해 자신한다. 초의학적이고 초과학적인 방법, 그것은 자연에서 오는 것이며 자연의 위대함이다. 그것은 현대 의학자들이나 과학자들의 잣대보다 훨씬 그 위에 있다. 자연이 바로 스승인 것이다.

증상은 병이 아닌 치료법 그 자체이다

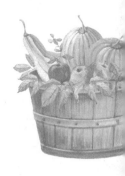

지금까지 우리는 너무 서양 의학에 치우쳤다. 현대 의학은 눈에 보이는 것, 즉 증상을 병으로 생각한다. 그러나 자연 의학은 이 증상을 곧 요법으로 생각하는 차이가 있다.

열이 나면 열이 난 그 자체가 병이 아니라 치료 과정과 방법의 하나이다. 현대 의학은 이를 해열제로 해결하지만 열이 나서 떠는 자체를 자연 의학은 하나의 치료 방법으로 보는 것이다.

'감기 몸살'에 걸렸다는 것은 다른 게 아니다. '감기에 걸려서 몸 살려 내기'라는 뜻이다. 감기(感氣)는 한자어 그대로 몸에 균을 비롯한 나쁜 기운이 들어와 이상이 온 것을 말하며, 몸살이란 나쁜 기운으로부터 몸을 지켜 살려내는 것을 말한다. 따라서 나쁜 기운만 빠져나가면 몸이 산다.

내 딸들은 친구들이 감기에 걸려 약을 먹었다고 하는 말을 이해하지 못한다. 감기약을 먹어 본 적이 없기 때문에 한마디로 대화 자체가 안 되는 것이다.

미국의 의사 가운데 감기 환자에게 약을 절대 처방해 주지 않아서 유명해진 어느 의사가 있는데, 이 의사는 환자에게 사흘 후에 다시 방문하라고 말한다고 한다. 사흘 후면 자연 치유력으로 감기가 이미 나아 버리기 때문이다. 우리나라 의사들은 이럴 때 과연 어떻게 할까.

나는 이런 감기 환자는 건강보험 대상에서 제외돼야 마땅하다고 생각한다. 감기에 걸리면 뭇국에 고춧가루를 풀어 먹고 이불을 푹 덮고 자면서 몸의 열을 올려 주면 저절로 떨어진다.

감기 자체가 병이 아닌 것처럼 중풍의 경우도 마찬가지이다. 중풍 환자가 몸을 떠는 것은 혈액순환이 안 돼 떠는 것인데, 현대 의학은 떠는 것 자체를 병으로 본다.

간질도 마찬가지이다. 간질 환자가 몸을 떠는 것은 뇌 세포의 이상 때문인데, 떨지 못하도록 항경련제와 안정제를 먹인다. 그러나 자연 요법에서는 모세혈관을 흔들어 더 떨게 해서 피의 순환을 도와주는 차이가 있다.

나무도 바람에 떨지 않으면 썩는다. 중풍 환자와 간질 환자가 몸을 떨면 아무리 심하게 떨지라도 계속 떨게 그냥 둬야 한다.

그리고 설사를 하면 병원에서는 이를 하나의 병으로 여겨 지사제를 먹이지만, 자연 의학에서는 오히려 설사를 더 잘하도록 생수를 마시게 한다. 지사제를 먹이면 요독증을 가져와 병이 생기기 때문이다. 무엇을 잘못 먹거나 소화가 안 돼 몸 안에 요독이 넘치는 바람에 그것을 설사라는 비정상적인 방법으로 배설하는 것인데, 이것을 막으면 어떻게 한단 말인가.

눈이 쏙 들어갈 정도로 설사를 하고 나서야 오히려 몸이 홀가분해진 것을 느껴 본 사람도 많을 것이다. 태풍이 불고 홍수가 나서 세상의 온갖 쓰레기들을 휩쓸어 가듯이 장 속의 나쁜 독소와 부패물을 빼야 하는데 이를 인위적으로 막는 것은 순리에 역행하는 것이다.

토하는 것도 마찬가지이다. 토할 것 같은 사람은 토하게 도와줘야지 그것이 멎도록 약을 먹이면 안 된다. 그래서 자연 의학에서는 약을 먹이는 대신 손가락을 입에 넣어 더 토하게 하면서 등을 두드려준다.

또 열이 나는 것은 몸의 이상이나 몸에 침입한 병균을 죽이기 위해 몸 스스로 열을 올리는 과정이다. 사람의 체온은 36.5도인데 37도가 되면 암에 걸리지 않는다. 그리고 체온이 40도가 넘으면 어떤 악성 종양도 살아남지 못한다. 그런데 이것을 모르고 몸의 이상이나 균에 저항하기 위해 인체가 스스로 열을 올리는 것을 인위적으로 제어하면 안 된다. 몸이 병을 이기도록 도와줘야 한다. 실제로 가온 요법(加溫療法)이라고 해서 현대 의학에도 환자의 체온을 올려 병을 치료하는 방법이 있지 않은가.

이 때문에 몸에 열이 날 때 각탕(脚湯)이나 겨자찜질을 하든가 열이 나는 음식을 먹여 열을 올려주는 것이며 이것이 바로 이열치열(以熱治熱)이다. 결론적으로, 현대 의학이 병으로 여기는 증상은 단지 몸에 나타나는 병의 신호일 뿐 그 자체가 이상(異狀)은 아니다.

한번은 부산에 사는 고등학생 중증 결핵환자가 교육을 받으러 왔다. 그런데 교육 내내 계속 피를 토했다. 나는 그 학생이 피를 토하도록 도와줬고, 앞으로도 토하고 싶을 땐 더 나올 것이 없을 때까지 자연스럽게 토하라고 했다.

그 학생은 1년 동안 계속 토하면서도 자연건강법을 잠시도 게을리하지 않았다. 결국 병으로부터 해방돼 자연 의학으로 현대 의학을 정복하겠다며 의과대학에 들어갔다.

영국에서 호텔경영학을 공부한 청년이 있었다. 키가 크고 몸이 뚱뚱한 젊은이였는데 교육 5일째 느닷없이 피오줌을 싸기 시작했다. 그 청년은 기절초풍해서 어쩔 줄을 몰랐고, 그렇게 피오줌을 쌀 때마다 불안한 나머지 나를 불러 일일이 확인을 시키곤 했다. 나는 걱정하지 말라고 하면서 그대로 계속 배설을 하게 도와주었다. 그렇게 다시 사흘이 지나자 피오줌은 멈췄고 정상으로 돌아왔다. 그리고 교육이 끝난 후 그 청년은 몸이 가뿐해지고 얼굴에 건강미가 넘쳤다.

만일 그가 그렇게 피오줌을 싸지 않았다면 독소가 몸 안의 어딘가에 숨어 있다가 나중에 더 큰 병의 원인으로 작용했을지도 모르는데 이것을 미리 털어 낸 것이다.

떨고, 설사하고, 토하며, 열이 오르는 등의 자연적인 증상은 병으로 보지 말고, 그것을 계속하게 해서 모든 것을 비우도록 도와줘야 한다. 비워야 새로운 것을 다시 채울 수 있다. 깨끗하게 다 비우지 않으면 독소가 남아서 당장은 나은 것 같아도 일시적인 미봉책에 지나지 않는다는 점을 명심하자.

병을 고치려면 똥자루부터 비워라

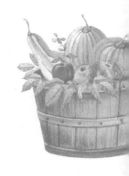

동양인의 경우, 일반적으로 장(腸)의 길이가 자기 키의 여덟 배나 된다고 한다. 그리고 동양인에 비해 서양인은 길이가 짧은데, 이 때문에 동양인은 채식이 맞고 서양인은 육식이 맞게 돼 있다. 이런 것만 봐도 음식문화의 차이는 장의 길이에서 오는 것이라는 사실을 알 수 있다.

그런데 성인의 소장(小腸)과 대장(大腸) 속에는 4kg에서 최고 12kg의 변이 들어 있다고 한다. 한마디로 배가 불룩하게 나온 사람은 늘 이 '거대한 똥자루'를 차고 다니는 셈이다.

나는 이런 큰 똥자루를 차고 다니는 사람들을 보면 답답하다 못해 측은하기까지 하다.

'왜 저 사람은 저렇게 큰 똥자루를 차고 다닐까…….'

'저 사람은 저 똥자루 때문에 얼마나 힘들고 괴로울까…….'

고혈압과 심장병, 동맥경화, 신장병, 당뇨병, 정신불안, 불면증 등 모든 병의 근원이 그 똥자루 속에 자리하고 있기 때문이다. 한번은 내가 텔레비전 방송 아침 프로그램에 출연해 '똥자루'라는 표현을 썼더니, 방송국 데스크로 시청자들의 항의 전화가 빗발쳤다고 한다. 아침밥을 먹는데 똥자루라는 표현을 써서 불쾌했다는 것이다. 그럼 똥이 가득 든 자루를 똥자루라고 부르지 뭐라고 한단 말인가. 도대체 이 표현이 뭐가 잘못됐단 말인가.

나는 똥자루가 불룩하게 튀어나온 사람을 절대 좋게 평가하지 않는다. 자신의 몸을 제대로 관리하지 못한 결과이기 때문이다. 자신의 몸 하나도 관리하지 못하고 식탐(食貪)이 심한 사람이 무슨 일을 할 것이며 또 그 사람에게 무슨 일을 맡길 수 있겠는가.

자기 먹는 것 하나 다스릴 줄 모르는 사람은 아무것도 다스릴 수가 없다. 똥자루가 산만큼 튀어나온 국회의원이 어떻게 국민을 위한 정치를 하고, 똥자루가 튀어나온 장군이 어떻게 부하들을 지휘하며, 똥자루가 튀어나온 사장이 어떻게 직원들을 다스릴 수 있겠는가.

그뿐만 아니라 똥자루가 튀어나온 직장인이 어떻게 남과 좋은 이미지로 대인관계를 하고, 똥자루가 튀어나온 선생님이 아이들을 가르치며, 똥자루가 튀어나온 아버지가 자식들에게 존경받을 수 있을까. 나는 항상 하는 얘기가 있다.

'김정일 국방위원장도 똥자루를 비워야 통일이 될 것이다'라고.

똥자루가 불룩한 상태에서는 아무리 대화의 자리에 나온다 한들 진실한 대화가 될 수 없다.

'똥찬 놈'이라는 옛말이 있다. 배에 똥이 가득 찬 사람을 일컫는 말로, 이런 똥찬 사람은 뭔가 항상 심기가 복잡하게 꼬여 있어서 말을 잘 듣지 않는다. 머리가 복잡하다는 것은 장이 복잡한 것이다. 이런 사람은 똥자루를 비워 주면 말과 행동이 달라진다. '똥배짱', '똥고집'이라는 말도 괜히 생겼겠는가. 배에 똥이 가득 찬 사람은 심기가 뒤얽혀 얼토당토않거나 막무가내로 배짱과 고집을 부리기도 한다.

한번은 똥자루가 가득 찬 모 장관 부인이 내게 교육을 받았는데, 그때가 겨울이라서 꽤 값나가는 밍크코트를 입고 와서 '이거 저기 놔라, 저거 이리 가져와라' 하면서 평소 자기의 습관대로 마치 나를 파출부 부리듯했다.

그러나 교육이 끝나고 똥자루가 쏙 들어간 그녀는, 나갈 때 밍크코트 입을 생각도 못하고 고개를 푹 숙인 채 조용히 뒷걸음질로 나갔다.

대체로 자기 내장 속에 무엇이 들어 있는지 모르는 사람들은 교만한 것이다.

'이놈의 배를 빼야 하는데…….'

똥자루가 가득 찬 사람이라면 누구나 몇 번쯤, 아니 항상 거울을 볼 때마다 이런 고민을 할 것이다. 그렇다면 뒤늦게라도 자신의 장 속에 가득 찬 똥을 빼내야 한다. 보기 흉하고 무거운 똥자루를 10년, 20년, 심지어 30년 이상 차고 다니는 것이 지겹지도 않은가.

똥자루가 튀어나온 사람들은 피하지방의 두께도 엄청나지만, 장에 숙변이 가득 차 있어서 그렇지 않은 사람들보다 배변이 수월하지 않다. 이처럼 배변이 힘들다 보니 위에서 자꾸 눌러 주기 위해 더 많은 음식을 먹게 되고, 결국은 이런 것이 계속 쌓여 산은 더 높아만 간다. 그리고 산이 높아지면 척추가 뒤틀리고 허리에 디스크가 오는 원인이 되기도 하는데, 이런 사실을 알고 있는 사람도 많지 않다.

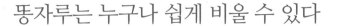

똥자루는 누구나 쉽게 비울 수 있다

그러나 이런 똥자루는 누구나 단 열흘 만의 단식 교육으로도 미련 없이 던져버릴 수 있다. 4kg에서 10kg은 간단히 빠져나가기 때문이다. 그리고 이렇게 해서 한 번 비운 똥자루는 교육을 통해 먹을거리에 대한 인식이 달라지고 식습관 자체가 변화되기 때문에, 이를 철저히 지키면 다시 쉽게 차지 않는다.

단식으로 체중이 감량되었다가 다시 원래의 체중으로 급속하게 복귀하는 이른바 '요요 현상'에 대해서도 잘못 인식하고 있는 사람들이 많다. 음식물 섭취를 끊고 몸무게를 뺐을 때, 몸은 스스로 보호하기 위해 대사량을 줄이게 되는데, 이에 비해 식욕은 증가되는 현상을 보인다. 그래서 마구 먹어 살이 더 찌는 결과를 낳는 것이 요요 현상이다.

그런데 요요 현상이 생기는 원인은 한마디로 미량 원소 부족 때문이다. 미량 원소란 생물이 정상적으로 생장하는 데 반드시 필요한 적은 양의 원소를 말한다. 종류에 따라 차이가 있으나 우리 몸에는 필요 불가결한 원소가 있다.

예를 들어 간이 나쁜 사람이 소식(小食)을 하면 배고픈 아귀가 붙은 사람처럼 공복감을 이기지 못해 몹시 힘들어한다. 이것은 당분이 부족해서 오는 현상으로 이럴 때 조청 한 숟가락만 먹으면 배고픔이 현저히 줄어든다.

요요 현상은 지도자 없이 혼자 다이어트나 단식을 하는 사람에게 자주 일어나지만, 제대로 교육을 받으며 단식한 사람은 먹을거리에 대한 인식과 식습관 자체가 바뀌고 입맛보다는 몸이 알아서 먹기 때문에 절대 일어나지 않는다. 체중만을 줄이기 위해 하는 단식과는 질적으로 다르다.

내게 단식 교육을 받은 20년 경력의 한 방송작가는 불과 9박 10일 동안의 교육 끝에 30년 동안 차고 다녔던 커다란 산(山)만한 똥자루를 미련 없이 던져버렸다.

똥자루를 비우자 평소 100kg에 육박했던 그의 몸무게는 88kg으로 줄어들었고, 허리둘레 또한 40in에서 35in로 줄었다. 이와 함께 일주일이면 2, 3일씩 소주 두세 병에 비계가 많은 삼겹살을 먹던 식습관도 채식 위주로 완전히 바뀌었다.

그리고 그는 술과 고기를 많이 먹고 난 다음 날은 가슴이 답답하고 심근경색이 일어나는 것 같아 불안하기도 했었는데, 이런 증상까지도 말끔히 사라졌다고 했다.

"제 나이 50에 이것은 큰 축복입니다!"

그는 나를 만난 것 자체가 축복이라며 고마워했다. 그리고 교육을 받은 후부터 사람들이 기름진 음식을 먹고 있는 것을 보면, '왜 저렇게 탁한 음식에 탐욕을 부릴까' 하는 생각부터 앞선다고 했다. 단식 교육이 그의 마인드 자체를 바꾸어 놓은 것이다.

그런데 이처럼 똥자루를 비우는 것이 중요한 것은 외관상의 이유뿐만 아니라 몸이 가벼워진 만큼 생각과 행동이 자유로워지고, 먹는 것에 대한 집착에서 벗어남으로써 의식이 자유로워지는 것도 있지만, 무엇보다 건강에 좋다. 병을 비롯한 몸의 이상을 바로잡는 첫걸음이기 때문이다.

잘 알다시피 당뇨와 암, 심장병과 고혈압, 동맥경화 같은 현대병, 생활 습관병의 대부분은 음식을 못 먹어서 걸리는 것이 아니라 너무 잘 먹어서 걸리는 것이며, 특히 그것을 제대로 배설하지 못하는 데서 생긴다. 배설이 가장 중요한 문제이다.

만 가지 병의 원인인 숙변

그리고 변 중에서도 우리의 건강에 심각한 영향을 끼치는 것이 다름 아닌 숙변(宿便)이다. 숙변은 소장(小腸)에 붙어 있기 때문에 날마다 배변을 하는 사람에게도 있게 마련이며, 거의 모든 사람이 숙변을 지니고 있다고 보면 틀림없다.

숙변은 장 벽(腸壁)에 찰싹 달라붙은 채 영양분의 흡수 기능을 방해한다. 위에서 소화된 음식물의 영양분은 장에서 흡수되는데, 숙변이 이처럼 장 벽에 두껍게 달라붙어 있으니 제대로 흡수될 수가 없다. 그리고 누룽지처럼 달라붙은 숙변은 계속 썩으면서 독소를 발생시키고, 독소는 장 벽을 통해서 혈액 속으로 흡수돼 피를 더럽힌다.

며칠 동안 단식하면서 관장을 하고 배설을 해 본 사람들이면 확인해 보았겠지만, 숙변은 대개 까만색을 띠고 있거나 흑갈색의 끈적끈적한 기름 덩어리 모양으로 나온다.

그리고 숙변이 많은 사람은 심하게 표현해서 한 광주리나 될 만큼 엄청난 양이 쏟아져 나온다. 그러나 숙변을 배설하고 나면 배가 쏙 들어가고 머릿속이 맑아지면서 그야말로 날아갈 것 같은 기분이 든다.

그런데 이 숙변은 똥자루가 튀어나온 사람에게만 있는 것은 아니다. 배가 전혀 나오지 않은 사람도 마찬가지로 믿어지지 않을 만큼 많은 숙변이 있고, 이것이 각종 질환의 온상이 되어 원인 모를 병에 걸리기도 한다.

구미 성당에서 봉사 활동을 하고 있을 때 찾아온 남자도 그랬다. 나이가 20대 중반임에도 불구하고 병 때문에 얼마나 많은 고통을 겪고 있는지, 제대로 걷지도 못하고 그야말로 데굴데굴 굴러서 왔다.

처음에 전립선암에 걸렸는데 약을 많이 먹다 보니 위암과 폐암까지 왔다고 했다. 나는 그 남자를 본 순간 나도 모르게 한숨처럼 기도가 튀어나왔다.

'아무리 자연 의학의 힘을 확신하고는 있지만 과연 저런 사람도 살릴 수 있을까……'

그 남자는 몸무게가 39kg밖에 나가지 않을 정도로 비쩍 마른데다가, 퀭한 얼굴에 두 눈만 동그라니 튀어나온 몰골을 하고 있었다.

"……저는 아직 총각입니다."

몹쓸 암에 걸려 희망도 없이 살고 있던 그는 자신의 처지가 어찌나 원망스러웠던지 그렇게 말하며 눈물을 글썽거렸다. 나는 그에게 기적이 일어나기를 마음속으로 간절히 빌면서 일단 교육을 시키기 시작했다. 첫날 관장을 하자 엄청난 양의 숙변이 쏟아져 나왔다. 숙변을 보고서야 비로소 나는 그 남자가 살 수 있을 거라는 믿음을 가졌다. 일단 온갖 병의 온상을 들어냈기 때문이었다.

고맙게도 그는 내가 시키는 교육을 한 마디 불평도 없이 열심히 따라 주었다. 마치 내 교육에서 자신이 살 수 있는 유일한 길을 발견한 것 같았다. 열흘 동안의 교육을 끝내자 첫날 데굴데굴 구르며 들어왔던 그 남자는 한결 가벼워진 얼굴로 사뿐히 걸어 나갔다.

아직까지 살아 있어요?

그러고 나서 2년 반쯤이 지나서였다. 어느 날 서울에서 사람들을 교육시키고 있는데 한 남자가 나를 찾아왔다. 아무리 봐도 생각이 나지 않는 남자였다.

"누구……시죠?"

"절 모르시겠어요? 저, 구미에서 원장님한테 교육받았던 전립선암 환자입니다."

"예에?"

깜짝 놀라 찬찬히 바라보니 그 남자가 틀림없었다.

"어? 아니, 아직까지 살아 있어요?"

내가 반가움에 못 이겨 우스갯소리를 하자 그가 말했다.

"살라고 교육시켜 주시고 그게 무슨 말씀이세요?"

자주 경험하는 일이긴 하지만, 이때처럼 반가운 때도 세상에 또 없다. 그때 39kg이었던 그의 몸무게는 무려 68kg으로 불어나 있었다. 이러니 내가 그를 몰라보는 것도 어쩌면 당연한 일이었다.

그는 교육생들 앞에 나와 자신의 체험담을 발표했는데, 내게 교육을 받고 나서부터 밥은 일절 먹지 않고 오직 하루 감자 두 알과 야채만 먹으면서 단식을 했다고 말했다. 교육생들은 깜짝 놀라 39kg밖에 안 되는 몸으로 어쩌면 그렇게 단식을 할 수 있었느냐고 묻자 그는 말했다.

"그것은 정말……. 저처럼 아파 보지 않은 사람은 아무도 모릅니다……."

그는 감회가 새로운 듯 목이 메었다. 허약한 몸에 암까지 걸린데다가 암이 주는 단말마적인 고통이 어찌나 참기 어려웠던지, 삶을 포기하고 싶은 적이 한두 번이 아니었다는 것이다.

그러나 교육을 받고 나서 그는 변했다. 발이 돌부리에만 걸려도 넘어질 것처럼 허약하고 힘이 없었지만, 오로지 살아야겠다는 일념으로 지팡이에 몸을 의지한 채 한겨울 파란 푸성귀를 뜯어 먹기 위해 여기저기 밭이란 밭은 다 헤매고 다녔다. 그런 그를 보고 동네 사람들은 몸 약한 사람이 밥은 먹지 않고, 엉뚱하게 단식을 한답시고 야채만 뜯어 먹으러 다닌다며 다들 미쳤다고 했다는 것이다.

하지만 그는 사람들이 뭐라고 하든 전혀 개의치 않았다. 죽고 사는 것은 둘째 치고 무엇보다도 단식을 시작하면서부터 자신을 그렇게 괴롭히던 통증이 사라졌기 때문이다. 그런 변화를 몸으로 확인하면서 오직 내 얘기대로 하는 것만이 자신의 살길이라는 확신을 갖고 그만큼 피나는 노력을 했다는 것이다.

결과는 진인사대천명이었다. 단식으로 숙변이 빠진 후부터 체중이 점점 늘기 시작했고, 계속 채식을 하자 암이 줄어들기 시작했다. 그리고 그 후 몸이 정상으로 회복돼 결혼을 해서 두 아들을 낳았고, 현재 대전에서 건강원을 하며 행복하게 살고 있다.

또 나에게 교육을 받은 폐암 말기 환자인 할머니 한 분이 있었는데 이 할머니는 음식을 먹어도 목으로 넘길 수가 없을 정도로 상태가 심각했으며 더구나 치료할 돈도 없었다.

그래서 누구에겐가 생식이 좋다는 말을 듣고 6개월 동안 수녀원에서 만든 값싼 컴프리 분말만 드셨다고 했다. 거기다가 이 할머니는 요실금 때문에 고생하고 있었는데 배를 만져 보니 장(腸) 안에 오래된 숙변이 가득했다.

음식을 일절 끊게 한 후 관장을 시키려고 하니 항문이 약해 제대로 관장도 할 수가 없었다. 어쩔 수 없이 화장실 바닥에 비닐을 깔아 놓고 억지로 관장을 시켰더니 엄청난 양의 변이 빠져나왔다. 그 속에서 시커멓게 생긴 덩어리도 눈에 띄었다. 할머니는 너무 신기하다는 듯 손가락으로 변 속의 덩어리를 만져 보더니 이렇게 말했다.

"이거 내가 여섯 달 전에 먹은 고깃덩어리우!"

컴프리 분말을 먹기 전에 고기를 먹었었는데, 그 고깃덩어리가 밖으로 배설되지 않고 장 벽에 달라붙어 독소를 내뿜었으니 상태가 좋을 리 만무했다.

그때의 후련함을 무엇으로 표현할 수 있을 것인가. 이렇게 오랫동안 쌓인 숙변은 제대로 한번 밖으로 내보내는 길을 터주지 않으면 계속 길이 막혀 고생할 수밖에 없는 법이다. 할머니를 계속해서 관장시키고 된장 찜질을 시켰더니 잠도 잘 자고 요실금 현상도 감쪽같이 사라졌다.

그런데 여기서 중요한 것은, 이 할머니가 이처럼 빨리 차도를 보인 것은 나를 찾아오기에 앞서 6개월 동안 미리 식물성인 컴프리 분말만 먹었다는 점이다. 만약 그렇지 않은 상태에서 교육을 받았더라면 이처럼 빠른 효과는 볼 수 없었을 것이다.

숱한 똥물 세례를 맞으며

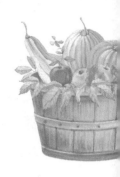

이제 와서 이렇게 얘기하기는 쉬워도, 이런 할머니 같은 분을 억지로 관장시키는 것은 쉬운 일이 아니다. 똥물이 얼굴과 온몸에 다 튀고 그야말로 말도 못한다.

인공항문을 단 직장암 환자는 더 했다. 인공항문은 관장조차 제대로 할 수 없고, 자신의 의지대로 조절이 안 되기 때문에 똥물이 어찌나 사정없이 튀든지 정신을 차리기가 어려울 정도였다. 이렇게 똥물 세례를 한 번 맞으면 사흘 동안은 그 생각이 나서 밥을 제대로 먹지 못한다.

그러나 나는 지금까지 헤아릴 수 없이 많은 사람의 똥물을 맞으며 살아왔다. 한때는 나도 옷이 몇백 벌이나 될 만큼 어느 누구 못지않은 멋쟁이였고 또 부유하게 살았다.

내가 자연건강법을 몰랐고 이 세계에 뛰어들지 않았더라면, 지금처럼 날마다 환자들의 전화나 받고 교육을 시키면서 건강법과 건강식을 얘기하고, 병든 사람들의 똥물 세례를 받아 가며 살고 있지는 않았을 것이다.

나는 이것이 내 운명이라고 생각한다. 언젠가 우연히 친구를 따라갔다가 만난 한 무속인은 나를 보더니, 자리에서 벌떡 일어나 내 두 손을 잡으며 말했다.

"당신은 전생에 천상에서 약초에 물을 주다 온 사람입니다. 그래서 사람들에게 물만 먹여도 병이 다 낫지요!"

그러면서 그녀는 날 만난 것이 행운이라는 말도 덧붙였다. 그러나 절대 그렇지가 않다. 분수에 넘치는 지나친 과공이다. 가끔 너무 힘들고 고통스러울 때면, 내가 편한 길을 택하지 않고 왜 이렇게 어려운 길을 택했을까, 하는 생각이 들기도 한다. 너무 오랫동안 환자들을 대하다 보니 지치기도 하고 이젠 사람이 무서울 때가 있다.

특히 병원에서 시한부 선고를 받고 사경을 헤매는 사람들에게 새로운 삶을 찾아 주었는데, 이들로부터 인간적인 배신을 당했을 때가 가장 괴롭다.

워낙 많은 사람을 대하다 보니 가끔 내 이런 호의와 진심을 이용하는 사람들도 더러 있기 때문이다. 그럴 때가 가장 속상하지만, 그래도 좋은 사람들이 훨씬 더 많다.

그리고 나는 내 교육생들을 믿는다. 내게 교육을 받은 사람들이라면 하나같이 심신이 맑게 변하고, 그런 그들은 항상 나와 같은 생각을 공유하고 있기에 내 몸과도 같은 존재라고 할 수 있다. 하지만 내겐 이런 감상에 젖어 있을 한가한 여유조차도 없다.

장청(腸淸)이 뇌청(腦淸)이다

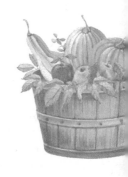

내게 교육을 받은 사람들 가운데는 집안에 갑작스런 환자가 생기면 득달같이 전화를 하는 사람이 많다. 특히 아기를 키우는 데 경험이 없는 젊은 엄마들이 더 그렇다.

"원장님, 큰일 났어요! 갑자기 우리 아기가 열이 나더니 경련을 막 일으켜요. 앰뷸런스를 불렀는데 아직 안 오네요. 어떡하면 좋아요?"

"당황하지 말고 일단 관장부터 시켜요."

"알았어요, 원장님."

잠시 후 전화가 온다.

"앰뷸런스 돌려보냈어요. 관장을 하니까 금방 괜찮아지면서 잠을 쿨쿨 자네요."

"거 봐, 당연하지!"

이런 비슷한 내용의 전화는 내게 시도 때도 없이 날아든다. 중요한 사람을 만나고 있거나 운전을 할 때에도 오고, 새벽에 잠을 곤히 자고 있는데도 오고, 심지어 밥을 먹고 있는데도 온다.

"애가 똥을 못 싸는데 어쩌면 좋아요?"

"계속 설사를 하는데……."

"갑자기 피고름이 쏟아지는데……."

그들은 자신이 처한 상황이 다급하기 때문에 현재 내가 어떤 상태에 있는지도 모른 채 앞뒤를 가리지 않고 밤이나 낮이나 전화를 하는 것이다. 하지만 나는 이런 전화도 생명이 달린 문제이기 때문에 어느 것 하나 소홀히 하지 않고 일일이 다 받아 준다. 이것이 하늘이 내게 준

달란트라고 생각하면서 오히려 감사하게 생각한다.

　한번은 고등학생인 딸이 일주일 동안 고열에 시달려 학교에 못 가고 병원에 다녔는데도 차도가 없었다는 전화가 왔다. 그래서 내가 물었다.
　"혹시 변은 잘 보는지 물어봐요."
　"안 그래도 일주일 동안 똥을 못 쌌대요, 글쎄."
　"당장 관장을 시켜 보세요."
　엄마는 내가 시킨 대로 했더니 거짓말처럼 열이 내리고 그다음 날부터 학교에 다닐 수가 있었다고 했다.
　삼천리금수강산에 온갖 쓰레기가 쌓여 쓰레기강산이 되었듯이, 사람들 가운데도 쉴 새 없이 먹는 게 배설되지는 않고 쌓이기만 해서 몸에 이상 신호가 오는 사람이 많다. 앞서 말했듯이 몸 안에 쌓이기만 하고 빠져나가지 못하면 그것이 곧 병이 된다.
　이것은 장(腸)의 문제이다. 장에 가득 찬 변이 배설되지 못하기 때문에 몸 전체의 시스템에 이상이 생겨, '고열(高熱)'이라는 신호를 보내는 것인데, 단지 열이 난다고 해열제를 먹이면 어떻게 되겠는가.
　이것이 우리가 알고 있는 현대 의학의 실상이다.

　'장청(腸淸)이야말로 뇌청(腦淸)이다.'
　그렇다. 장이 맑아야 뇌가 맑고 몸이 맑은 법이며, 뇌의 문제는 대부분 장의 문제로 볼 수 있다. 뇌졸중과 뇌수종, 간질병, 정신병을 비롯한 뇌와 관련된 질환은 더 말할 것이 없다.
　그런데 장이 나빠 독소가 차는 등 몸에 각종 이상 현상이 생겼을 때, 이것을 고치기 위해 먹은 약이 또 장기(臟器)에 쌓여 더 큰 병을 부르는 일이 반복되고 있으니, 이 일을 어쩌면 좋다는 말인가.
　그중 하나가 갈수록 심각해지는 여성들의 변비다. 우리나라 기혼 여성의 약 30%가 변비약을 복용하고 있고, 수능 시험을 앞둔 고3 여고생의 절반 정도가 변비에 시달리고 있으며, 가장 최근에는 우리나라 15세 이상 청소년의 13%가 변비에 시달린다는 조사 결과도 나왔다.

정말 보통 일이 아니다. 어쩌다 우리 청소년들이 이렇게 됐으며, 우리 주부들이 이렇게 됐을까. 장이 꽉 막힌 상태에서 공부인들 제대로 머리에 들어오겠는가.

우리나라의 변비 환자는 지난 10년 전에 비해 두 배 이상 늘어났다. 이처럼 우리나라에서 변비 환자들이 급증하고 있는 이유는 무엇일까.

왜 우리나라가 변비공화국이 됐는가

변비의 원인으로는 잘못된 배변 습관과 섬유질을 적게 섭취하는 식습관, 활발하지 못한 장의 운동 등을 꼽을 수 있다. 특히 운동 장애를 일으키는 당뇨병과 갑상선기능 장애, 장관폐쇄에 의해 발생하는 대장암이나 장협착증, 궤양성 과민성 대장염 등이 변비의 원인이 된다.

이와 같은 변비는 채식을 통해 섬유질을 많이 공급해 주면 확실히 개선될 수 있다. 그러나 앞서 얘기했듯이 소금을 먹지 않으면 장의 연동 작용이 안 돼 섬유질을 분해하기가 어렵다.

따라서 변비와 소금은 직접적인 연관 관계에 있으며, 오늘날 변비 환자가 급증하고 있는 것도 소금 기피증이 단단히 한몫을 하고 있다고 할 수 있다. 소금이야말로 장을 활성화시키는 물질이기 때문이다.

어느 누구의 말처럼 진한 소금물을 하루에 2L에서 3L만 마시면 얼마 안 돼서 변이 쉽게 빠지기도 한다. 실제로 이렇게 날마다 소금물을 많이 마시라고 권하는 목사도 있고, 이 소금물 요법을 신봉하거나 경험한 사람도 많을 것이다.

그러나 나는 '소금물'을 많이 먹는 것에 대해서는 절대 반대한다. 그 이유는 간단하다. 한꺼번에 많은 소금물을 마시면 그것이 곧바로 신장(腎臟)으로 내려가 무리를 주기 때문에, 장(腸)을 이롭게 하려다가 오히려 신장을 망가뜨리는 결과를 가져온다.

이렇게 소금물을 과도하게 많이 마신 나머지 신장이 퉁퉁 부어 큰 낭패를 당한 사람도 있다. 맥주를 급하게 마신 사람이 빨리 화장실에 가는 이치와 같다.

따라서 먼저 소금부터 먹은 후 20분 정도가 지나 물을 마셔야 한다. 소금을 먹고 염분이 핏속에 충분히 흡수된 이후 물을 마셔야만, 신장에 무리를 주지 않는다.

가뭄이 든 땅에는 반드시 비가 필요하다. 그러나 이 비도 조금씩 천천히 내려야지, 갑자기 집중호우가 내리면 거센 물줄기가 땅을 깎고 패이게 해서 오히려 더 큰 피해를 주는 것과 똑같은 이치이다.

얼마 전 '밥 따로, 국 따로'라는 책이 나와 인기를 끌었는데 이것도 마찬가지이다. 밥과 짠 반찬을 먼저 먹되 국은 나중에 따로 먹어서 반찬의 염분을 피가 흡수하게 한 후에, 염도가 옅은 국물을 마셔야 원하는 목적을 달성할 수 있다는 얘기가 아니겠는가.

그래서 자연건강법에서는 물도 식사를 하고 난 후 2시간이 지난 뒤 마시는 것이 좋다고 얘기하고 있는데, 이런 간단한 방법을 지키기만 해도 열에 일곱 명은 건강이 좋아진다.

그런데 우리 청소년들과 특히 10대 여학생들은 소금을 거의 먹지 않는다. 짠 음식이라면 질색을 하고 겨우 죽지 않을 정도만 섭취하면서 단 음식은 가리지 않고 먹는다,

젊은 여성이나 임산부, 기혼여성들도 마찬가지이다. 신문이나 방송에 나온 의사, 한의사들마다 가능하면 소금을 적게 먹으라고 날이면 날마다 떠들어대니 소금을 먹으면 마치 큰일이라도 나는 줄 아는 사람이 대부분이다. 그래서 변비공화국이 된 것이지만, 그런데 나는 이런 말을 하기가 참 조심스럽다. 소금을 많이 먹는 것을 대부분의 사람이 반대하기 때문이다.

그러나 나는 이렇게 말할 수밖에 없다. 이와 같은 소금의 효능을 입증한 명백한 결과들이 있기 때문이다.

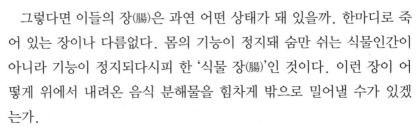

하수구도 막히면 역류한다

그렇다면 이들의 장(腸)은 과연 어떤 상태가 돼 있을까. 한마디로 죽어 있는 장이나 다름없다. 몸의 기능이 정지돼 숨만 쉬는 식물인간이 아니라 기능이 정지되다시피 한 '식물 장(腸)'인 것이다. 이런 장이 어떻게 위에서 내려온 음식 분해물을 힘차게 밖으로 밀어낼 수가 있겠는가.

허구한 날 화장실을 수없이 들락거리고 쪼그려 앉아 끙끙거리며 고민하는 이 땅의 청소년과 직장여성, 주부들은 물론 소금의 효능에 대해 잘 알지도 못하면서 무조건 적게 먹어야 한다고 떠드는 사람들은 이제 귀를 기울여야 한다.

섬유질이 많은 야채와 좋은 소금을 많이 먹으면 변비약이 필요 없다. 장의 활동이 원활하게 이뤄져 배변이 쉬워지기 때문이다.

한 달에 보름 이상을 변비로 고생하는 중년 여성이 있었다. 그녀는 자신의 힘으로는 도저히 배변이 안 되기 때문에 정기적으로 병원에 다니면서 변을 파내야 했다. 의사는 이렇게 변을 빼내지 않으면 장이 터져 죽는다고 말하면서도 배설이 잘되게 하는 근원적인 방법은 가르쳐 주지 않았다.

그러던 어느 날 소문을 듣고 찾아온 그녀에게 관장을 시켰더니, 화장실을 가면서도 날 쳐다보고, 오면서도 날 쳐다보고 그렇게 유심히 쳐다볼 수가 없었다.

"아니, 내 얼굴에 뭐가 묻었어요?"

내가 이렇게 묻자 그녀가 대답했다.

"아니에요. 조금 전까지만 해도 사람이 모두 둘로 보였는데 이젠 하나로 보이니까 너무 신기해서요."

사람은 이처럼 변비가 없어지면 머리까지도 맑아진다. 그녀에게 사흘 동안 된장 찜질을 해주자 그렇게 그녀를 괴롭혔던 변비가 없어졌다.

변비에는 배변 습관도 중요하다. 자연 의학에서는 '조식 폐지'라고 해서 아침을 먹지 않는데, 그 이유는 아침은 전날 먹은 음식을 배설하기 위해 장을 비워야 하는 시간이기 때문이다. 그래서 오전 11시까지는 물 외에 아무것도 먹지 않는 것을 원칙으로 한다.

또 평소 배설이 용이하지 않은 사람은 좌변기보다는 쭈그려 앉아 배변하는 재래식 변기가 더 낫다. 좌변기는 배변율이 80%밖에 안 되지만 재래식 변기는 100%까지 높여 주기 때문이다. 이것만 봐도 우리나라는 화장실 문화가 잘못 받아들여졌다는 것을 알 수 있다.

화장실은 말 그대로 배변을 하는 곳이다. 배변이 잘되게 만들어야지 편한 것과 예쁜 것이 무슨 소용이 있는가. 장이 짧은 서양인들에게는 좌변기가 맞을지 모르지만 장이 긴 동양인에게는 쭈그려 앉아야 하는 재래식 변기가 체형에 맞다. 그리고 이 쭈그려 앉는 자세야말로 바로 요가인 것이다.

실제로 얼마 전 호주의 제임스 쿡 대학 연구진이 서양인들이 사용하는 좌변기와 다른 지역 사람들이 사용하는 일명 재래식 변기에 대한 비교 분석을 실시했는데, 여성들을 상대로 한 연구 결과 재래식 변기가 인체에 더 적합한 것으로 나타났다. 하지만 서양 여성들의 경우 30초 이상 쪼그려 앉지 못한다는 사실도 함께 발견했다.

이 대학 아제이 레인 교수는 '연구 결과 쪼그리고 앉는 자세가 서양 사람들의 화장실에 훨씬 적합하다는 사실을 알아냈지만, 문제는 서양 사람들의 1/3이 쪼그리고 앉지 못한다는 점'이라고 밝혔다.

이와 같은 사실이 입증된 만큼 업체들이 연구하고 노력하면 보다 위생적이고 편리한 재래식 변기를 개발할 수가 있을 것이다. 건강을 위해서라도 이런 변기를 하루빨리 개발해 일반 아파트나 특히 노인시설 등에 널리 보급할 필요가 있다.

하지만 이것을 모른 채 배변이 안 된다고 변비약이나 차(茶)에 의존하는 사람이 많은데, 일시적인 효과는 있을지언정 나중에는 약을 먹지 않으면 장(腸) 스스로 활동 능력을 잃고 계속 약성에 의존하게 된다.

그리고 인체를 구성하는 각종 장기(臟器)는 서로 연동돼 있기 때문에 변비와 같은 한 가지 병이나 어느 부위에 대한 약물 처방은 미봉책에 불과하고, 더 큰 병을 부르는 원인이 되기도 한다.

예를 들어 우리 몸에 항생제를 투여하면 내성(耐性)이 생겨 더 강력한 항생제를 부르게 되고, 이런 약의 복용은 위장을 나쁘게 만든다. 이로 인해 사람들은 위장약을 먹어야 하며 위장병을 치료하다 보면 간(肝)이 나빠진다.

그러면 간장약을 먹어야 하고 이런 약들이 신장(腎臟)에 쌓이면 신장이 나빠진다. 신장이 나빠지면 당뇨나 고혈압, 심근경색증이 오며, 이 밖에도 만성 피로나 우울증, 정신 질환 같은 병을 부르는 등 결국 온갖 병이 깊을 대로 깊어져 치유 불능의 상태에 빠지는 경우가 많다.

고혈압, 심장병, 당뇨 환자의 경우 신장 기능이 나빠져 오줌을 잘 빼내지 못해 오줌 속의 요산(尿酸)이 핏속으로 들어가 혈압을 오르게 하는 것인데, 그러면 이뇨제(利尿劑)인 혈압 강하제를 투여한다.

그런데 이뇨제를 먹여 오줌을 빼내는 것은 일시적인 처방일 뿐 절대로 근본적인 치료가 아니다. 막힌 신장을 고쳐서 신장에서 오줌이 잘 빠져나가게 해야 하는 것이 원칙이다. 우리 몸은 '간 따로, 장 따로'가 아니며, 조립체가 아닌 유기체이기 때문에 필연적으로 도미노 현상이 온다.

한 환자가 내과에 가서 위장병을 고치고, 이비인후과에 가서 코 고치고, 안과에 가서 눈 고치고, 정형외과에 가서 다리를 고쳤더니 마지막에는 숨을 안 쉬더라는 얘기는 결코 우스갯소리가 아니다.

하수구도 막히면 역류한다. 아궁이에서 불을 땔 때 연통이 막히면 연기가 역류해 정신을 차릴 수가 없게 된다. 그런데 의학지침서에 쓰인 ABC 그대로를 따라 하는 현대 의학 종사자들은 말 그대로 '병 주고 약 주는' 사람들에 불과한 것이다.

왜 변비가 생기는지, 그 원인을 바로잡으려고 하지 않고 변비약을 복용하는 10대 여고생들이 너무나 안타깝다. 과연 이런 몸으로 장차 엄마가 돼 어떻게 건강한 아이를 낳을 수가 있겠는가.

변비가 심해지면 심장 박동 수가 빨라지고, 이것은 우울증으로 발전하며, 폭력과 자살을 낳기도 한다. 청소년들을 선도·계몽하는 일만이 중요한 것이 아니다. 빨리 밥상을 바꾸고 똥자루를 비우는 일이 무엇보다 중요하다.

만약 이 상태를 방치한다면 현재 변비를 앓고 있는 15세 이상의 13%나 되는 청소년들과 10대 여고생들의 절반 정도가 20대가 되고 30대가 될 때, 아마 우리나라는 '변비와의 전쟁 시대'를 맞게 될 것이 틀림없다.

서울 강남에 부유한 집안의 살이 찐 아이들만 모아서 가르치는 한 학원이 있는데, 이 학원에서는 아이들에게 매일 마그밀과 현미밥, 녹즙을 먹이며 아이들을 방바닥에 앉혀 놓고 공부를 가르친다. 거기다 매학기 말마다 일주일씩 단식 교육을 시키며 엄마들도 함께 교육시킨다.

그런데 이렇게 가르치는 아이들의 성적이 눈에 띄게 좋아지는 것이다. 나는 이 학원에 가서 단식과 음식 프로그램을 짜주기도 했는데, 왜 이런 교육 방식이 아이들을 변화시키는지 가만히 한번 음미해 볼만한 가치가 있지 않을까 싶다.

메스가 필요 없는 수술

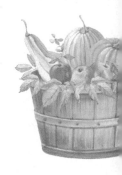

그렇다면 태아의 태변에서부터 온갖 병의 온상이 되고 있는 숙변, 그리고 수십 년 동안 체내에 쌓인 약물과 약성들을 제거하려면 어떻게 해야 하는가. 그것은 몸의 대대적인 청소밖에 없으며 가장 효과적인 방법이 단식이다.

우리는 여기서 개나 고양이 같은 미물들이 자기 몸에 병이 생기면 어떻게 고치는가를 한번 유심히 살펴볼 필요가 있다.

개를 키워 본 사람이면 누구나 잘 알겠지만, 개는 자신의 몸에 어떤 이상이 오면 그때부터는 아무것도 먹지 않고 어딘가에서 가만히 웅크리고 있다. 음식물의 섭취로 영양분이 더 이상 몸속에 들어오는 것을 막는 것이다. 그러다 어느 정도 시간이 지나 몸이 자연 치유되면 비쩍 마른 모습으로 돌아와 그때부터 먹이를 먹기 시작한다.

고양이 역시 몸에 이상이 오면 개와 마찬가지로 음식물의 섭취를 거부하고 몸 안의 에너지가 다 타서 자연 치유될 때까지 기다린다. 예전 시골에서 고양이가 숯 바구니 위에 가만히 웅크리고 앉아 있는 것을 본 사람이 많을 것이다. 숯은 '음이온' 덩어리로서 부패와 산화를 방지하는 효능을 갖고 있다.

예지력이 뛰어난 고양이는 누가 가르쳐 주지 않아도 스스로 단식을 해서 장을 비우고, 이런 숯 더미 위에 앉아 숯으로부터 발산되는 음이온을 쬐며 자연 치유를 꾀하는 것이다.

그런데 우리 사람은 어떤가. 아이들이 조금 아프기라도 하면 맛있고 비싼 것부터 먹인다.

"아이구, 우리 아기 아무것도 안 먹고 큰일 났네. 이 쇠고깃국 좀 먹어라, 응?"

"어쩌면 좋아, 얼굴이 반쪽이네! 뭣 좀 사다 먹여요!"

이렇게 자식을 생각한답시고 몸이 아파 입맛이 없는 아이에게 영양가가 높은 것을 마구 사 먹이고 억지로라도 먹인다.

개와 고양이처럼 단식을 해서 영양분의 공급을 차단하고, 장을 비워서 병의 요인이 저절로 소멸되기를 기다려야 하는데, 오히려 그 병에게 고단백의 영양분을 공급해 치유를 안 되게 하거나 더디게 하는 것이다.

이런 단순한 원리도 모른 채 집안의 아이나 노인이 아프면, 그저 안타까운 마음에 그리고 효도한답시고 무조건 맛있고 영양가 높은 음식부터 먹이는 사람이 너무 많아 안타깝다.

한마디로 너무 많이 먹어서 자연 치유력이 마비된 것이다. 습관에 의해서, 엄마로부터 그렇게 배웠고, 남이 하니까 그렇게 따라 한 결과인 것이다. 이 얼마나 어리석은 짓인가.

너무 가슴이 아파 기억하고 싶지 않지만, 자궁암에 걸린 한 소녀가 있었다. 그 아이의 나이 겨우 13세였다. 아이의 엄마는 선생님이었는데 상태가 어찌나 심한지 자궁을 들어내고 항암제를 맞아야 할 정도였다.

도대체 어떻게 했기에 이 지경이 되도록 방치했느냐고 묻자, 그 엄마의 하는 말이 그래도 '엄마로서의 자기 역할은 다 했다'라는 것이었다. 그 엄마로서의 역할이란 게 알고 보니 날마다 부위별로 아이에게 고기를 먹이는 일이었다.

"네가 좋아하는 게 뭐니?"

내가 물었더니 아이가 대답했다.

"고기요! 하루라도 안 먹으면 못 살 것 같아요."

세상에 아이를 이렇게 버려 놓다니! 나는 그 애의 엄마에게 당장 나가라고 소리쳤다. 아이를 그렇게 만들어 놓은 것이 바로 엄마였기 때문이었다.

몸에 병이 들어 고통스럽게 살던 사람이 이렇게 살면 뭘 하겠냐며, 굶어 죽기로 작정하고 깊은 산속으로 들어갔다고 한다.

그러나 하루, 이틀, 사흘이 지나자 배가 고파 어쩔 수 없이 풀뿌리를 캐 먹고, 산골짝에 흐르는 맑은 물을 마셨는데, 굶어 죽기는커녕 병이 말끔히 나아서 건강한 모습으로 다시 산에서 내려왔다는 얘기를 흔히 듣곤 한다.

'암에 걸리면 괴나리봇짐을 짊어지고 산으로 올라가라.'

이런 옛말도 괜히 나온 게 아닌 것이다.

개, 고양이 같은 동물과 마찬가지로 단식은 우리 인류에게 있어서 가장 좋은 질병 치료법이다. 의술이 현대처럼 발달하지 않았던 시대에도 사람들은 몸이 아프면 회복이 될 때까지 아무것도 먹지 않고 자연적인 치유를 꾀했다.

그러나 의학이 발달하면서 사람들은 단식 대신 약물에 의존하게 됐으니, 원인 모를 현대병이 급증하면서부터 다시 단식이 각광을 받고 있는 것이다.

일찍이 단식의 중요성을 알았던 의성 히포크라테스도 그래서 '속을 비워 두는 것이 곧 병을 고치는 방법'이라고 말했고, 단식 요법을 체계화한 공로로 미국 정신병학회의 명예회원으로 추대된 러시아 모스크바 대학의 유리 니콜라예프 교수는 '바르고 적절한 부속조치만 강구된다면 단식이야말로 가장 무해한 자연치료법이며, 질병과의 싸움을 위한 최선의 무기'라고 말한 바 있다.

또한 독일의 부라우흘레 교수는 수천 명의 환자에게 단식 요법을 시행한 후, '단식은 메스가 필요 없는 수술'이라며 경탄하기도 했다.

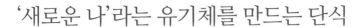

'새로운 나'라는 유기체를 만드는 단식

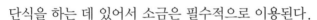

　단식을 하는 데 있어서 소금은 필수적으로 이용된다.

　소금은 우선 신장을 활성화시켜서 혈류를 개선해 요산을 배출시키고 피를 맑게 만든다. 물을 많이 먹도록 하여 탁한 혈액을 계속 걸러주기 때문이다. 원래 대청소를 하는 데에는 물이 많이 드는 법이 아닌가. 그리고 장을 활성화시켜서 숙변을 비롯한 장 내에 쌓인 찌꺼기를 밖으로 밀어낸다.

　단식에는 보통 죽염과 구운 소금을 많이 사용하는데, 단식을 하면서 소금과 물, 그리고 비타민 C가 풍부한 감잎차 정도만 먹어도 인체에 꼭 필요한 영양의 균형이 깨어지지 않으며 배가 그렇게 고프지도 않다.

　환자의 상태에 따라 다르긴 하지만 대체로 나는 교육생들에게 보통 열흘 동안의 단식을 권하고 있다. 그런데 교육 기간 내내 이처럼 소금과 물만 먹어도 배가 고프다고 말하는 사람은 거의 없다.

　물론 단식을 시작한 처음 2, 3일 동안은 음식을 먹고 싶은 유혹과 충동을 쉽게 떨치기가 어렵다. 그러나 이 시기가 지나면 곁에 아무리 맛있는 음식을 갖다 놓아도 먹기는커녕, 먹고 싶은 마음조차 일어나지 않는다.

　또 아무리 담배를 많이 피우는 골초라고 하더라도 처음 2, 3일 동안은 쉽게 끊지 못하고 안절부절못하지만, 사흘 정도가 지나면 피우라고 해도 피우지 않는다.

　그래서 나는 단식 교육에 들어가기 전 담배를 피우는 사람들에게,

담배를 피워서는 안 된다든지 끊으라는 말을 하지 않는다. 시간이 지나면 몸이 알아서 저절로 끊게 되기 때문이다.

그렇다면 단식을 하면 어떤 효과가 있는가.

우선 몸 안의 불필요한 지방질, 죽은 세포와 같은 노폐물을 없앤다. 단식을 시작해서 음식물을 완전히 차단하면 인체는 지방과 단백질 등 필요한 영양분이 공급되지 않으므로, 이와 같은 불필요한 자기 조직을 연소시켜서 에너지로 사용하는 것이다. 그래서 단식을 '몸 안의 쓰레기 처리', '찌꺼기의 연소' 등으로 부르기도 하는데, 이때 몸 안에서 뿜어져 나오는 독소와 열량도 대단하다.

지난 2001년 1월 눈 내린 겨울에 경기도 양평에서 교육을 실시한 적이 있는데, 8명의 교육생이 승합차를 타고 인근 목욕탕으로 냉온욕을 다녀오던 길이었다. 음주 단속을 하던 경찰이 교육생이 탄 차를 세웠다. 그리고 운전하던 교육생에게 음주 측정기를 불도록 했는데 놀랍게도 음주 단속에 해당하는 혈중알코올농도 0.1%를 넘는 것이 아닌가.

깜짝 놀라 술을 마신 일이 없다고 부인했지만 경찰은 당연히 믿지 않았다. 그래서 나머지 일곱 명의 교육생들을 다 불도록 했는데, 결과는 마찬가지였다. 그 사실을 전해 듣고 나는 그곳까지 달려가 경찰들을 납득시키느라고 진땀을 흘린 적도 있다. 몸 안의 불필요한 조직이 연소될 때 나오는 휘발성 물질이 이렇듯 알코올 못지않은 대단한 열량을 발산한다.

하지만 아무리 단식을 오랫동안 해도 인체의 가장 중요한 조직인 두뇌 등은 손상되지 않으며, 오히려 새롭고 건강한 세포의 발육이 촉진된다.

내게 교육을 받은 치과 의사는 평소 안경을 착용하고 있는 분이었는데, 단식이 끝난 후 갑자기 앞이 잘 보이지 않아 안과를 찾았더니 단식 후 눈이 좋아져서 그전 시력에 맞춘 안경으로는 잘 보이지 않는다는 것이었다.

이분은 안경 도수를 두 단계나 낮췄다. 시력뿐만 아니라 갑자기 머리칼이 많이 나서 단골 미용실 헤어디자이너가 깜짝 놀라더라고 했다. 단식은 이런 놀라운 효과를 가져 오기도 한다.

그리고 단식은 폐와 간장, 신장, 피부 등 각 배설 기관의 배출과 정화 능력을 증가시키고 독성 물질을 신속히 제거하게 만든다. 실제로 단식 기간 중 오줌 속의 농도는 평상시보다 무려 열 배나 높고 색깔도 짙은 암갈색을 띤다.

이와 함께 단식은 소화기 계통에 생리적인 휴식을 줘서 음식의 소화 흡수 능력을 개선시키고, 노폐물의 배설이 정체되거나 축적되는 것을 방지하는 기능을 강화시킨다.

또한 단식은 생리학적으로 가장 중요한 신경조직의 소생과 정신 기능의 안정을 가져다준다. 그리고 각종 호르몬의 분비가 활성화되며 생화학적인 측면에서도 체내 미네랄의 균형을 올바로 잡아 주는 효과가 있다.

그러나 내가 여기서 단식의 중요성과 효과를 아무리 강조해 봐도 직접 체험해 보지 않으면 진가를 알 수 없다.

딸과 함께 내게 단식 교육을 받은 서울 모 여대 식품영양학과 교수는, 교육을 받고 나니 뭐라고 딱 꼬집어 말할 순 없지만 과학적으로 설명할 수 없는 신비한 힘이 있고, 체질이 바뀌어 몸이 확실히 가벼워졌으며, 무엇보다 절제력이 커졌다고 했다.

또 한 방송인은 단식 교육을 받은 후, 자신의 사고가 보다 체계적이고 논리적으로 정리되는 것은 물론, 감성적이던 성격이 이성적으로 바뀌었다고 말했다.

그리고 앞서 얘기한 치과 의사는 병리학을 전공했는데 단식 교육 기간 내내 뇌리에서 '유기성(有機性)'이라는 화두가 떠나지 않았다고 했다. 죽은 세포와 이기적인 세포들이 사라지고, 좋은 세포들끼리 긴밀

한 협업(協業)이 이뤄져 '새로운 나'라는 유기체가 만들어지고 있다는 느낌이었다고 했다.

혈당 수치가 470에서 520이나 될 정도로 중증환자였던 대전의 54세 된 한 여성은 10년 동안 당뇨로 고생하다가 교육을 받았는데, 교육이 끝나고 혈당이 정상치로 내려간 것은 물론 오래전에 끊겼던 생리가 다시 시작되는 믿지 못할 일이 일어나기도 했다.

이런 단식에 대해 일본 규슈 대학의 이케미 교수도 '본능적인 욕구 불만이 해소되며 정신과 긴장, 불안의 악순환이 해소되고, 자아 통합력의 강화와 의지의 단련으로 자연 치유력을 높인다'라고 말하기도 했다.

그리고 내 경험으로 봐도, 단식을 끝내고 난 사람들은 관상도 조금씩 달라진다. 관상이 바뀐다는 것은 운명도 바뀐다는 뜻이 아니겠는가.

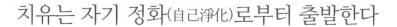

치유는 자기 정화(自己淨化)로부터 출발한다

이와 같은 이유 때문에 각종 생활 습관병으로부터 벗어나고 싶은 사람에게는 단식처럼 좋은 것이 없지만, 알고 보면 이 단식도 자기 정화의 첫 단추라고 할 수 있다. 자신의 몸과 마음을 깨끗이 정화하지 않은 상태에서는 세상의 어느 것도 다시 새롭게 시작할 수가 없다.

똥자루가 튀어나오고 온몸에 독소가 가득 찬 사람이 아무리 몸에 좋은 보약을 먹는다 한들, 그것이 보약으로 되겠는가. 상한 음식 속에 신선한 야채를 넣으면 금방 상해버리는 것과 같은 이치이다. 그래서 그 좋다는 녹용을 먹어도 25%의 효과밖에 없다고 한다.

부엌의 프라이팬도 기름기가 많이 끼었으면 닦아 내듯이, 모든 성인(聖人)들도 기도를 하거나 수도에 들어가면 반드시 단식을 하면서 몸과 마음을 비운다.

세속에 묻은 때를 말끔히 씻어 내는 이런 자기 정화 없이는, 아무리 기도하고 오랫동안 수도를 한들 원하는 것을 얻거나 이루기가 어렵다. 비운다는 것은 이처럼 중요한 일이다.

흔히 '마음을 비웠다'라는 말을 많이 쓰는데, 마음을 비우면 미움이나 욕심이 사라지고 평화가 온다. 몸과 마음을 비우는 것은 결코 쉬운 일이 아니다.

언제부터인가 정치인들이 자신의 주장을 관철시키기 위해 걸핏하면 단식을 하곤 하는데, 이런 단식과 내가 말하는 의미의 단식은 다르다. 단식이라는 자체가 자기 정화이기 때문에 자신의 목적을 관철하기 위해서나 이목을 끌기 위해, 단식이라는 극단적인 방법을 사용하는 것은 결코 바람직하지 않다.

특히 병든 사람에게 있어서 단식은 여태까지 자신을 괴롭혀왔던 병의 원인들을 깨끗이 씻어 내고 새롭게 시작하는 출발점이 된다. 장에 숙변이 가득 차 부패하고 독소를 내뿜으면 피가 탁할 수밖에 없다. 이런 상태에서 무슨 병을 고치겠는가.

나는 단식의 놀라운 효과를 동물에게서도 경험했다. 자연농법을 이용해 농사를 짓는 공동체에서 생산된 계란을 장독대에서 받아쓰고 있을 때의 일이다. 하루는 배달하는 분이, 농장에서 산란을 못해 폐기해야 하는 닭이 1만 마리나 된다면서 처리 문제 때문에 고민이라고 말했다.

그래서 나는 닭들의 사육 상태와 건강 상태를 물어본 후, 15일 동안 단식을 시켜 보라고 권했다. 그러고 나서 20여 일이 지나서의 일이었다. 배달하는 분이 아주 조그만 계란을 들고 뛰어오며 신기하다는 듯 말했다.

"원장님, 이것 보세요. 이제 단식을 끝낸 닭이 낳은 알이에요! 닭들이 다시 알을 낳기 시작했어요!"

그 조그만 계란은 영락없이 닭이 낳은 첫 알인 초란(初卵)과도 흡사했다. 알고 보니 그들은 내가 시킨 대로 폐기처분해야 할 닭들에게 보름 동안 물과 소금만을 먹이며 단식을 시켰다고 했다. 그랬더니 닭털이 몽땅 다 빠지면서 1만 마리의 닭 중 10%가 도태됐고, 나머지 살아남은 닭들에게 단식을 끝낸 후 먹이를 주니 다시 알을 낳기 시작하더라는 것이었다. 그때 가져온 조그만 계란은 모이를 먹기 시작해 처음 낳은 것이었고, 그다음부터 낳은 계란은 크고 튼실하다고 했는데, 하도 신기해서 내게 들고 달려왔던 것이었다. 단식이란 이처럼 노화된 세포를 다시 살릴 만큼 그 힘이 매우 대단하다.

이 단식의 효과를 극대화하기 위해 함께 실시하는 것이 앞서 자주 얘기했던 관장(灌腸) 요법이다.

이 관장은 섭씨 26도 내외의 미지근한 물에 구운 소금과 숙변 제거에 효과가 있는 마그밀을 섞어 약 2L가량, 항문에 관장기를 꼽고 장 속으로 주입하는 것이다. 인위적인 방법이긴 하지만 교육 기간 내내 이 관장을 반복해 주면 장이 깨끗하게 청소돼 단식의 효과를 크게 증대시킨다.

실제로 단식을 하지 않는 사람이라고 할지라도 이와 같은 내용물로 관장시켜 주면 설사가 쏟아지면서 뱃속이 그렇게 시원하고 후련할 수가 없다. 또 똥자루가 튀어나오고 만성 변비로 변을 잘 보지 못한 사람에게 한 번만이라도 관장을 시키면 어찌나 많은 변을 쏟아내는지 허리둘레가 금방 1in 이상 줄어드는 경우도 있다.

그리고 열이 펄펄 나 울던 아기가 관장을 시켜주니까 장이 편해져서 쿨쿨 잠을 잔 것처럼, 관장은 단지 그 자체만으로도 놀라운 효과를 발휘할 때가 있다.

막힌 기를 뚫어 주는 관장

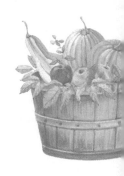

언젠가 들꽃을 연구하는 한 교수의 전시회를 관람하러 간 적이 있다. 그 교수는 자신이 항상 자연과 접해 살고 있노라면서 식사도 자연식으로 하고, 솔잎차도 개발해 즐겨 마신다고 했다. 그러면서 요즘 혈압이 좀 높아지는 것 같다는 말을 덧붙였다.

그래서 나는 자연 속에서 살고, 자연을 공부하거나 자연식을 하는 사람이 혈압이 높다는 것은 잘못된 것이라고 말했다. 그랬더니 그 교수는 나를 이상한 표정으로 바라보았다.

하지만 그 말은 평소의 내 지론이기도 하다. 지식과 행동은 항상 일치하지 않으면 안 된다. 자연을 진정으로 안다면 그런 병이 있을 수 없으며, 그것은 자연을 제대로 알지 못한 결과이기 때문이다.

그런데 얼마 후 그 교수를 다시 만났을 때 안색이 좋지 않았다. 두 눈이 붉게 충혈돼 있었고 호흡이 가쁘게 느껴졌다. 가까운 병원을 찾았더니 혈압이 떨어지지 않는다면서 큰 병원으로 찾아가라고 했다는 것이었다.

그 자리에 함께 있던 다른 교수가 나에게 그를 도와달라고 청했다. 그가 혈압이 갑자기 많이 오른 것은 당시 솔잎차를 개발하면서 차를 너무 많이 마신 탓으로 변비가 직접적인 원인이었다.

솔잎이 몸에 좋다고 요구르트에 타서 마시는 사람도 있는데, 솔잎은 엽록소와 단백질, 비타민 C와 같은 몸에 좋은 성분이 많지만, 고약의 원료가 되기도 하는 타닌 성분도 들어 있어서 잣이나 콩가루 같은 기름기 있는 음식과 함께 먹어야 한다. 몸에 좋다고 하는 숯도 올리브유와 함께 먹지 않으면 장에 달라붙는 것과 같은 이치이다.

그의 상태가 워낙 심각해서 일단 관장부터 시켰는데 화장실을 무려 여덟 번이나 들락거리면서 엄청난 변을 쏟아냈다. 그리고 된장 찜질을 시키자 혈압이 점차 정상을 되찾았다. 이튿날 그는 노래를 부르면서 갔다.

된장의 신비한 삼투압 효과

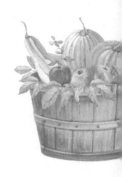

　관장과 함께 단식을 효과적으로 도와주면서 체내에 축적된 불순물을 배출시키는 방법으로는 앞서 자주 언급한 된장 찜질이 있다.

　된장 찜질은 먼저 된장을 깨끗한 천에 담아 넓게 펴서 배 위에 얹고 복대로 고정시킨 후, 핫팩으로 가열해 약 4시간 동안 찜질을 하는 것이다.

　그런데 된장 찜질의 효과가 참 신기하다. 찜질을 시작한 지 2시간 정도 지나면 뱃속이 부글거리면서 가스가 나오기 시작한다. 배 위에 얹은 된장 고유의 발효된 소금과 단백질 성분이 삼투압 작용을 일으켜 피부를 뚫고 장 속에 도달하는 것인데, 이 된장이 갖고 있는 성분이 장 벽(腸壁)에 누룽지처럼 딱딱하게 붙어 있는 숙변을 부글부글 끓게 해서 빠져나오도록 촉진하는 것이다.

　단식을 시작해서 관장을 하면 많은 양의 변이 나오지만, 관장만으로 숙변이 완전히 다 나오지는 않는다. 이때 필요한 것이 된장 찜질이다.

　이런 된장 속에는 우리가 알지 못하는 신비한 힘이 있다.

　예전에 시골에서 벌에 쏘이거나 못에 찔렸을 때, 그리고 머리가 깨졌을 때, 사람들은 장독대로 달려가 된장을 한 움큼 떠다가 상처 부위에 두껍게 바르곤 했다. 된장에는 독성을 빼내는 성분이 있기 때문이다.

　이 된장 찜질은 복수가 가득 찬 환자들에게 큰 효과가 있다. 대체로 신장이나 간을 비롯해 장이 나쁜 환자들의 경우, 복수가 차는 사람이 많다. 그러나 이처럼 복수가 찬 사람들도 된장 찜질을 하면 뚜렷한 개선 효과가 있다.

　한번은 배에 복수가 가득 찬 목사님을 교육시킨 일이 있다. 전남 나주의 한 교회에 봉직하고 있는 목사였는데, 마침 그다음 날부터 내가 교육을 시작한다는 말을 듣고 부인과 함께 비행기를 타고 찾아온 것이다.

　이 목사는 키와 몸집이 무척 큰 편으로 간암에 얼마나 시달렸는지 얼굴이 온통 시커먼데다가, 복수가 가득 찬 배는 그야말로 산만큼이나 커서 상태가 위험했다.

　이 때문에 나는 많은 고민을 해야 했다. 나를 믿고 찾아온 오갈 데 없는 사람에게 실망을 주기는 싫고 그렇다고 선뜻 받아들일 수도 없는 상황이었다. 밤새 고민을 한 나는 이튿날 아침 부인을 불러 아무리 생각해 봐도 위험하니 데려가라고 말했다. 그러자 그 말을 전해 들은 목사가 말했다.

　"죽어도 못 나갑니다! 저는 이판사판입니다. 제발 저를 도와주십시오……."

　나는 결국 그를 받아들이기로 했다. 아무튼 발 하나가 집채만 하고 덩치도 큰데다가 어찌나 복수가 많이 찼던지 팬티 끈이 끊어질 정도였다. 이 목사에게 사흘 동안 된장 찜질을 열심히 시켰더니 화장실을 독차지하고 어찌나 피고름을 계속 쏟아내는지, 다른 사람이 화장실을 사용하기가 힘들 정도였다.

　그로부터 넉 달 후 교육생들의 모임이 있어서 나갔다. 그 목사님도 오셨는데, 건강한 모습으로 다가와 웃으며 말했다.

　"저, 살아 있어요. 원장님!"

　또 한 번은 모 방송사 피디가 간암에 걸려 복수가 가득 찬 아버님을 모시고 왔다. 간암 말기라며 병원에서 포기하는 바람에 더 이상 방법이 없어서 실낱같은 희망을 안고 나를 찾아온 것이었다.

　마찬가지로 교육에 들어가 된장 찜질을 시킨 지 사흘째가 지나자 들어올 때 죽을상이었던 분이 웃으면서 화장실을 다녔다. 믿기 어려울지 몰라도 된장 찜질만 해도 이처럼 쉽게 복수가 빠져나가기도 한다.

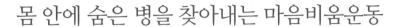

몸 안에 숨은 병을 찾아내는 마음비움운동

일반적으로 '단식'이라고 하면 그냥 굶고 관장이나 하는 것으로 생각하는 사람들이 많겠지만, 단식의 효과를 높이기 위한 다양한 프로그램이 있고 또 지도자마다 프로그램 내용이 다르다.

나의 경우 일찍부터 국내외를 막론하고 단식의 효과를 높일 수 있는 가장 효율적인 방법을 적극적으로 도입해 하나의 일관된 이론과 체계를 구축했지만, 자기 방식만이 최고라고 고집하면서 남의 뛰어난 이론은 받아들이기를 거부하는 사람도 있다.

그런 사람들을 볼 때마다 나는 안타깝다. 좋은 방법이 있으면 서슴지 말고 받아들이는 것이 자신을 위해서나, 자신을 믿고 찾아온 환자들을 위해서 더없이 유익한 것이기 때문이다.

그리고 환자들에 대한 교육은 어떤 한 가지 방법만으로는 확실한 효과를 기대하기 어렵다. 물론 한 가지 방법만으로 도움을 줄 수 있기도 하겠지만, 환자들의 상태를 개선하는 데 꼭 필요하다고 생각되는 다양한 프로그램을 실시해야 시너지 효과를 발휘할 수 있다.

즉, 여러 프로그램이 병든 환자의 몸에 유기적인 작용을 해 병이 뚜렷이 개선되는 계기를 부여하는 것이다.

그런 의미에서 나는 환자들을 교육시킬 때마다 단식과 관장, 된장찜질, 마음비움운동과 냉온욕, 풍욕과 각탕, 자연식 먹을거리 교육, 자연건강교육 등을 프로그램으로 짜서 가르치고 있다. 이 프로그램을 소화하는 데는 하루 12시간도 부족하다. 한마디로 하루하루가 강행군

184

이며 이것을 이겨 내야만 원하는 것을 얻을 수가 있다.

내가 단식 교육을 할 때마다 교육생들에게 날마다 실시하고 있는 '생각 이전의 운동'인 마음비움운동은 냉온욕과 함께 교육의 효과를 크게 높여 주는 대단히 좋은 프로그램이다.

무심코 뜨거운 것을 잡았을 때면 '앗, 뜨거워!' 하면서 얼른 손을 귀에 갖다 댄다. 이것이 생각 이전의 본능이다. 다리에 쥐가 나면 자신도 모르게 발을 떠는 것도 본능이며, 이런 본능이 곧 자연 치유력의 발로이다.

교육생들에게 마음비움운동을 시키면 갖가지 본능적인 현상들이 나타난다. 지금 아프거나 예전에 아팠던 상처 그리고 다 나았다고 생각했지만 낫지 않고 몸속에 숨어 있는 병들이 간첩이 자수하듯 줄줄이 나타난다. 예를 들어 간이 나쁜 사람은 간이 움직이고, 장이 나쁜 사람은 경직된 장이 움직이는 등의 갖가지 형태로 이완돼 나타나는 것이다.

내게 교육을 받은 한 여류소설가는 호흡을 일체 비우고 무의식에 빠지면, 자기 몸 안에 흐르는 기가 아픈 곳을 찾아가는 느낌이 든다고 했다. 이는 직접 교육을 하는 나로서도 뭐라고 설명하기 어려운 참으로 신기한 현상이다. 한마디로 뇌나 오장육부에서 나쁜 기(邪氣)가 밖으로 배출되는 것이다.

니시 건강법에서는 몸이 아픈 곳은 '6대 건강 법칙'으로 바로잡아 주지만, 마음비움운동은 호흡을 비우는 것만으로도 무의식중에 꼬여 있는 기를 원활하게 돌려주는 필요한 운동이 나오기 때문에, 아픈 곳을 바로잡아 주는 데에는 어쩌면 더 정확한 방법이라고 할 수 있다.

어느 날 현역 여당 여성의원의 보좌관이 선거운동 기간 중에 무리를 해서 갑자기 쓰러져 나를 찾아왔다. 이 보좌관은 의식을 잃고 쓰러지자마자 119에 실려 병원 중환자실로 옮겨졌다. 그런데 깨어나 보니 바로 곁에서 사람들이 심장마비로 죽어가는 모습을 보고 그만 기절초풍했던 모양이었다. 그래서 이대로 죽을 수 없다는 생각에 10년 전에 인사를 나눈 적이 있던 나를 기억해 내고 찾아온 것이었다.

나는 이분을 교육하기 시작했는데 2, 3일째 되던 날 마음비움운동을 하자 이상한 증상이 나타나기 시작했다. 갑자기 온몸이 뒤틀리면서 입에서 거품을 내뿜으며 쓰러지는 것이 아닌가. 그렇게 한 20여 분 동안 전신을 사시나무 떨 듯하다가 이내 정상을 되찾았다.

하지만 그는 그 사실을 알지 못했다. 무의식 속에서 일어난 일이었기 때문이다. 그래서 교육이 끝난 후 그에게 조용히 물어보았다.

"혹시 예전에 간질을 앓은 적이 있어요?"

"예? 원장님이 그걸 어떻게 아셨어요?"

그는 깜짝 놀라더니 그런 사실이 있었노라고 고백했다. 그런데 그다음 날 또 마음비움운동을 시켰더니 이번에는 한쪽 눈알이 금방이라도 튀어나올 것처럼 부풀어 오르는 것이었다. 이것도 나중에 물어보았더니 학생운동을 하던 시절에 최루탄을 맞아서 다쳤었다고 얘기하는 것이 아닌가.

그는 9박 10일의 교육을 끝내고 몸이 회복돼 가뿐하게 돌아갔다. 그러고 나서 나는 그가 어떻게 되었는지 까맣게 잊고 전화도 하지 않았다. 그러다 몇 달이 지나 국회의 누구에겐가 전화할 일이 생겨서 그에게 전화를 걸어 전화번호만 묻고 고맙다며 끊었다. 그러자 금방 전화가 왔다.

"원장님, 그런데 교육받은 후에 몸이 어떠냐고 왜 한 마디도 물어보지 않으세요?"

그의 말에 웃으며 대답했다.

"물어보나 마나 좋아졌을 텐데, 그런 걸 왜 물어봐요?"

"맞아요, 원장님! 다 나았어요! 너무 감사합니다."

다운증후군인 아이가 말을 하다

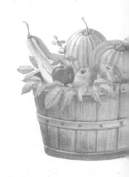

이 보좌관처럼 교육생들에게 단식과 관장, 된장 찜질, 냉온욕, 마음 비움운동, 풍욕 등을 시키면, 프로그램 하나하나, 전체가 다 배설이기 때문에 각각의 교육생마다 별의별 현상이 다 일어난다.

평소 술을 많이 마신 사람은 술 냄새가 진동을 하고, 약을 많이 먹은 사람은 독한 약 냄새, 한약을 많이 먹은 사람은 한약 냄새, 피혁공장에서 일한 사람은 화학약품 냄새, 지하실 방에서 살았던 사람은 퀴퀴한 습기 냄새 등 온갖 냄새가 다 호흡에 섞여 밖으로 나온다.

내가 지금까지 교육을 해오면서 자신도 믿기 어려울 정도로 가장 극적이고 감동적인 일은, 다운증후군에 걸린 아이의 상태를 몰라보게 호전시킨 일이다.

다운증후군은 일단 눈꼬리가 위로 치켜 올라가고 양쪽 눈시울 사이에 군살주름이 나타나는 병으로, 정신지체의 특수한 형태이다. 흔히 염색체 이상에 의해 생기는 병으로, 대부분 21번째 염색체가 정상보다 하나 더 많은 3개로 기형을 띠고 있다. 정신 기능 장애가 현저하고 백치, 치매가 많이 나타난다. 나이가 많은 초산부에게서 이런 아이가 태어날 확률이 높으며, 600~700명에 한 명꼴로 태어나는 불치병의 일종으로 알려져 있다.

내가 이 아이를 만난 것은 2003년 여름 경기도 양평에서 교육을 할 때였다. 내게서 교육을 받은 후 지금 제주도에서 '제주 단식원'을 하고 있는 분의 아들로, 그때 나이가 여덟 살이었다. 그분은 다운증후군인 아이를 맡길 곳이 없어 교육을 받으러 오면서 내게 양해를 구했다.

"원장님, 제게 다운증후군인 아들이 있는데 돌봐줄 사람이 없습니다. 데리고 가면 안 될까요?"

"다운증후군요? 그래요. 상관없으니 데려오세요."

"감사합니다."

그때 아이를 데리고 오라는 내 말이 너무나 고마운 나머지 예수님 말씀처럼 들렸다고 했다. 그런데 그녀가 데리고 온 아이는 그때 기저귀를 차고 있었으며 또래의 아이들보다 몸집이 훨씬 작았다. 그리고 자신이 한번 왔던 길을 되짚어가지 못할 만큼 지능이 낮았고, 눈꼬리가 위로 올라가는 전형적인 다운증후군 환자의 특징을 갖고 있었다.

아이는 처음 교육장에 오자마자 마당에 묶어 놓은 개와 어울려 놀기 시작했다. 그런데 나는 그 아이에게 단식을 한번 시켜보고 싶은 욕심이 생겨, 엄마에게 아이도 함께 교육을 받아 보라고 권유했다.

호기심이 많고 누구든 잘 따르며 어울리기를 좋아하는 것은 다운증후군에 걸린 아이들의 특성이다. 기저귀를 찬 아이는 엄마 곁에 달라붙어 내가 하는 교육을 열심히 따라 하기 시작했다. 단식을 시키면서 관장을 하고, 된장 찜질도 하고, 마음비움운동과 냉온욕도 하고…….

이렇게 하기를 닷새쯤 지났을까. 아이의 눈꼬리 끝이 점점 내려오는가 싶더니 엿새째 되던 날 아침 갑자기 교육생들 앞으로 나가 그때까지 세상에 태어나서 한마디도 못하던 아이가 뜻밖에도 말을 하기 시작했다.

"……여러분!"

"……선생님!"

"……이봐요!"

아이가 말하는 모습을 본 사람들은 하나같이 깜짝 놀랐다. 교육장에 들어오던 첫날부터 그 아이를 지켜본 사람들이었기 때문이었다.

"어머……. 원장님, 쟤가 말을 해요!"

"어머나! 쟤 좀 봐! 쟤 좀 봐! 말을 하네? 말을 해!"

교육생들의 놀라움은 말할 것도 없거니와 아이의 엄마는 박수를 치면서 어쩔 줄 몰라 했다. 아이는 어느새 기저귀도 차고 있지 않았다. 그런데 나는 놀라기는커녕 그렇게 말하는 것이 이상하게 보였다. 미안한데, 그때까지만 해도 다운증후군에 걸린 아이가 말을 못한다는 사실조차 난 모르고 있었기 때문이다.

아무튼 교육장은 순식간에 놀라움과 환호에 뒤덮였다. 기적이 일어났기 때문이다. 평생 아이의 말을 들어본 적이 없는 부모들의 기쁨은 이 세상의 그 무엇과도 비교할 수가 없었을 것이다.

아이는 하루가 다르게 더 침착해지고, 어눌하긴 하지만 말을 하려고 노력하기 시작했다. 그리고 계속해서 혼잣말로 친구들의 이름을 부르면서 중얼거렸다. '혜리'라는 이름을 자주 불렀는데 실제로 아이의 친구였다. 그리고 아이는 엄마를 자꾸 '여보'라고 불렀다. 아버지가 그녀를 늘 '여보'라고 부르는 것을 듣고 자랐기 때문에 엄마의 이름이 '여보'인 줄로 알았던 모양이었다.

그때까지 단 한 번도 말을 해본 적이 없는 아이였지만 귀는 항상 열려 있었기에 어떤 말이든지 그 말뜻은 다 알고 있었다. 다만 그 말을 입 밖으로 옮기지 못하고 있었을 뿐이었다. 아이는 단연 교육장의 활력소가 됐다. 두 팔을 하트 모양으로 귀엽게 올리며 누구에게나 '사랑해요……'라고 말해 교육생들의 사랑을 독차지했다. 참으로 감동적이었다.

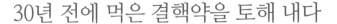

30년 전에 먹은 결핵약을 토해 내다

그러나 문제는 아이의 엄마에게 있었다. 그녀의 몸속에 더 심각한 병이 숨어 있었기 때문이었다. 그녀는 30여 년 전 결핵에 걸려 2년 동안 보건소 약을 먹고 한약도 1년 이상 먹었다고 했다.

그래서 그런지 몰라도 신장이 안 좋아 얼굴이 항상 부어 있었고, 식욕이 없는데다가 몸이 무거워 늘 땅속으로 가라앉는 듯한 기분이었다고 했다. 그러던 중 내 책을 사보고 '세상에 이런 사람이 있나' 하면서 나를 찾아와 교육을 받은 것이었다.

그녀는 단식을 하자마자 온몸에서 독한 약 냄새가 나기 시작했으며, 소변 역시 거품이 많고 고약한 냄새가 났다. 그리고 교육을 시킨 지 닷새째 되던 날 그녀는 마음비움운동 도중 거품이 섞인 침을 내뱉고 구토를 하더니 말했다.

"이거 결핵약이에요. 30년 전에 먹은 결핵약 냄새 그대로예요!"

그러면서 7일째 되던 날 마음비움운동 도중에 그녀는 각혈을 했다. 나는 그녀가 각혈을 잘할 수 있도록 도와주었다. 그때가 자신을 구속하고 있던 모든 병으로부터 자유로워지는 순간이기도 했다.

그 엄마와는 지금도 자주 만나고 있지만 누구보다도 건강하고 또 누구보다도 삶의 기쁨과 희망에 넘쳐 있다. 다운증후군에 걸린 어린 아들 때문에 세상을 원망하고 심지어 자살까지도 생각했던 그녀였기 때문이었다.

나는 2004년 여름 제주도에서 단식 교육을 하면서 그 아이를 다시 만났다. 아이는 불과 1년 만에 그동안 못 자란 것이 억울하기라도 했던 것처럼 키가 15cm쯤 더 자라 있었고, 말도 또박또박 너무 잘했다. 애국가를 1절부터 4절까지 틀리지 않게 다 부르고, 그 사이에 컴퓨터도 배워 어린이 포털사이트를 자유롭게 드나들며 혼자서도 잘 논다고 했다. 이제 더 이상 엄마를 '여보'라고 부르지 않는 것은 물론이다.

아직 완전 정상아로 돌아왔다고 말하기는 어려울지 모르지만 아이는 하루가 다르게 점점 좋아지고 있다. 이 모든 것을 떠나 아무것도 몰랐던 아이가 자기 사고를 하고, 사람으로서의 역할을 하며, 사랑하는 사람과 대화를 나눌 수 있게 됐다는 자체만으로도 얼마나 큰 행복이며 축복인가.

다운증후군의 사슬에서 어느 정도 해방된 아이는 부모들에게 새로운 삶의 희망과 활력을 주었다. 자연건강법의 놀라운 효과를 자신과 아들이 직접 체험한 그녀는 그 후 만사를 제쳐놓고 본격적으로 자연건강법을 배워 제주도에서 고통받는 사람들을 교육하는 나의 동지가 됐다.

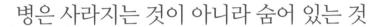

병은 사라지는 것이 아니라 숨어 있는 것

　나는 의학자나 과학자가 아니기 때문에 어떤 프로그램이 어떤 효과를 가져다주는지 그 효능을 과학적인 데이터에 의해 설명할 수는 없다.

　그러나 교육을 거듭해 갈수록 믿기 어려운 일들이 참 많이 일어난다. 만일 정말 인간의 건강을 생각하고 위하는 의학자나 과학자가 있다면 이 제반 프로그램의 효과와 원인에 대해서 진지한 고찰과 연구를 해보길 바란다.

　현대 의학자들과 과학자들은 데이터를 원하는데, 나는 그들이 원하는 데이터 따위는 없다. 그러나 오랜 경험과 직접 체험을 통해 효과를 자신한다.

　초의학적이고 초과학적인 방법, 그것은 위대한 자연에서 오는 것이다. 그것은 현대 의학자들이나 과학자들의 잣대보다 훨씬 그 위에 있다. 자연이 바로 스승이다.

　병은 사라지는 것이 아니라 숨어 있는 것이다. 앞서 말했듯이 우리는 ‘병’이라고 부르는 것들과도 상극하기보다는 상생을 해야 한다. 병을 완전히 박멸하려 하다가는 그에 대한 반작용으로 돌연변이가 나타나게 돼 있다.

　천적이 사라지면 생태계가 파괴되는 것처럼 자연 속에서 세균도 살고 인간도 사는 방법을 찾아야 한다. 나는 이것이 서로 해를 끼치지 않고 오순도순 살아갈 수 있는 진정한 상생이라고 생각한다. 몸에 병이 없기를 바라지 말라는 보왕삼매론(寶王三昧論)의 말씀을 한 번쯤 되새겨 볼 필요가 있다.

어느 의사의 어머님을 교육한 일이 있다. 그녀는 20일 동안 단식을 했는데 교육을 하자마자 얼굴과 팔에 빨간 물집이 생기면서 가려워서 어쩔 줄 몰라 했다.

알고 보니 15년 전, 우물가에서 세수를 하고 나서 라일락 나무 위에 걸쳐둔 수건을 무심결에 집어 들고 얼굴과 손을 닦은 게 화근이었다. 그때 그 나뭇잎에 얼마나 많은 독충이 몰려 있었는지 금방 그 곤충들의 독이 올라 오랫동안 많은 고생을 했다고 한다.

그래서 온갖 약을 발라 다 나은 줄 알았는데 교육을 받으니 몸 안에 숨어 있던 독들이 다시 나타나는 것이었다. 그러면서 그때 발랐던 부신피질호르몬제와 스테로이드제제 등이 다 빠져나왔다. 이런 약은 많이 바른 사람일수록 더 지독하게 많이 빠져나온다.

2004년 제주도에서 함께 교육을 받은 사람들 가운데는 교육장을 제공해 준 북제주군 황토마을 회장님도 계셨다. 회장님은 한창 사업을 할 때 거래처 손님들을 접대하면서 제주도의 최고급 횟감 어종인 '다금바리' 회를 그렇게 많이 드셨다고 했다.

그런데 어느 날 몸에 이상이 생겨 병원을 찾았더니 항생제가 듣지 않더라는 것이다. 그 이유는 항생제를 먹여 키운 다금바리 회를 많이 먹었기 때문이라고 했다. 이처럼 여기저기에서 남용되고 있는 항생제의 부작용도 심각한 일이 아닐 수 없다. 물론 이런 항생제도 단식을 비롯한 교육 프로그램을 진행하는 도중 다 빠져나온다.

내 어머님도 그랬다. 어느 날 팔에 발진이 나서 10여 년 동안 약을 먹고 발랐지만 해마다 가려움증이 가시질 않았다. 그런데 내게 교육을 받으면서 피부병이 말끔히 가시고 헐은 피부에 새살이 차올랐다.

모든 병에는 다 원인과 뿌리가 있다. 유방암에 걸린 어느 환자를 교육시킨 적이 있는데, 이 환자는 몸이 이상해 병원을 찾았더니 아무 증상도 나타나지 않았다며 집으로 되돌려 보내더라고 했다.

그래도 혹시나 해서 머리카락 검사를 해 본 결과 암으로 판명됐다. 알고 보니 '아말감' 중독이 암의 원인이었다.

지금은 사용하지 않지만, 예전에는 금속 이가 삭은 자리를 때울 때 인체에 해로운 중금속의 일종인 아말감을 사용하는 일이 많았다. 이때 멋모르고 사용한 이 아말감이 암을 유발한 것인데, 당시에도 의사들은 이 아말감이 인체에 극히 해롭다는 것을 알고 있었다. 단지 일반인들만 모르고 있을 뿐이었다.

사람들에게 단식을 시키면 가장 먼저 머리카락부터 변한다. 병 때문에 머리카락이 옥수수수염처럼 거칠어진 사람도 교육을 받고 나서 2, 3개월이면 정상으로 되돌아온다. 여성의 경우, 갑상선호르몬이나 내분비 계통의 문제는 파마 때문에 온다. 피부를 통해서 파마약이 체내로 들어가 문제를 일으킨 것이다.

그런데 한 달에 한 번 정도 파마를 하는 여성들이 많은데, 약을 먹은 일이 없어도 피부로 화학 물질이 들어간 사람은 단식 교육 프로그램을 통해 밖으로 배출할 수가 있다.

중요한 것은, 이런 파마를 하면서 병을 낫겠다고 하는 생각 자체를 버려야 한다는 것이다. 몸에 이상을 일으키는 유해 성분이 몸 안에 축적된다는 사실을 안다면 아무리 좋은 것이라도 가능한 한 줄여야 한다.

그러나 뒤늦게라도 알게 모르게 자신의 몸 안에 유해 성분이 들어가 숨어 있다는 것을 알게 된다면 그것을 빼내 주면 된다.

그런 의미에서 나는 앞으로 단식 교육 프로그램을 통해 베트남전에 참전했다가 고엽제 후유증으로 고통받고 있는 분들을 교육시켜 보고 싶은 조심스런 생각이 있다. 고엽제 후유증도 체내에 남은 중금속이 문제가 되는 병이기 때문에 밖으로 배출하기만 하면 좋아질 것 같은 생각에서이다.

만약 그렇게 될 수만 있다면 얼마나 좋겠는가. 기회가 있으면 이분들에게 꼭 한번 자연건강요법을 도입해 보고 싶다.

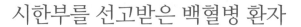

시한부를 선고받은 백혈병 환자

마음비움운동과 함께 단식 교육에 있어서 중요한 프로그램 중의 하나가 냉온욕이다. 나는 교육을 할 때마다 매일 교육생들을 데리고 물 좋은 온천이나 대중목욕탕을 간다. 물론 냉온욕을 하기 위해서이다.

냉온욕이란 정확히 말해 냉탕과 온탕을 일정한 시간과 횟수 동안 번갈아 들어가면서 교차 목욕을 하는 방법이다. 냉온욕을 하면 체내의 림프액이 정화되고 혈액순환이 촉진돼 몸의 저항력이 커지는 등 인체 건강에 더없이 좋은 목욕법이다.

사람의 몸은 온탕에 들어가면 알칼리성으로 기울고, 냉탕에 들어가면 산성으로 기운다. 따라서 냉탕과 온탕을 번갈아 오가면 체액은 중성이나 약알칼리성으로 바뀌게 된다.

특히 단식 중에는 몸속에 쌓인 해로운 찌꺼기와 노폐물을 빨리 배출하는 것이 중요한데, 냉온욕으로 이것을 피부를 통해 배출할 수 있다.

사실 피부는 인체의 호흡 기관이다. 피부는 호흡을 통해 신체의 노폐물 중 3분의 1을 배출한다. 사람이 심한 화상을 입으면 죽는 것은 상처가 썩어서가 아니라 피부가 숨을 못 쉬기 때문이다. 실제로 전신에 보디페인팅을 하고 여덟 시간이 지나도록 지우지 않으면 죽는다고 한다. 피부는 장기의 일종이라는 것을 잊어서는 안 된다.

그럼 냉온욕은 우리 인체에 어떤 작용을 할까. 냉온욕은 먼저 25분 동안 차가운 물에 몸을 담는 것으로 시작한다. 이것이 '25분 욕'이다. 차가운 냉탕에서 25분 견디기는 쉽지 않은 일이다.

그러나 이렇게 찬물 속에 들어가 앉아 있으면 온몸이 덜덜 떨리면서, 몸속에서 알코올과 당분이 분해돼 나온다. 술을 많이 마셔 딸기코가 된 사람도 주독이 서서히 빠져나온다.

그렇게 25분 동안을 냉탕에서 보낸 다음 온탕으로 옮겨 약 5분 정도 몸을 담근다. 차가운 물에 오래 있다가 갑자기 뜨거운 물로 들어오면, 피부 세포가 급격히 이완돼 피부가 가렵고 따갑기도 하다. 그런 다음 이번에는 8회 정도에 걸쳐 1분 정도의 차이를 두고 냉탕과 온탕을 교차로 오가는 '1분 냉온욕'을 실시한다.

인체는 피부의 모공(毛孔)이 열리는 데 걸리는 시간이 59초, 닫히는 데 걸리는 시간도 59초라고 한다. 1분 차이로 냉탕과 온탕을 오가게 되면 피부 세포는 급격한 수축과 팽창을 반복하게 된다.

이때 피부는 온도의 변화에 극도로 민감하게 반응하면서 피부가 찢어지는 것처럼 따가운 고통이 느껴지기도 하고, 냉탕에 들어가면 소름이 돋기도 하며, 다시 온탕으로 옮기면 피부에 작은 반점들이 생기기도 한다.

물론 이 같은 현상은 냉온욕을 마친 후 한참 후면 사라지는데, 냉온욕만으로도 살이 빠지고 몸 안의 온갖 독소들이 배출되며, 오줌도 잘 빠진다. 그리고 마무리는 반드시 냉탕에서 끝낸다. 냉온욕은 오한과 발열을 반복함으로써 감기에 대처하는 면역력을 기르는 요법이기도 하다.

냉온욕을 하면 때를 밀 필요가 없다. 세포의 반복된 수축과 팽창 작용으로 세포 사이에 끼어 있는 때들이 다 빠져나가기 때문이다. 그래서 냉온욕을 마치면 피부가 그렇게 깨끗하고 감촉 또한 좋을 수가 없다.

냉온욕의 효과는 대단하다. 한번은 광주에 사는 한 아가씨를 교육시킨 일이 있다. 젊은 아가씨가 간암에 걸려 복수가 가득 찬 나머지 움직이기도 힘들 정도였다. 거기다 통증이 얼마나 컸던지 그녀는 계속 고통을 호소했다.

나는 그녀에게 관장과 된장 찜질, 겨자찜질을 시킨 후, 그다음 날 아침 목욕탕엘 데리고 갔다. 차가운 물에서 25분 동안 냉욕을 시키니 말도 안 된다며 손사래를 쳤다. 그러나 나는 그녀를 차가운 물속에 집어넣었다. 목욕탕을 나설 때 몸무게를 달아 보니 무려 3kg이 빠져 있었다.

그러자 처음부터 날 인정하지 않고 반신반의하던 그녀가 다음날부터는 스스로 차가운 물속에 들어갔으며, 목욕탕 안에서도 내 손을 꼬옥 잡고 따라다녔다. 통증이 훨씬 줄어든 것도 물론이다.

이처럼 냉온욕은 간암 환자와 당뇨, 암, 천식, 결핵 환자 등에게 병을 이기고 생명력을 강화시키는 데 큰 힘을 발휘한다. 특히 백혈병 환자에게도 믿기 어려울 만큼의 효과를 나타낸다.

'아니, 불치의 병인 백혈병이 자연 요법으로 좋아진다?'

물론 도저히 믿어지지 않는 사람이 많을 것이다. 그러나 자연치료는 '순환'이 가장 중요한 요체이며, 백혈병 또한 이와 연관이 있는 병이라고 생각한다면 전혀 불가능한 얘기가 아니다.

냉온욕과 피의 체온 조절 작용

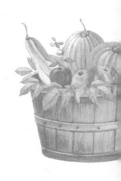

피는 동물체의 몸 안을 돌면서 영양분과 산소 공급 역할을 하고 있는 붉은빛의 액체이다. 피는 적혈구와 백혈구, 혈장으로 구성돼 있는데 그 성분을 보면 적혈구와 백혈구가 단백질인 데 비해, 혈장은 물로돼 있다.

그런데 단백질은 가열을 하면 구조가 파괴돼 회복이 불가능하게 된다. 그러나 냉동을 하면 기능이 저하되긴 해도 다시 정상 온도를 유지해 주면 기능이 회복된다. 채혈한 피를 냉장 보관하는 이유가 바로 여기에 있다.

이런 피의 역할은 크게 물질 운반과 체온 조절, 생체 보호 이렇게 세가지로 나뉜다. 첫 번째, 피는 먼저 폐에서 받은 산소를 온몸으로 운반하며 이산화탄소를 몸 밖으로 몰아내는 작용을 한다. 또 혈액은 소장(小腸)에서 흡수한 영양분을 간이나 림프관을 거쳐 각 조직세포로 운반하고, 이들 조직에서 생성된 노폐물을 신장으로 운반해 밖으로 배설하도록 돕는다.

두 번째로 피는 혈관의 수축과 이완 작용을 통해 인체의 체온을 조절하는 역할을 하고 있다. 신체 각 부분의 신진대사량과 몸 밖의 온도차에 대응해서, 혈관 내의 혈액을 순환시킴으로써 체온을 언제나 일정하게 유지시켜 주는 것이다.

세 번째, 피는 몸 안으로 들어오는 나쁜 세균과 바이러스로부터 몸을 보호하는 작용을 한다. 이것이 생체 보호 작용이다.

여기서 주목할 것은 두 번째, 즉 피의 체온 조절 작용이다.

차가운 물에 25분 동안 들어가 있는 25분 욕과 5분 온욕, 그리고 1분 교차 냉온욕은 외부에서 인체에 가하는 급격한 온도 변화로, 피는 이와 같은 외부 온도의 변화에 맞서 체온을 36.5도로 유지하기 위해서 혈액의 순환을 더 빠르게 독촉할 수밖에 없다. 혈액 순환이 순간순간 빨라졌다가 늦어지기를 반복할 수밖에 없는 것이다.

이것은 무엇을 뜻하는가. 항상 평상을 유지하고 있던 혈관이 '피돌기'를 급격히 활성화시킨다는 뜻이다. 고인 물은 썩지만 흐르는 물은 썩지 않는다. 백혈병이나 악성 빈혈도 알고 보면 피가 탁해져서 생기는 병이 아닌가.

그런데 신장의 기능이 단식과 소금, 물을 통해 활성화된 데다가, 외부의 급격한 온도 차이에 맞서기 위한 피의 활발한 혈류 작용이 이뤄지면 탁한 피는 결국 깨끗하게 바뀌지 않을 수 없다.

나는 결국 백혈병도 신장의 문제라고 본다. 한 예로, 무균실에 입원해 있던 30대 중반의 악성 빈혈 환자가 나를 찾아와 교육을 받은 일이 있는데, 된장 찜질을 세 번 했더니 혈액 수치가 정상으로 되돌아온 것을 확인한 적이 있다. 이런 경험이 한두 번이 아니다. 현대 의학에서 난치병으로 알고 있는 악성 빈혈을 된장 찜질 세 번만으로 호전시킨다면 참으로 놀랍고 신기한 일이 아닌가.

여기서 특히 몸의 면역에 중요한 역할을 하는 백혈구를 살펴보자. 백혈구는 우리 몸을 지키는 군대이다. 외부에서 침입한 세균이나 화학물질에 감염된 세포를 죽이는 역할을 맡고 있는 것이 백혈구이다.

그런데 전체 백혈구의 70%를 차지하는 중성백혈구의 경우 세포분열을 하지 못하는 종말 세포로서, 낮은 온도에서는 불과 2, 3시간밖에 살아 있지 못한다. 이 때문에 혈액을 만드는 뼈의 골(骨)은 죽어가는 세포에 대처하기 위해 중성백혈구를 빨리 만들어야 한다. 그렇지 않으면 세균이나 바이러스에 감염되기 때문이다.

운동을 해도 백혈구 수가 증가한다. 운동을 하면 체내 혈중 온도가 상승해 근육에 공급해야 하는 산소량이 크게 늘기 때문이다. 이는 폐나 골수, 간, 비장 등에 있는 저장소로부터 백혈구가 쏟아져 나와 혈관으로 들어가는 것으로서, 혈류 작용이 그만큼 활발해진다는 뜻이다.

따라서 외부로부터 가하는 급격한 온도 차이에 대처하기 위한 혈액의 활발한 움직임은 피 자체는 물론 혈류까지 개선해, '백혈구가 종양성으로 증식하는 병적 증상'인 백혈병을 충분히 호전시킬 수 있다는 추론이 가능한 것이다.

전래의 혈류 개선법 중 '한증(汗蒸) 치료법'이 있다. 인위적으로 덥고 습한 환경을 만들어서 인체의 온도를 상승시켜 혈관 속에 뭉친 적혈의 농도를 묽게 만들고, 혈관을 확장해서 피의 흐름을 원활하게 함으로써 혈류를 개선하는 것이 그것이다.

냉온욕이 백혈병의 개선에 효과가 있다는 것은 단지 내 주장이지만 그 밑바탕에는 충분한 경험과 사례가 존재한다. 실제로 백혈병에 걸려 시한부 인생을 선고받은 사람이 내게 교육을 받고 난 후 12년이 지나도록 건강하게 살고 있으며 요즘도 가끔 전화 통화를 하기도 한다.

이 밖에도 많은 환자가 내게 교육을 받고 새로운 삶을 찾았다. 그렇기 때문에 자신감을 갖고 얘기할 수 있는 것이다.

신장 사구체의 막이 얇아지는 질환

'백혈병'하면 가장 먼저 생각나는 분이 서울의 이름 있는 모 종합병원 앞에서 약국을 경영하는 한 약사님이다. 자신과 마찬가지로 백혈병에 걸린 딸과 함께 내게 교육을 받았는데, 이 두 부녀의 경우는 특이했다.

어느 날부터인가 악성 빈혈에 시달리기 시작해 병원을 찾아가 검사를 받았지만 의사들은 백혈병의 징후가 전혀 없다고 했다는 것이다. 그래도 미심쩍어 머리카락 검사를 해봤는데 아니나 다를까 부녀가 다 백혈병의 요인이 있다는 판정이 나왔다고 했다.

거기다 두 사람 모두 신장이 나빴는데 특히 딸은 신장 사구체의 막이 얇아지는 질환을 앓고 있었다. 약사의 말에 의하면 그때까지만 해도 이 병은 우리나라 의학계에 발병 환자가 8명밖에 보고되지 않았을 만큼 희귀한 질병이라고 했다.

그런데 기적이 일어났다. 교육을 시작한 지 열흘 만에 두 사람의 백혈병 증세가 사라졌고, 특히 딸의 희귀성 질병도 감쪽같이 없어졌다. 난치병 중의 난치병이라고 생각했던 병들이 한꺼번에 모두 깨끗하게 해결돼 버린 것이었다.

"원장님, 놀랍습니다! 날마다 기적이 일어나고 있습니다!"

교육 기간 내내 약사는 환희에 넘쳐 외쳤다. 그리고 사람의 건강과 생명을 다루는 약사로서 지금까지 병든 사람들을 너무 소극적으로 대해 왔던 자신의 모습이 부끄럽다고 했다.

그런데 약사 부녀가 교육을 받을 때 교육생 가운데 혈당이 450에서 470까지 되는 당뇨 환자가 있었다. 이분은 모 대학병원에서 계속 치료를 받아 왔는데 주치의가 도저히 안 되겠다며 '인슐린을 꽂아야 한다'라고 해서, 인슐린 공급기를 꽂고 일주일이 채 안 돼 나를 찾아와 교육을 받았다. 물론 주사와 약을 끊고 교육을 받기 시작하자 그의 당뇨 증세도 하루가 다르게 정상 수치로 회복돼 갔다.

교육을 마치고 당시 교육생 35명이 한자리에 모여 토론을 벌였다. 그 자리에는 다른 의사와 약사들도 있었다. 먼저 당뇨에 걸려 교육을 받은 사람이 흥분해서 말했다.

"저는 10년 넘게 대학병원에 다니면서 교수인 의학박사에게 당뇨병을 치료받았습니다. 그런데도 고치지 못하고 이제 와서 방법이 없으니 인슐린을 꽂으라고 하는 게 말이나 됩니까? 우리가 과연 현대 의학이라고 하는 것을 믿어야 합니까?"

사람들은 유구무언이었다. 그런데 공교롭게도 대학병원 박사와 약사는 서로 잘 아는 친구 사이였다.

"아, 그 박사가 내 친구인데 한 달에 한 번씩 만나고 있습니다."

그래서 내가 말했다.

"그래요? 그럼 잘됐네요. 이렇게 백혈병이 좋아지고, 신장 사구체막이 얇아지는 희귀한 병이 자연건강교육만으로도 사라지는데 이걸 믿어 주는 사람이 없습니다. 약사님과 환자 분, 그 박사 세 분이 모여 한번 토론을 해서 이런 사실을 정리해 봅시다. 그래야 무엇이 문제인지를 알 것이 아닙니까?"

오죽 답답했으면 내가 이렇게 말을 했을까.

그런가 하면 한번은 4년째 백혈병으로 투병 생활을 하고 있던 한 여성이 내게 교육을 받으러 왔다. 경기도 파주에서 남편과 함께 목장을 하는 여성으로, 어찌나 상태가 나쁜지 교육 시작 전에 개인에게 각각

주는 '3분 스피치'도 제대로 못 할 정도였다. 그녀는 그런 자신의 처지가 너무나 비감한 듯 목메어 말했다.

"저는 이제 살날이 얼마 남지 않았습니다……. 생식이 몸에 좋은지 알지만 생식조차 할 힘이 없습니다. 그래도 저는 희망을 버리지 않습니다. 그래서 여기에 나왔습니다……."

그녀의 말이 끝나자 그곳에 모인 암 환자들은 동병상련의 아픔을 참다못한 나머지 교육장을 눈물바다로 만들었다. 그녀는 백혈병 환자들이 그렇듯이, 비장이 무려 20cm나 될 정도로 커져 있는 위험한 상태였다.

이런 암 환자가 날이면 날마다 겪어야 하는 고통이 얼마나 심한지는 암에 걸려 보지 않은 사람은 절대로 알 수 없다. 암 환자의 고통은, 예를 들어 문틈 사이에 손가락이 끼인 상태에서 문짝을 쾅 닫았을 때 느끼는 아픔과도 같다.

나는 그녀를 정성껏 교육시켰다. 그녀는 프로그램을 열심히 따라 했으며 교육이 끝나고 집에 돌아가서도 하루에 풍욕을 무려 열한 번씩이나 할 정도로 삶에 대한 집요한 열정을 보였다.

사실 풍욕을 하루에 두세 번 하기도 어려운데 열한 번씩이나 했다는 것은 정말 대단한 노력이 아닐 수 있다. 그녀는 풍욕을 하다가 밥을 짓고, 밥이 되는 사이에 풍욕을 하고, 빨래를 하고 나서 풍욕을 하는 식으로 잠자는 시간을 뺀 나머지 시간을 모두 풍욕하는데 썼다고 했다.

그러던 어느 날 명현 현상이 온 모양이었다. 갑자기 혼수상태에 빠져 앰뷸런스에 실려 가는데, 차 안에서 그만 오징어 먹물처럼 시커먼 덩어리를 토해냈다고 한다. 얼마 뒤 병원에 도착한 남편에게서 흥분된 목소리로 전화가 왔다.

"원장님! 병원에 갔더니 20cm짜리 비장이 없어졌대요!"

검사를 해봤더니 20cm나 되는 비장이 안 보여 의사들도 깜짝 놀라더라고 했다. 그 말을 듣고 나는 정말 기뻤다. 그녀는 갈수록 얼굴이 뽀얗게 변했고 백혈구 수치도 정상으로 돌아왔다고 했다. 치유 불능처럼 보였던 사람이 어느덧 정상인의 건강을 되찾고 있었던 것이다.

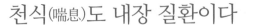

천식(喘息)도 내장 질환이다

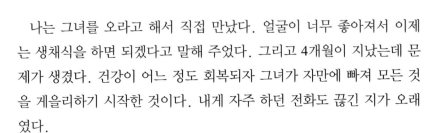

나는 그녀를 오라고 해서 직접 만났다. 얼굴이 너무 좋아져서 이제는 생채식을 하면 되겠다고 말해 주었다. 그리고 4개월이 지났는데 문제가 생겼다. 건강이 어느 정도 회복되자 그녀가 자만에 빠져 모든 것을 게을리하기 시작한 것이다. 내게 자주 하던 전화도 끊긴 지가 오래였다.

그런 그녀에게서 왠지 불안감을 느낀 남편이 먼저 전화를 해왔다. 집 안에 이런 중증 환자가 있으면 더 불안한 것은 정작 환자보다도 가족이며 그 심정은 말로 다 못한다.

나는 안타까웠다. 지금까지 열심히 잘 견뎌 왔는데, 계속 노력을 하면 더 좋아질 텐데, 건강이 조금 좋아졌다고 방심하고 예전 생활로 되돌아간 것이었다.

나는 그녀를 바꿔달라고 해서, 그녀가 맨 처음 교육을 받으면서 3분 스피치를 할 때 녹음해 두었던 테이프를 카세트에 넣어 그대로 들려주었다.

'……생식조차 할 힘이 없습니다. 그래도 저는 희망을 버리지 않습니다……(울음소리).'

이 테이프를 듣더니 그녀는 한없이 울었다.

"다시 시작해 봐!"

내 말에 그녀는 초심을 되찾아 아예 절로 들어갔다. 그리고 4년 동안 생식을 하며 자연건강법을 실천했다.

환자들의 심리는 대부분 똑같다. 흔한 말로 화장실 갈 때 다르고 나올 때 다른 것처럼, 병이 깊어 사경이 가까울 때면 어떤 어려움이라도 참고 안간힘을 다하지만, 어느 정도 좋아졌다 싶으면 언제 그랬느냐는 듯이 마음을 놓아버리는 것이 문제이다.

따라서 중한 병이 든 환자일수록 초심을 잃지 말고 자신에게 필요한 건강법을 더 악착같이 지키기 위해 노력해야 한다. 인생을 덤으로 산다는 기분으로 모든 것을 쏟아야 하는 것이다. 그렇지 않으면 대부분 실패한다는 것을 명심해야 한다.

그런데 이런 백혈병 환자의 경우 현대 의학은 어떻게 하고 있는가.

백혈병 환자가 입원해 있는 병실을 찾아가 보면 대부분의 병원 창문들이 다 그러하듯이 꼭꼭 밀폐돼, 환자에게 가장 중요한 산소 공급을 차단하고 있다. 거기다 균의 침입을 방지한다며 모자와 마스크 등을 씌운 채 외부와 철저히 격리시키고, 항암제나 주사하고, 과일도 익혀서 먹게 하고, 백혈구 수치의 높고 낮음만 갖고 얘기하는 것이 고작이다. 병이 낫는 길과 정반대로 역행을 하고 있는 것이다.

이러니 정말 답답할 수밖에 없다. 그리고 그들에게 묻고 싶어진다. 도대체 이렇게 해서 나은 백혈병 환자가 과연 얼마나 되느냐고.

천식 환자의 경우만 해도, 산소를 빼앗긴다며 한 사람씩만 면회를 허용한다. 창문을 활짝 열면 될 것을 공기청정기는 왜 쓰는가. 병원에서 천식 환자를 치료할 수 있는 방법으로 뭐가 있는가. 병원에서 처방하는 기도확장제(氣道擴張劑)나 거담제, 호르몬제 등은 근본적인 해결책이 아닌 미봉책에 불과하다. 당뇨처럼 좋아졌다가 나빠지기를 반복할 뿐이다.

그런데도 1년 365일 중 무려 180일을 병원만 다니는 아이들이 있다. 이들에게 정말 필요한 것은 산소이다. 침대 매트리스를 다 내다버리고 담요, 커튼을 깨끗이 빨고, 환경적 요인을 개선한 후에 창문을 활짝 열어라. 밀폐된 공간을 터라. 비용이 엄청난 1인용 병실을 사용할 필요가 없다.

그런데 병원에서는 두꺼운 옷을 입히고, 목까지 감싸는 폴라를 입힌다. 그리고 9월이 오면 문풍지를 다느라고 야단이다. 천식 환자가 병을 고치려면 이 옷부터 벗어야 한다. 그래야 산소 공급이 잘돼 병이 빨리 낫는다.

나이가 50이 넘은 한 여성 간호사가 있었다. 그녀는 천식 환자로, 병원에 근무하면서도 몇 번인가 중환자실에 입원을 했을 정도로 만성적인 천식에 시달리고 있었다. 어느 날 내게 자연식 요리법을 배우러 왔다가 내가 천식 환자들을 교육하는 모습을 보게 됐다.

나는 중증 천식 환자들만큼은 약을 금방 끊게 하지 않는다. 교육을 시키면서 몸 상태를 봐가며 천천히 줄이다가 끊도록 한다. 그런데 그녀는 내가 천식 환자들에게 물 많이 먹어라, 똥을 빼라, 소금을 많이 먹어라, 하고 말하는 모습을 보고 어이가 없었다고 한다.

세상에! 천식 환자가 이렇게 해서 낫느냐, 천식은 내장 질환이 아닌 호흡기 질환인데. 한마디로 어처구니가 없었다는 것이다. 그러나 내 모습이 너무 진지해서 밑져야 본전이라며 한번 따라 해보자는 생각으로 교육에 동참했다.

그런데 엄밀히 한번 따져 보자. 천식에는 심장 천식과 기관지 천식이 있다. 심장 천식은 심장 질환이나 고혈압 등에서 오는 발작적 호흡 곤란이고, 폐와 조직에 울혈이 생겨 이로 인한 호흡 중추의 과민 상태로 인해 일어난다. 그리고 기관지 천식은 기관지가 좁아지거나 점막에 종창이 생겨 호흡도가 좁아져서 일어나는 발작적 호흡 곤란이다. 그리고 뇌성(腦性) 천식이나 신장병 환자에게 일어나는 요독증성(尿毒症性) 천식도 있다.

따라서 이런 천식도 피를 바꿔줘서 심장을 튼튼하게 하고, 폐에 산

208

소를 충분히 공급해 튼튼하게 만들며, 체내에 가득 찬 요독을 빼내 주면 된다. 그런데 어떻게 천식을 호흡기 질환으로만 생각하고, 내장 질환이 아니라고 말할 수가 있는가. 이러니 내가 답답하지 않을 수가 없다.

아무튼 호기심으로 시작했던 그녀는 교육을 받기 시작하면서 몸이 가벼워진데다가, 무엇보다 약을 안 먹어도 발작이 일어나지 않자 생각을 바꾸었고 태도가 달라졌다. 그리고 누구보다 열심히 시키는 대로 따라 했다. 냉온욕과 마음비움운동을 시키면 효과가 어떤지 꼬치꼬치 물어보면서 항상 공부하고 연구하는 자세를 잃지 않았다. 그리고 마음비움운동을 할 때 아팠던 허리가 뚝 소리를 내며 맞춰지자 도저히 믿을 수 없다는 듯 벌어진 입을 다물지 못했다.

"이번 교육에서 가장 많은 혜택을 본 사람은 아마 저일 겁니다!"

교육이 끝나자 그녀는 이 세상에서 가장 행복한 사람의 얼굴을 하고 돌아갔다. 천식 증세가 몰라보게 좋아진 것은 물론이다.

100%, 200% 전부 다 맞습니다

미국 텍사스 주에서 한의원을 하는 한의사 한 분이 있다. 이분은 국내에서 한의원을 하다가 어느 날 문득 우리나라 의학과 의술의 한계를 느끼고, 이런 풍토에서 의술을 한다는 것이 무의미하다는 결론을 내린 나머지 미국으로 건너가 미국인들에게 인기가 높은 침술을 주로 시술하여 적지 않은 돈을 벌었다고 했다.

그러나 얼마 가지 않아 그는 다시 큰 회의에 젖어들었다. 미국은 우리나라보다 의학과 의술이 좀 나을 거로 생각했는데, 그 나라의 의사들은 통풍 환자가 오면 발가락의 아픈 신경계를 자르고 그다음 발목을 자르고 무조건 잘라 놓고 보는 것이 다반사여서, 그의 표현을 빌리면 한의학적인 관점에서 봐도 미국 의학은 우리나라보다 더 납득하기가 어려웠다고 했다.

그곳에서도 더 이상 배울 것이 없다고 판단한 그는 보따리를 꾸려, 8년 전 한번 만나 자연건강법에 대한 얘기를 나눈 적이 있는 나를 찾아 한국으로 왔다.

"100%, 200%, 전부 다 맞습니다. 전부 다 옳은 말씀입니다."

그는 내게 교육을 받는 내내 감탄사를 연발하면서 이제야말로 의사로서 어떻게 해야 하는지, 무슨 일을 해야 할지를 깨달았다고 했다. 그리고 교육이 끝나자 내게 이런 편지를 써서 건네주었다.

'제 자신이 채우고 있지 못한 것을 원장님은 가득 채워 주셨습니다. 한의사로서 과연 내가 이렇게 시술해도 되는지 안 되는지 확신이 서지 않았고 그래서 늘 한계를 느끼며 실망하고 있던 저에게 확신과 용기를 주셨습니다. 그리고 50이 다 된 나이에 교육을 받고 저의 가치관과 시야가 변했습니다. 원장님의 교육이야말로 초과학적이고 초자연적인, 우리가 찾던 바로 그것입니다. 원장님은 한국의 보물단지입니다. 부디 오래오래 사셔야 합니다.'

이런 과찬이나 과공을 바라는 마음은 눈곱만큼도 없었지만 한의사의 편지 속에서는 진심이 읽혀졌다.

그분은 교육을 받고 나서 약재에 대해 좀 더 공부를 할 필요가 있다며 3개월 예정으로 모 한약시장의 약재상에 취직을 했다. 그만큼 의식이 남다른 분이었다. 그러나 며칠이 안 돼 그곳을 나오더니 이렇게 말했다.

"원장님, 우리나라 한약도 끝났습니다!"

"한약이 끝났다니, 그게 무슨 말이에요?"

"중국산 당귀를 염산에 담가 표백시켜서 파는 것을 직접 이 두 눈으로 보았습니다. 이 당귀가 유명 대학 한방병원에도 들어가더군요. 물론 양심적인 한의사나 한방병원도 있겠지만 이것이 사실인데 어떡하겠습니까?"

"설마! 세상에나!"

"그뿐만이 아닙니다. 원장님, 한약재를 압력밥솥에 넣고 세 시간만 끓이면 한약 성분은 다 없어지고 중금속 성분만 남습니다. 그런데 한약을 직접 달이지 않고 업소에 맡겨서 내려 먹으니 그게 무슨 약입니까. 이런 세상에서 어떻게 한약을 믿고 기대하겠습니까? 전 미국으로 다시 돌아가겠습니다."

이렇게 말하더니 자연농법으로 만든 간장과 된장, 고추장 등 조미료가 첨가되지 않은 재래식 장을 몽땅 사 들고 돌아갔다. 그리고 미국에 돌아간 후 이분은 내게 배운 교육 방법 그대로 치매에 걸린 어머니와 혈당이 370이나 되는 누님에게 적용해 보았다. 그랬더니 누님은 열흘 만에 혈당이 정상치로 내려갔고 어머니는 3개월 만에 아들인 자신을 알아보더라고 했다.

그 후 그가 다시 한국을 찾아와 만나고 싶다고 해서 약속한 장소로 나갔는데 아무리 기다려도 그의 모습이 보이지 않았다. 절대로 약속을 어길 사람이 아니라고 생각하며 기다렸더니 뒤늦게 도착한 그가 말했다.

"죄송합니다. 제가 그래도 명색이 한의사 쪼가리라고 어머니의 임종을 앞둔 친구가 하도 급하게 도와달라고 해서 친구 집에 다녀왔습니다. 그런데 금방 돌아가실 것 같은 친구 어머니에게 원장님이 가르쳐주신 대로 관장을 했더니 어머니가 다시 살아나셨어요, 글쎄!"

나는 힘들고 외로울 때면 이 한의사가 "100%, 200% 전부 다 맞습니다. 전부 다 옳은 말씀입니다"라고 했던 말을 떠올린다. 이 말은 항상 내게 큰 용기를 주었다. 하지만 나는 교육이 맞고 안 맞고를 떠나, 고통받는 사람들이 단 한 명이라도 새로운 삶을 찾고 희망을 찾을 수 있다면 그것만으로 만족하고 행복하다. 나는 그 한 사람을 위해서 오늘도 기도하는 마음으로 집을 나선다. 그것이 내게 주어진 소명이기 때문이다.

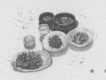

4장

옳은 길이 있으면
그 길로 가라

이 세상에서 가장 불쌍한 사람들은 없어서 구걸하는 사람들이 아니다. 아무것이나 마구 닥치는 대로 먹으면서 살아온 사람, 술을 물 마시듯이 하면서 몸을 만신창이로 만들며 살아온 사람, 그러다 몸이 아파 중병에 걸린 사람이 가장 불쌍한 사람들이다. 이런 사람들은 어느 날 갑자기 죽음의 사자가 찾아와도 하소연할 곳도 없다. 자업자득이기 때문이다. 건강이란 하루아침에 생기는 것이 아니라 생활이 낳은 결과이다. 몸의 균형이 깨져 병이 왔다면, 이때가 바로 반성의 기회라는 것을 알아야 한다.

자연이 좋았던 철없는 시골 소녀

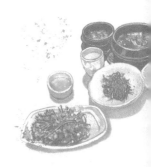

어렸을 때 내 꿈은 조금 독특했었다. 다른 아이들처럼 훌륭하거나 위대한 사람이 되는 것이 아니라, 그저 내가 누군가에게 꼭 필요한 사람이 되는 것이었다. 지금 와서 생각해 봐도 나는 조금 유난스럽고 엉뚱했던 것 같다. 예를 들어 길을 가다가 몸이 불편한 장애인을 보면 내가 저 사람에게 어떤 도움을 줄 수 있을까, 내가 커서 저 사람에게 시집을 가면 어떨까, 이런 생각부터 할 정도였으니 너무 순진하면서도 희한한 아이였다고나 할까.

그리고 지금도 그렇지만, 나는 자연을 좋아했다. 초등학교 다닐 때는 20리 길을 걸어서 통학했는데, 학교에서 수업이 끝난 후 청소라도 하고 돌아올 때는 먼 길을 혼자서 걸어오는 때도 많았다.

그런데 나는 대개 곧장 집으로 돌아오기보다는 길가에 핀 꽃이나 밭에서 자라고 있는 온갖 작물들을 만져 보고, 또 그들과 대화하면서 시간이 가는 줄을 까맣게 잊곤 했다.

한번은 밭에 무성히 자란 콩들이 하도 가지런하고 탐스러워서 그것이 부러운 나머지, 어린 마음에 심술이 나서 콩들을 일부러 하나하나 촘촘히 짓밟아 놓고 간 적이 있었다. 아무도 보는 사람이 없으니까 그랬던 것 같다.

그리고 나서 집으로 돌아오는데, 콩들에게 너무 못된 일을 한 것 같아 겁이 덜컥 나고 내 자신을 속이는 것 같아 양심에 가책이 됐다.

'안 돼! 다시 가서 일으켜 세워야지. 콩들이 얼마나 아파할까?'

그래서 다시 20리 길을 되돌아 달려가서 쓰러진 콩들을 일으켜 세워

놓고 돌아오기도 했다. 나는 그때 자신을 속이는 것이 세상에서 가장 무서운 것이라는 것을 깨달았다. 그렇게 집으로 돌아오니 이미 해는 지고 집에서는 애가 없어졌다고 난리 소동이 나 있었다.

중학교에 다닐 때는 통학 거리가 더 멀었다. 새로 난 큰 도로를 이용하면 빙 돌아가야 했기 때문에 조금 더 가까운 지름길을 선택했다. 거기에는 얕은 강이 흐르고 강 위로 징검다리가 놓여 있었다.

나는 징검다리를 건널 때면 봄여름은 물론, 11월에도 항상 운동화를 벗고 맨발로 건넜다. 발바닥에 와닿는 잔잔한 강물의 감촉과 돌에 낀 이끼들의 미끈미끈한 촉감이 너무 좋았기 때문이었다.

그리고 5, 6월에 사람들이 논두렁을 부치고 나면 논두렁 흙의 말랑말랑한 촉감이 너무 좋아서 맨발로 밟고 다녔으니 누가 보더라도 좀 유별난 아이였던 것 같다.

내가 태어나 자란 곳은 경상북도 상주의 산골짜기 동네였다. 1백여 가구가 옹기종기 한데 모여 사는 당시로써는 제법 규모가 컸다. 우리 할아버지 집은 비교적 부농으로 일대에서 우리 집 논을 부치지 않은 사람이 없었고, 농사일을 하는 머슴만 해도 다섯 명이나 됐다.

할아버지는 반상의 개념이 강한 분으로 손자들에게 아무 아이들하고나 놀지도 못하게 하셔서, 나는 자라면서 친구들에게 왕따를 당한 기억도 있다.

한 해 제사를 열여덟 차례나 지내는 종갓집 장손이신 할아버지는 아들 다섯 형제를 두었는데, 3대에 걸친 식구의 수를 모두 합치면 약 50명에 이르렀다. 각각 사는 집은 달랐지만, 식사는 항상 한꺼번에 할아버지 댁에 모여서 하곤 했다.

이처럼 많은 대식구에 머슴들까지 하루 세 끼 식사를 한 집에서 하다 보니, 끼니때마다 집안은 잔치라도 여는 것처럼 사람들로 붐볐고, 어머니와 큰어머니들은 이 많은 사람의 밥상을 차리고 산더미 같이 쌓인 그릇들을 설거지하시느라 눈코 뜰 새 없이 바빴다.

　그리고 머릿수가 워낙 많기 때문에 큰집이나 작은집 아이들 가운데 누가 왔는지 안 왔는지, 밥을 먹었는지 안 먹었는지도 모를 정도였다.

　"동서, 누구누구가 안 보이네? 그 마들 밥 묵은 거 봤나?"

　"아이고, 그걸 우예 압니꺼? 지네들이 알아서 찾아 먹겠지예!"

　특히 한여름 식구들끼리 모여 보리타작을 하다가 새참을 먹을 때가 돼서 아이들을 찾아보면, 사카린을 탄 술지게미를 몰래 먹고 취해 여기저기 보릿대 더미 속에서 쿨쿨 잠자고 있는 아이들도 있곤 했으니, 그때처럼 재미있는 시간도 없었던 것 같다.

내 어머니에 대한 추억

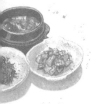

　내 아버지는 5형제 중 막내셨다. 그런데 나는 이 막내 아버지의 막내딸이었으니 서열상으로 보면 전체 50여 명의 대식구 중 맨 꼴찌였다. 그렇기 때문에 거대한 사촌 집단의 틈바구니 속에서 구박깨나 받았지만, 귀염 또한 많이 받았던 것 같다.

　아버지 형제 중에는 큰아버지가 학자이셨고, 둘째 작은아버지는 농사를 지으셨으며, 내 아버지는 일본에 가서 공부하고 돌아와 탄광을 운영하시기도 했다.

　형제가 많다 보니 아버지 형제와 그 아들 형제의 성향도 각양각색이었던 것 같다. 일찍 개화된 큰아버지와 둘째 작은아버지의 아들들은 좌익 편이었고, 다른 두 작은아버지 아들들은 우익이었다.

　그리고 큰어머니는 뿌리 깊은 유교문화를 숭상해 1년에 20여 차례나 되는 제사를 모셨다. 혹시 아이들이 아파 열이 나기라도 하면 당골을 불러다 커다란 식칼과 물을 놓고 열심히 치성을 드리는가 하면, 연세가 90이 되신 나이 든 동네 할아버지를 불러다가 침을 놓게 하곤 하셨다.

　이에 비해 일본에서 공부를 하신 어머니는 종교가 가톨릭이어서 옛것과 현대를 비교적 합리적으로 수용하는 편이셨고, 나는 일찍부터 이런 어머니의 영향을 많이 받고 자라 왔다.

　특히 어머니는 친정이 김천으로, 할아버지가 고을 원을 지내셨으며 할머니는 신사임당 상을 받으셨을 만큼 현숙하고 명철하신 분이었다. 이런 할머니의 영향을 받아 이모님들도 학문을 좋아했다.

그런데 나는 지금도 잊히지 않는 것이, 동네에서 침을 놓아 주시던 90살 되신 동네 할아버지의 모습이다. 마을 근처에 병원이 없던 시절 그 할아버지는 환자가 생기면 침을 놓아 주는 것은 물론 각종 민간요법으로 사람들의 병을 고쳐 주셨다.

어려서 마을에 장질부사, 즉 장티푸스가 돌던 때의 일이다. 그 할아버지는 장질부사에 걸린 아이를 커다란 널빤지에 새끼줄로 꽁꽁 묶어 땅바닥에 눕힌 후, 커다란 황소 한 마리를 끌고 와서 그 아이의 몸을 뛰어넘게 했다.

그러면 아이는 사색이 되어 부들부들 떨고 울면서 식은땀을 비 오듯 쏟았는데, 이제 와서 생각해 보면 이런 민간요법은 분명히 과학적인 방법이 되고도 남았다. 장질부사는 땀을 못 흘리는 병으로 땀만 많이 흘리면 낫기 때문에 이 방법은 아주 큰 효과가 있는 것이다. 지금 우리가 자연 요법에서 하는 각탕이나 겨자찜질의 효과와 비슷하지 않을까 싶다. 이런 것만 봐도 우리 조상들은 참으로 지혜로운 과학자였다는 생각이 든다.

그런가 하면 어머니는 내가 초등학교 5학년 때인 어느 날, 갑자기 급성 맹장에 걸리셨다. 어두운 저녁이었는데 지금처럼 자동차도 없고 전화도 없던 시절이라, 머슴 다섯 명이 어머니를 달구지에 싣고 비포장도로를 덜커덕거리며 십리가 넘는 장터 공의(公醫)를 찾아갔다.

하지만 가는 날이 장날이라고 의사가 자리를 비운 상태였다. 땀을 비 오듯 쏟으며 고통을 참고 계시던 어머니는 목이 마르다며 물 한 바가지를 얻어 마셨다. 다시 김천에 있는 의사를 만나기 위해 집 쪽으로 돌아왔다. 장터에서 김천으로 가려면 집을 지나가야 했기 때문이다.

그런데 그때 잠시 집에 들러 화장실을 다녀오신 어머니께서는 뜻밖에도 맹장이 낫고 말았다. 이제 와서 생각해 보면, 물을 많이 마신데다가 덜커덕거리는 달구지 위에 오래 누워 계셨기 때문에, 저절로 장

(腸)의 연동 운동이 활발하게 돼 감쪽같이 나으신 것이었다.

어릴 적 기억에, 어머니 또한 예사 분은 아니었던 것 같다. 내가 어렸을 때 어머니는 동네 할머니와 아주머니, 아이들 등 글을 못 읽는 사람들을 2, 30명씩 모아 놓고 즐겨 동화와 고전들을 읽어 주셨다. 주로 춘향전이나 옥루몽, 이순신 장군 같은 고전들을 낭랑한 목소리로 읽어 주시곤 했다.

그리고 어머니는 밤에 우리를 재우실 때면 늘 천주님께 기도를 하셨는데, 기도 내용에 우리 자식들이나 집안을 위한 말씀은 한마디도 없었고, 나라와 민족과 인류를 위한 내용이 전부였다. 어릴 때는 몰랐는데 지금 와서 가만히 생각해보니 어머니의 세계는 평범한 사람들과 조금 달랐던 것 같다.

어머니는 시골에 사셨지만, 참 꽃을 좋아하셨다. 패랭이꽃, 나팔꽃, 달맞이꽃 등 집안 화단에 없는 꽃이 없었고, 특히 장독대 주변에는 이름이 잘 기억나지 않는 노란 꽃이 가득 피어 있었는데, 꽃을 따서 먹던 기억도 어렴풋하다. 어머니께서 살아 계시면 그게 무슨 꽃이냐고 한번 물어나 보련만……

어머니는 내 자연식 연구의 스승

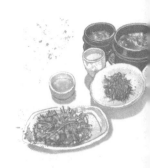

어머니는 음식 솜씨도 매우 뛰어난 분이셨다. 내가 자연식 연구가로 활동하고는 있지만, 우리 어머니야말로 자연식 음식을 만드는 데 일가 견이 있는 뛰어난 선구자이셨다. 내가 오늘날 자연식을 만드는 것도 다 이런 어머니의 혈통을 물려받았기 때문인지 모른다.

내가 서울에서 여고를 다닐 때는 음식이 입에 맞지 않아서 곤욕을 치렀다. 그래서 난 어머니가 해주시는 음식을 먹고 싶어서 여름방학과 겨울방학이 오기만을 손꼽아 기다렸다.

어머니는 여름엔 애호박을 따서 '소'를 만들어 만두를 빚어주셨고, 겨울에는 동치미와 유명한 상주의 '무말랭이 김치'를 맛있게 만들어 주셨다. 그리고 국수 하나를 만들어도 들판에서 자란 쑥을 뜯어다 몇 개씩 국물에 띄워 은은한 쑥 향이 풍겨나게 하셨다.

또 물김치를 담글 때면 사탕수수를 동그랗게 잘라 몇 겹으로 덮어서 단맛이 우러나게 하셨고 동치미도 마찬가지였다. 그리고 김치를 담글 때도 대구 지방에서 이슬차로 만들어 마시는 감로초를 조금씩 넣어 김치의 단맛을 낼 정도로, 음식에 대한 감각이 남다르셨다.

내가 살던 상주는 바다와 거리가 멀어 생선은 대부분 염장류뿐이었다. 그래서 상신고등어나 간고등어가 지금도 유명하다. 어머니는 새우젓, 멸치젓, 황석어젓은 물론이고 갈치나 고등어, 꽁치도 뼈와 창자를 통째로 곱게 갈아서 무, 양파와 함께 소금과 조선간장을 쳐서 독에 넣고 땅에 묻어 2, 3년이 지나면 꺼내 양념장으로 사용했는데 그

맛이 그렇게 특별할 수가 없었다.

나는 이런 어머니의 영향을 받아 우리나라에서 천덕꾸러기 대우를 받는 부세를 600마리나 사서 어머니와 똑같은 방법으로 소금에 잔뜩 재서 커다란 독 안에 넣고 2, 3년씩 저장해 놓았다가 꺼내 먹고 있다.

이 부세가 어찌나 짠지 '짠돌이'라는 이름을 붙였다. 푸석푸석한 본래 생선 맛과는 달리 쫄깃쫄깃하고 입안에 착 달라붙어, 젓갈을 싫어하는 젊은 세대들까지도 맛있다며 젓가락을 놓지 않을 정도이다.

그런데 채소든 생선이든 어머니 손만 가면 모두가 다 근사한 음식 재료였다. 사시사철 밭에서 나는 푸성귀는 물론이고 수확이 끝난 무밭에서 이삭을 주어다가 소금만 뿌려 절여도 그렇게 맛이 있을 수 없었다.

어머니는 된장도 보리를 찧을 때 나오는 껍질로 만들었다. 이것을 도넛처럼 만든 후에 살짝 구워 3개월 정도 발효시키면 경상도에서 '딩게장'이라고 부르는 근사한 보리 개떡장이 되었다. 그리고 딩게장에 토마토나 무, 우엉, 고추, 감 등을 넣으면 제각각 맛있는 장아찌가 되었다.

또 내 고향 상주는 감이 많은 고장이라 어머니는 겨울이면 단맛을 내는 홍시로 고추장을 담그셨다. 그리고 보통 물김치를 만들면 밥을 으깨어 넣는데, 어머니는 칼국수를 끓여 먹고 국물이 남으면 그 국물에 물김치를 담갔다. 이런 어머니를 보고 자란 탓인지 나는 음식을 만드는 법에 대한 고정관념이 없다.

어머니가 쌀가루에 쑥을 버무려 만들어 주신 쑥버무리, 된장과 고추장을 밀가루에 개어서 밥 위에 얹고 수건을 덮어 쪄 주시던 고추장떡 맛은 일품이었다. 고추장떡을 먹으면 얼마나 맛이 있는지, 나중에 사촌 형제들이 우리 집에 오면 음식이 맛있다고 자기 집 음식은 안 먹을 정도였다.

어머니가 만든 음식은 면내에서도 맛있기로 소문이 났다. 우리 집엔 항상 손님들이 끊이지 않았는데, 한번 음식 맛을 본 사람이면 그 맛에 감탄하며 소문을 냈기 때문이었다.

얼마 전 장독대에 한 할아버지가 와서 식사를 하시다가 내 고향을 물으시기에 상주 모동이라고 했더니 깜짝 놀라 말씀하셨다.

"아, 바로 그 댁 음식이구나!"

어쩐지 간간하고 독특한 것이 어디선가 먹어본 듯한 음식이다 싶었 다던 그분은 젊어서 우리 집에 오셔서 어머니가 만든 음식을 드셔 본 분이었던 것이다.

음식은 반드시 간간해야 한다

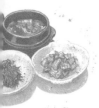

어머니가 내게 하셨던 그대로 내 아이들에게도 갖가지 음식을 직접 만들어 먹이며 키워 왔다.

지금은 결혼해 살고 있는 큰애는 내가 공무원이던 시절에 낳아 다른 사람 손에 맡겨 키웠는데, 설사와 변비가 심한데다가 열이 자주 오르는 바람에 도저히 남에게 맡겨 키울 수가 없어 사표를 내고 내가 키우기 시작했다.

이유식을 시작하면서부터는 잡곡과 참깨, 참기름, 새우젓에 현미 가루와 소금을 넣은 시금치죽을 끓여 먹였다. 변은 늘 황금색을 띠었으며 변을 보는 시간이 정확했고, 양도 많았다. 이런 나에게 시어머니는 거버 이유식을 먹이지 않는다고 늘 야단을 치셨지만, 나는 어머니에게 배운 옛날식을 고집했다.

둘째 딸을 낳고 아이들을 키우면서도 그것은 마찬가지였다. 통밀을 빻아서 막걸리를 부어 발효시켜 빵을 찌거나 굽고, 수숫가루를 내어 전을 부치고, 감자와 고구마를 쪄서 계란 흰자와 으깬 땅콩, 야채로 샌드위치를 만들어 주고, 잡곡 가루를 빻아 현미 오곡 조청에 묻혀 과자를 만들어 주었다.

또 유과는 현미 찹쌀을 튀겨서 조청을 발라 만들고, 강정은 잡곡이나 밥풀떼기, 현미를 튀겨서 조청을 묻혀 만들고, 스파게티는 우리 밀로 만든 국수로 대신하고, 아이들뿐만 아니라 집에 손님이 와도 이렇게 만든 먹을거리를 대접하곤 했다.

이 때문에 우리 아이들은 어려서부터 이런 자연식에 길들여진 입맛 때문에 시중에서 파는 음식을 먹지 못했다. 그것은 지금도 별반 차이가 없다. 먹고 싶어도 몸이 따라 주지 않으니까 못 먹는 것이다.

그래서 그런지 20대 후반의 두 딸은 지금도 얼굴이 애기 같은데, 대학 다닐 때는 너무 어려 보여서 항상 신분증을 가지고 다녀야 할 정도였다. 그리고 몸도 건강해 병원에 가본 적이 없고, 매사 긍정적이며 부지런하고 싹싹하다. 단식도 초등학교 다닐 때부터 열흘씩 학교에 다니면서도 했으며, 자연건강법에 따라 아침은 먹지 않고, 저녁 여섯 시 이후면 누가 아무리 맛있는 것을 사다 줘도 먹지 않았다.

불가에서는 '먹지 않아야 할 때 먹는 것은 죄'라고 했는데 나는 '독'이라고 생각한다. 아무리 몸에 좋은 음식이라도 먹지 않아야 할 때 먹으면 그것은 독이 된다.

아무튼 내가 아이들에게 일찍부터 이렇게 자연식만을 먹이고 또 자연식 연구가의 길로 들어선 것도 다 어릴 적에 보고 배운 어머니의 영향이었다. 그런데 어머니께서 만드신 음식의 또 다른 특징은 다른 사람들이 만든 음식에 비해 대체로 짭짤했다. 흔히 말하는 '간이 맞는 음식'이라는 것이다.

소금을 먹고 불면증이 나은 남편

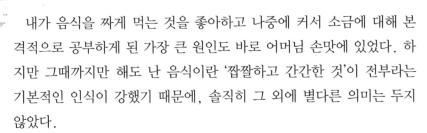

내가 음식을 짜게 먹는 것을 좋아하고 나중에 커서 소금에 대해 본격적으로 공부하게 된 가장 큰 원인도 바로 어머님 손맛에 있었다. 하지만 그때까지만 해도 난 음식이란 '짭짤하고 간간한 것'이 전부라는 기본적인 인식이 강했기 때문에, 솔직히 그 외에 별다른 의미는 두지 않았다.

내가 소금의 중요성에 대해 가장 먼저 깨달은 것은 결혼을 하면서부터였다. 결혼을 하기 전에 남편에게는 심한 불면증이 있었다. 그런데 신기하게도 결혼을 하자마자 얼마 안 가서 몇 년 동안 그를 괴롭히던 불면증이 마파람에 게 눈 감추듯 사라지는 것이 아닌가.

"이게 어떻게 된 거지? 그렇게 자려고 해도 안 오던 잠이 마구 쏟아져. 참 이상하다……."

하루 이틀 일시적인 현상이 아니고 사흘, 나흘, 열흘, 한 달이 지나도록 불면증 때문에 고생하던 남편이 밤마다 그렇게 맛있게 잠을 잘 수가 없는 것이었다. 거기다 전혀 안 자던 낮잠까지 자기 시작했다. 도대체 이 이유가 무엇일까. 나는 곰곰이 원인을 분석해 보기 시작했다. 그 이유는 음식, 즉 소금에 있었다.

평소 말이 없고 남의 인격을 존중해 주는 전형적인 서울 남자인 순한 남편은 내가 만들어 주는 짭짤하고 간간한 음식을 늘 맛있게 먹어 주었다.

남편이 그동안 불면증을 앓았던 것은 시부모의 영향으로 음식을 너무 싱겁게 먹어온 것에 원인이 있었다고 판단한 나는, 그때부터 소금

과 인간의 건강, 특히 자연건강법에 대해 본격적인 공부를 하기 시작
했던 것이다.

나는 지금도 내가 불면증을 앓고 있던 남편을 만난 것이나, 소금에
대한 공부를 시작으로 사람들에게 건강 교육을 시키게 된 것이나, 어
느 것 하나 우연은 아니었다고 생각한다. 어쩌면 나는 애초부터 이런
길을 가도록 운명 되어 있었고, 그 운명의 수순에 따라 길을 가고 있
었는지도 모를 일이다.

이런 나에게 특히 큰 힘이 돼 준 것은 남편이었다. 남편은 내가 이
분야의 공부를 본격적으로 하겠다고 하자 흔쾌히 찬성하며 모든 것을
받아주었다.

"당신이 좋다면 나도 좋아. 그러니 아무 걱정하지 말고 당신이 원하
는 것을 해요."

그때부터 나는 시중에서 소금과 건강에 관한 책을 닥치는 대로 구해
읽기 시작했다. 나는 누군가의 좋은 얘기, 설득력이 있는 얘기를 듣거
나 글을 보면 금방 합리적으로 잘 받아들이는 편이다. 그래서 뒤늦게
뛰어든 공부였지만 새로운 지식을 받아들여 내 것으로 만드는 데에는
전혀 어려움이 없었다.

나는 중요한 대목마다 밑줄을 쫙 그어가면서 숙독을 거듭했다. 당시
우리나라도 소금에 관해 일찍부터 연구하고 중요성을 설파한 유명 무
명의 의식 있는 선각자들이 많았다.

소금의 중요성과 효용성을 알고 있는 사람들 가운데는, 비록 아무도
알아주는 이가 없어도 나름대로 이를 널리 알리기 위해 세상의 잘못된
고정관념과 제도권이라는 크고 두꺼운 벽에 맞서 외로운 싸움을 벌이
고 있는 사람이 많았던 것이다.

나는 그때 『소금의 소염 정혈 작용』이라는 책을 읽고 평소 내가 생각
해 왔던 소금에 대한 인식이 전혀 틀린 것이 아님을 확인했다. 그리고

나름대로 이 분야에 대한 체계적인 공부와 정리를 시작했다.

그러던 어느 날 한 잡지에서 『암도 두렵지 않다』라는 광고를 보고 책을 구해 읽게 됐다. 이 책은 일본 최고의 자연 의학 전문가인 '니시 가쯔조(西勝造)' 선생이 쓴 것으로, 어쩌면 그렇게 구구절절 내 가슴에 쏙쏙 와닿는지 그 한 권의 책으로는 도저히 만족할 수가 없었다. 그래서 당장 일본에 있던 친척에게 부탁해 그의 책을 사 보았다.

이때는 암이라는 존재에 대해 사람들이 잘 몰랐던 시절이었고, 더욱이 항암제라는 말도 없었던 때이기도 했다. 친척이 곧바로 책을 보내왔고 20권이나 되는 일본어 원서는 친정어머님과 산업은행에 다니고 있던 남편이 나를 위해 날마다 밤새워 번역해 주었다. 나는 정말 천하를 얻은 듯한 기분이었다.

나는 자연 요법의 중요성을 피부로 느끼기 위해 불치병 환자 가족들의 모임인 건강동호회에도 가입해 나가기 시작했다. 처음 모임에 나갔을 때 아기를 등에 업은 한 젊은 아주머니가 남편이 암에 걸렸는데 어떻게 하면 좋겠느냐고, 제발 좀 도와달라며 울며불며 호소하는 모습을 보고 너무나 가슴이 아팠다.

'저 사람들은 무슨 죄가 있기에 저런 고통을 받아야 할까. 만약 나에게 저들을 도울 수 있는 힘이 있다면 얼마나 좋을까……'

그녀의 안타까운 간증을 들으면서 어느덧 나는 마음속으로 이렇게 기도하고 있었다. 두 번째로 간증에 나선 사람은 50대의 여성이었다. 그녀는 어느 날 몸에 이상을 느끼고 서울대병원에 입원했는데 진찰 결과 백혈병이라는 청천벽력 같은 선고를 받았다고 했다.

'아, 이제는 내 인생도 끝이구나!'

한없는 절망에 빠져 조용히 생을 정리하려고 하는 그녀에게 누군가 백혈병에는 현미가 좋다는 얘기를 들려주더라는 것이었다. 그래서 반신반의하면서도 마지막 지푸라기라도 잡는 심정으로 현미를 먹어보려고 했지만, 그때까지만 해도 그녀는 현미가 어떤 것인지조차도 잘 모르고 있었고, 파는 곳도 없어 어떻게 해야 좋을지 몰랐다고 했다.

사람들에게 물어보니 태릉 쪽에 가면 논에 벼들이 많이 있으니, 그 논에 가서 벼를 훑어다 찧어 먹으라고 했다. 그래서 그녀는 어머니와 함께 무작정 태릉 쪽으로 가서, 논의 벼 낟알을 훑어다가 집에서 찧어 밥을 지어먹기 시작했는데, 이렇게 며칠을 먹다 보니 놀랍게도 백혈병 수치가 차츰 정상 수준으로 돌아오더라는 것이었다.

이때가 1977년이었는데, 당시 건강동호회를 운영하던 분이 L씨로, 그때부터 건강동호회를 운영했을 만큼 의식이 남다르고 겸손한 분이었다. L씨는 지금도 나를 만나면 처음 우리 만남을 회상하며, 그때 그 젊은 새댁이 결국 뭔가를 해냈다고 한마디씩을 하곤 한다.

자연건강법을 알면 세상이 다시 보인다

이 건강동호회에서 현미의 효능을 알게 된 후부터 나는 집에서 계속 현미밥을 해 먹고 있으며, 그것은 장독대에서도 마찬가지이다. 밖에 나가 식사를 할 때도 가능하면 오곡밥집을 찾는데 어쩌다 하는 수 없이 하얀 쌀밥을 먹게 되면 밥 자체가 맛이 없어 목에 잘 넘어가지도 않는다.

한때 우리 집 일을 도와주던 아주머니는 현미밥을 못 먹어 6개월 동안 도시락을 들고 다니기도 했다.

나는 소금의 중요성과 자연 의학은 물론 어렸을 때부터 어머니에게 보고 배운 자연식 등 사람을 살리는 올바른 먹을거리란 어떤 것인가에 대해 열심히 공부했고, 생활 속에서 이를 실천하기 위해 노력했다. 이것이 내게 있어서 세상에서 가장 소중하고 그 어느 것보다도 가치 있는 일이라고 생각했기 때문이었다.

그리고 시간이 지날수록 우리 인간이 앓고 있는 모든 병이 먹을거리의 잘못에서 온다는 것을 깨닫게 되었고 먹을거리의 개선만으로도 인간이 삶 자체가 바뀔 수 있다는 확신을 갖게 됐다.

그러자 신기한 일이 벌어졌다. 올바른 건강법을 알고 나니 갑자기 세상이 다르게 보이기 시작한 것이었다. 정치와 경제, 사회, 문화 모든 분야의 현상이 한눈에 다 보였다.

'저 똥자루가 불룩하니 튀어나온 정치인과 경제인이 국민을 위해 뭘 할 수 있을까…….'

'저 얼굴에 기름기가 잘잘 흐르는 목사와 스님이 어떻게 하나님과 부처님을 찾고 신도들에게 검소하게 살아라, 하고 말할 수 있을까……'

'신장이 나빠 오줌도 못 싸는 저 얼굴이 누렇게 뜬 의사가 청진기를 들고 환자들에게 뭘 하겠다는 말인가……'

자기 몸 하나 제대로 갖추지 못하고 살이 쪄서 배가 불룩하게 튀어나온 사람들은 식성이나 먹성에 걸맞게 탐욕과 사리사욕을 앞세울 수밖에 없다. 수신제가 치국평천하(修身齊家 治國平天下)라는 말도 있는데, 자기 한 몸도 제대로 간수하지 못하면서 어떻게 정치와 경제를 논하고 죄에 물든 사람들을 구하며, 병을 앓는 사람들을 위해 사심 없이 봉사할 수가 있겠는가.

그래서 나는 유난히 목사와 스님, 수녀, 신부님을 비롯하여 성직자와 의사, 약사 등을 많이 교육했는데, 이분들도 한번 나에게 교육을 받으면 의식이 모두가 180도로 바뀐다. 이들은 자연과 인간의 섭리를 알고 있고, 또 사람의 병을 고치는 의약을 다루고 있기 때문에 일반인들보다 훨씬 이해하고 받아들이는 것도 빠르다. 그리고 의식만 바뀌는 게 아니라 식습관은 물론, 자신의 인생관과 우주관까지도 180도로 바뀌었다고 고백하는 사람들이 많다.

일반인들 역시 의식이 남다른 사람들은 한번 교육을 받으면 놀랍고도 엄청난 내면의 변화가 일어난다.

'아, 내가 세상을 너무 제멋대로 살아왔구나! 무엇을 먹고 어떻게 살아야 하는지를 모른 채 그동안 너무 닥치는 대로 살아왔구나!'

이런 심한 자책감과 함께 인생관이 변한 나머지 심지어 출가(出家)까지 한 사람도 있다. 정말 믿기 어려울 만큼 놀라운 일이다. 내게 교육을 받은 어떤 한 분은 이렇게 엄청난 내면의 각성이 일어나자 홀연히 티베트로 떠나 8년을 살다가 오기도 했다.

이런 일은 특정한 사람에게만 일어나는 것이 아니라 정도의 차이만 있을 뿐 교육을 받은 사람이면 대부분 변화된다. 몸이 정리되면서 마음이 새롭게 정돈돼 그 이전과는 전혀 다른 새로운 사람으로 태어나는 것이다.

나는 이처럼 건강법을 알고 자연을 스승으로 모시게 되면서부터 세상을 다시 보게 되었다. 그리고 건강법을 제대로 배워서 세상의 병든 사람들의 몸을 제자리로 돌려놓는 일이 내 소명이자 사명이라고 감히 생각했다. 앞으로 나아갈 내 인생의 목표가 확연히 세워지는 순간이었다.

그리고 앞으로 어떤 세상, 어떤 문화가 오고 또 바뀔지라도 자연의 방법만큼은 변하지 않을 것이라는 굳은 확신에 넘쳤다.

당신은 유기농을 먹을 자격이 있는가

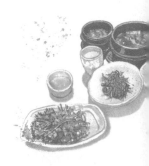

 1982년부터 나는 환경 운동에도 본격적으로 뛰어들었다. 그전까지만 해도 환경에 대해 별 관심을 두지 않았지만 먹을거리와 건강법에 대한 연구를 하다 보니 필연적으로 환경을 알지 않으면 안 되었다. 아니 먹을거리와 건강법, 그리고 환경은 하나였다.

 환경을 알게 되면 모든 것이 보인다. 햇빛과 물과 공기, 먹을거리, 사람, 자연과 인간의 지각력과 영고성쇠에 이르기까지 우주 삼라만상의 이치를 깨닫게 된다.

 그래서 나는 당시 환경 운동을 주도하는 분들의 모임에도 자주 참석했으며 이들과 어울려 많은 토론을 나누기도 했고, 환경을 지키기 위한 선진국들의 노력과 실천 사례 등도 관심을 갖고 열심히 공부했다.

 처음부터 상하수도를 분리 설계해서 빗물을 모아 1차, 2차, 3차까지 사용하고, 유채꽃을 많이 심어 씨앗에서 추출한 기름으로 휘발유의 5%를 충당하며, 오염을 방지하기 위해 강가나 바닷가에는 자동차 도로를 만들지 않는다는 유럽 선진국들의 환경보호 사례를 보면서 깊은 감명을 받았다.

 이런 나라들에 비하면 우리나라는 고도성장만 추구한 나머지, 환경보호와 보존에 대한 기초가 거의 없어 국토는 황폐할 대로 황폐해진 것이 안타까웠다. 이에 비해 북한은 비록 경제적으로는 못살지라도 환경이 살아 있으니 오히려 얼마나 소중하고 다행인가, 하는 생각도 했다.

사실 진짜 불쌍한 사람은 배고파 굶어 죽은 사람이 아니라 잘 먹어서 암에 걸린 사람이나, 있으면서 병에 걸려 먹고 싶어도 못 먹는 사람들이다. 환경 또한 이와 조금도 다르지 않다. 그런 의미에서 정부나 기업, 우리는 모두 정말 반성할 일이 많다. 나 역시 반성해야 한다.

"원장님, 이거 100% 유기농산물인데 좀 드세요."

"아닙니다. 전 그것을 먹을 자격이 없습니다!"

교육생들 가운데 가끔 유기농산물을 가져와 내게 선물하는 사람이 많은데 나는 먹을 자격이 없다고 말하면서 한사코 거절한다. 이것은 내 양심의 문제이기 때문이다.

'내가 과연 세상을 살아오면서 우리 자연과 환경을 위해 무엇을 했으며 어떤 기여를 했는가?'

이런 질문에 난 대답할 자신이 없다. 그래서 교육할 때마다 교육생들에게 이 점을 강조하기도 한다.

"환경을 위해 일하거나 노력하지 않은 사람은 유기농산물을 먹을 생각하지 마세요! 그런 양심의 가책도 없이 전체 농산물의 5%도 안 되는 유기농산물을 먹겠다고 하는 것부터가 뻔뻔한 겁니다. 우리 먼저 양심부터 회복합시다!"

언젠가 한번은 청와대에 '우리 밀'이 들어간다는 보도를 보고 나 혼자 야단을 친 적이 있다. 청와대 사람들이 왜 우리 밀을 먹는가. 유기농산물을 먹을 수 있는 사람은 진정으로 국가와 자연을 위해 일할 수 있는 사람이어야 한다고 생각했기 때문이다.

좋은 음식은 좋은 사람만이 먹어야지 돈 있고 득세하는 사람들이 독차지해서는 안 된다. 또 평소 환경에 관심을 갖지 않다가 병에 걸린 후에야 내가 유기농을 먹어야 한다고 생각하는 환자들도 문제이다. 이런 사람들도 먼저 양심 회복부터 해야 한다. 나중에 자연과 환경을 위해 관심을 갖고 일해야겠다는 다짐을 해야 하는 것이다.

이렇게 해서 한 사람, 한 사람의 의식이 바뀔 때 우리 환경이 살고 건강한 먹을거리가 넘치는 세상이 될 것이 아닌가. 그런데 유기농보다 더 좋은 것은 두말할 것도 없이 맑은 햇살과 공기 속에서 자라는 자연 그대로의 먹을거리이다.

얼마 전 나는 프레스센터 외신기자 클럽에서 우리나라를 찾는 세계 슬로푸드협회 부총재와 대화를 나눈 적이 있었다. 그런데 프랑스인인 그 사람은 기자들의 질문이 유기농에만 집중되자 이해할 수 없다는 표정으로 '한국의 기자들은 슬로푸드를 얘기하는데 왜 유기농에 대해서만 묻는지 모르겠다'라며 고개를 갸우뚱거렸다.

물론 슬로푸드에 대한 개념정립이나 지식이 부족한 탓도 있겠지만 이는 유기농을 포함한 자연식을 말한다. 우리나라 사람들은 유기농만 먹는 게 웰빙 시대의 최고 건강식인 줄 아는데, 손쉽게 구하기가 힘들어서 그렇지 산과 들에서 채취하는 자연 그대로의 먹을거리가 최고다.

그러나 보다 중요한 문제는 이런 유기농이나 자연 먹을거리를 먹는 것이 아니라, 어떤 먹을거리를 어떻게 올바로 가려서 먹느냐는 것이라고 할 수 있다. 유기농이라고 해서 반드시 좋은 것만은 아니다. 유기농도 한 가지만 계속해서 먹으면 그 폐해가 있을 수 있기 때문이다.

그리고 요즘 산야초(山野草)에 대한 관심이 높아지면서 오염되지 않은 깊고 높은 산의 야생초를 발효시켜, 그것에서 영양분을 섭취하는 사람들이 늘고 있다. 이런 산야초 효소야말로 최고의 영양소이다.

그러나 산야초 효소를 만든다고 이른 봄에 눈을 뚫고 올라오는 새순을 따거나, 갓 피기 시작한 어린 야생화를 따서 말려 차로 마시는 것은 분명히 문제가 있다. 그들도 생명이다. 인간은 자신의 기호(嗜好)를 위해 죄 없는 자연에 그런 가혹한 일을 저지를 권리가 없다.

자연건강법은 그 자체가 곧 환경 운동

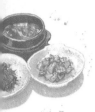

　그리고 내가 하는 교육은 교육 자체가 환경 운동이다. 나는 교육생들에게 샴푸를 사용하지 말고, 치약도 반드시 죽염이나 구운 소금을 쓰라고 강조한다. 요즘 풍치 때문에 고생하는 사람들이 많은데 이런 충치는 아침저녁 소금으로 일주일 동안만 이를 닦아도 분명한 차도를 느낄 수 있다.

　교육생들에게 이렇게 말로만 교육하는 것이 아니라 나 자신부터가 항상 생활 속에서 실천하고 있다. 나는 무엇보다도 화장을 하지 않는다. 결혼식을 올릴 때 간단히 메이크업을 한 것 빼고, 방송출연을 할 때도 립스틱 정도나 칠할 뿐 거의 하지 않는다.

　어려서부터 화장을 하면 마치 얼굴에 가면을 씌운 것처럼 왠지 답답했다. 지금도 로션 같은 것은 일절 바르지 않는다. 나는 얼굴에 주근깨가 비교적 많은 편이지만 있으면 있는 대로 자연스러운 게 최고라고 생각하는 사람이다.

　"주근깨는 있지만 아직 탱탱하시네요?"

　"어쩜 그렇게 피부가 탄력이 있어요?"

　더러 이렇게 얘기하는 사람들이 있지만, 난 남의 시선이나 평가에는 전혀 신경 쓰지 않는다. 한 예로 어쩌다 텔레비전 프로그램에 출연하기 위해 방송국에 가서 보면 분장실은 출연할 연사들이 줄줄이 앉아 화장하느라 바쁘지만 나는 분장 자체를 사양한다.

　"원장님, 뜻은 알겠는데요. 그렇게 분장을 않고 그냥 출연하면 화면이 예쁘지 않아서 시청자들에 대한 예의가 아니거든요?"

"피디 선생님, 그 예의라는 것이 뭔데요?"

프로그램을 잘 만들고 싶은 피디나 에이디(AD)는 이런 나에게 쩔쩔매지만 난 천성이 그렇기 때문에 어쩔 수가 없다.

그래도 밖에 나가면 '멋쟁이'라는 소리를 듣는 것을 보면 내가 보는 미에 대한 관점과 감각은 좀 남다르지 않은가 싶다.

사실 난 피부에 화장품을 바르지 않아도 특별한 트러블 같은 게 없고 겨울에도 거칠어지지 않는다. 아마 비결이 있다면 그것은 평소 자연건강법을 실천해 오고 있기 때문일 것이다. 심지어 나는 겨울에도 양말을 잘 신지 않는다. 피부를 옥죄는 것 같아 답답하기 때문이다.

최근 들어 젊은 세대, 특히 캐주얼 차림의 젊은 남성들 가운데 양말을 신지 않은 구두나 운동화 차림의 남성들을 자주 보는데 난 이것도 좋은 현상이라고 생각한다. 양말을 안 신으면 발이 금방 지저분해지지 않느냐고 묻는 사람도 있지만, 혈액 순환과 신진대사가 잘되는 사람들은 얼굴이든 발이든, 피부에 때가 잘 묻거나 생기지 않는다.

그리고 나는 내복은 입어본 적이 없다. 남보다 몸에 열이 많아서가 아니다. 마찬가지로 혈액순환과 신진대사가 잘 이루어지면 내복이란 전혀 필요 없게 된다. 내복을 입지 않는 것은 산소 공급 차원에서도 매우 바람직하다.

얼굴도 똑같은 피부인데 얼굴은 옷으로 감싸지 않아도 어떻게 추위를 견디고 괜찮은지 그 이유를 한번 생각해 보라. 그것은 습관이다. 얼굴 피부는 처음부터 옷으로 감싸지 않았기 때문에 적응력이 길러진 것이다.

팬티도 마찬가지이다. 나는 팬티도 사각형만을 입는다. 남녀를 막론하고 팬티는 헐렁하고 바람이 잘 통하는 사각형을 입어야 하지만 여자일수록, 특히 산소 공급을 막는 삼각팬티나 거들, 팬티스타킹 등은 입지 않아야 한다. 여자용 사각팬티는 동대문 시장에 가면 값싸게 살수 있는데 나는 한꺼번에 30여 장씩을 사다가 두고두고 입는다.

한번은 오랜만에 만난 여고 동창생과 목욕탕엘 갔는데 탈의실에서 내 속옷을 재미있다는 듯이 바라보더니 말했다.

"얘, 팬티가 그게 뭐니?"

"내께 어때서?"

"그게 아니고, 그런 팬티 입고 만약 교통사고라도 당했다고 해봐라. 가난한 사람인가 보다 하고 어디 허름한 병원에 끌어다 놓을걸?"

그 말을 듣고 깔깔 웃었지만 상관이 없었다. 나는 이런 문제에서도 우리 사회의 잘못된 단면을 본다. 속옷이라고 해서 꼭 레이스가 달린 값비싼 옷을 입어야 할까. 그렇게 생각하는 것 자체가 하나의 고정관념이다. 왜 몸에 나쁜 값비싼 속옷은 백화점에서 팔려야 하고, 몸에 좋은 값싼 속옷은 재래시장에서 팔려야 하는가. 흔히 촌스럽다고 하는 할머니들이 입는 속옷이 따로 있어야 하는가.

여기서 촌스럽다는 의미를 한번 생각해 보자. 도시스럽다는 것은 병을 낳는다. 그러나 촌스럽다는 것은 건강을 준다. 그리고 우리가 촌스럽다고 여기는 것이 어쩌면 가장 세계적인 것인지도 모른다. 따라서 우리는 도시스럽기보다는 촌스러워질 필요가 있다.

내게 교육을 받은 사람들은 대부분 내 말을 비교적 철저하게 잘 듣기 때문에 이런 촌스러워지는 것에 조금도 개의하지 않는 사람이 많다. 어느 날 한 여자 교육생을 만났더니 이렇게 말했다.

"원장님, 사각팬티가 없어서 남편 팬티를 입고 나가 골프 치고 목욕탕엘 갔더니 여자들이 나더러 촌년이라고 수군거리더라고요."

"그래서 어떻게 했어요?"

"어떻게 하긴요! 그래, 너희가 뭐라고 입방아를 찧든 나는 내 몸을 위해 그런다, 왜? 그러고 말았죠."

교육을 제대로 받고 나면 이렇게 생각과 행동이 달라지는 것이다. 사실 속옷 문제도 심각하다. 완전 갑옷이다. 여성들이 브래지어는 임파선의 활동을 막아 유방암을 불러오는 원인 중의 하나가 되기도 한다.

또 남성들은 꽉 조이는 삼각팬티 때문에 전립선이 망가지고 정력이 약해진다. 스태미나를 위해 뱀 잡아먹을 생각하지 말고 헐렁한 사각팬티를 입을 일이다. 아무튼, 이런 이유 때문에 나는 남들이 뭐라고 하지만 않는다면 아프리카 여자들처럼 아예 옷을 다 벗고 살고 싶을 정도이다.

사실 옛날엔 다 벗고 살았다. 나는 예전 이웃 일본 아이들이 11월이 되도록 양말을 잘 안 신고, 옷도 꽉 끼인 청바지보다 헐렁한 옷을 입고 다니는 것을 볼 때마다 그렇게 부러울 수가 없었다.

그리고 나는 옷을 입더라도 화학염료로 물들인 옷은 절대 입지 않고 천연염료로 염색한 옷만 입는다. 그래야 옷과 몸이 잘 친화되기 때문이다.

나는 또 더운 것보다 찬 것을 좋아해서 우리 집은 한겨울에도 불을 잘 때지 않는다. 아파트 가스 요금도 남의 집의 20% 안팎에 불과하다. 그뿐만 아니라 나는 냉장고 음식을 싫어하는 편이다. 한여름 수박도 냉장고에 넣어 차갑게 먹는 것보다 미지근한 그대로 먹는 것을 좋아한다. 어렸을 때부터 자연스럽게 몸에 밴 습관이기도 하다.

수박 자체가 여름 과일로 몸에 들어가면 열을 식히는 음식인데, 그것을 차갑게 해서 먹으면 왠지 기분이 나쁘다. 가능하면 나는 포장이나 가공을 하지 않고 자연 그대로 살고 싶은 마음이 강한 편인 것 같다.

환경 운동가들이야말로 진정한 선각자

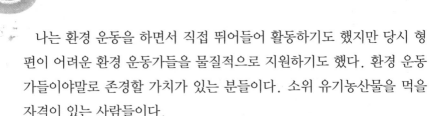

　나는 환경 운동을 하면서 직접 뛰어들어 활동하기도 했지만 당시 형편이 어려운 환경 운동가들을 물질적으로 지원하기도 했다. 환경 운동가들이야말로 존경할 가치가 있는 분들이다. 소위 유기농산물을 먹을 자격이 있는 사람들이다.

　이들은 환경을 위해 어떤 방법으로든 기여하고 있고, 현재보다는 미래, 그리고 지금 세대보다는 나중 세대를 생각하는 선각자들이기 때문이다.

　내가 도곡동에서 '산채'를 운영하고 있을 때의 일이다. 한 40대 중반의 남자가 식당 안으로 들어와 아직 치우지 않은 다른 사람이 남긴 밥상을 보더니 그 자리에 앉으며 말했다.

　"저, 밥을 좀 주십시오. 반찬은 이 상(床)에 남은 것으로 됐고 여기에 밥 한 공기하고 국물만 주십시오."

　"아니, 그래도 남이 먹고 남긴 음식인데 어떻게 그럴 수 있어요? 상을 치우고 다시 새 상을 올릴게요."

　"아닙니다. 이런 것이 다 낭비입니다. 반찬을 거의 손도 안 대고 다 남겼는데 이 음식물 쓰레기를 어떻게 하려고 그러십니까? 전 괜찮으니 밥하고 국만 주십시오."

　그 남자는 한사코 그 상에서 그대로 먹겠다며 밥과 국만 가져다 달라고 말했다. 그래서 할 수 없이 가져다준 밥과 국을 다른 사람들이 남긴 반찬에 맛있게 먹었다.

나는 이 사람과 많은 얘기를 나눴는데 그는 환경 운동을 하는 반도체 전문가였다. 이런 사람은 누가 뭐래도 정신이 올바로 박힌 사람이다. 긴 얘기 끝에 나는 그가 현재 사업상 많은 어려움을 겪고 있다는 사실을 알고 그에게 선뜻 사업자금을 투자해 주기도 했다. 그 사람이 환경 운동가가 아니었다면 그렇게 하지는 않았을 것이다.

마침내 자연식 전문점을 열다

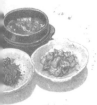

　1980년 봄, 나는 그동안 내가 배우고 쌓아온 올바른 먹을거리를 통한 건강법을 사람들에게 널리 알리기 위해, 지하철 2호선 서울대입구역 근처에 자연식 전문음식점인 '장독대'를 열었다. 이것을 옮겨 미사리장독대와 길동장독대 두 곳이 되었다.

　사실 그때까지만 해도 자연식이라는 말 자체가 일반 사람들에게는 생소했다. 지금에야 텔레비전 장수 프로그램에서 현미가 몸에 좋다며 요란하게 얘기하고 있지만, 앞서 얘기했듯이 그때는 심지어 현미가 어떤 것이며, 왜 몸에 좋은 것인지조차 모르는 사람이 많았던 시절이었다.

　나는 지금도 그렇지만 장독대에서 현미와 보리, 조, 율무, 수수, 콩을 넣어 지은 현미 오곡밥과 조미료를 전혀 가미하지 않고 담은 된장과 고추장, 김치와 산나물, 그리고 어렸을 때 어머니가 즐겨 만들어 주시던 장떡 같은 전통음식 등을 만들어내기 시작했다.

　그리고 실내장식도 우리 전통의 미를 살리고 고향의 향취를 느낄 수 있도록 예스런 분위기로 꾸몄는데, 인테리어는 모두 내가 했다. 이곳은 자연식을 좋아하거나 올바른 먹을거리 문화에 관심이 있는 사람이 줄을 잇고 찾아왔다.

　음식의 맛 또한 내가 소금의 중요성을 누구보다 잘 알고 있었기 때문에 다른 음식점의 음식에 비해 비교적 짭짤한 편이었는데, 장독대에는 대학교수나 법조인, 연예인 등 유명인사들을 비롯해서 의식 있는 환경 운동가나 운동권 젊은이, 대학생들도 많이 드나들곤 했다.

나는 이곳에서 서울대 모 여교수와 자주 만나 소금과 야채의 중요성, 매실 엑기스와 같은 자연건강식에 대해 많은 대화를 나누곤 했는데, 어느 날 그 교수가 갑자기 한 가지 제안을 해왔다.

　"강 원장님, 단식 교육을 하는 곳이 있는데 가서 한번 받아보지 않으실래요?"

　"단식이요?"

　"강 원장님은 정말 자연식과 자연 의학에 대해서 최고의 지식과 경험을 갖고 있는데 거기에 단식이 빠졌거든요. 강 원장님의 그 이론에 단식을 접목하세요. 그렇게 한다면 앞으로 우리나라에서 제일가는 자연건강 전문가가 되실 겁니다."

단식(斷食)에의 입문

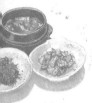

　그때까지만 해도 나는 단식(斷食)이 중요하다는 것은 알고 있었지만 실천에 옮기지는 못하고 있었다. 하지만 단식이야말로 사람의 병을 고칠 수 있는 중요한 자연건강법의 하나인데, 마침 아는 단식원이 있으니 그곳에 가서 직접 단식을 체험하는 것이 좋을 것이라는 말에 나는 그만 마음이 동했다.

　그리고 특히 소금과 단식, 자연식 먹을거리는 불가분의 관계에 있는 만큼, 내가 그동안 쌓아온 소금과 자연식을 이용한 자연건강요법에 단식을 접목시키면 병든 많은 사람에게 큰 도움을 줄 수 있을 것 같다는 믿음이 생긴 것이다.

　거기다 내 자연건강법은 공부와 연구, 체험에서 우러나온 것으로 일일이 사람들의 머릿속에 주입시키고 실천하도록 만들어야 하는 한계가 있었지만, 단식은 물리적으로 사람의 몸을 바르게 잡아주는 것이 아닌가. 나는 이 점에 더 큰 매력을 느꼈다.

　사실 어려서부터 소망이기도 했지만 나이를 먹어가면서도 나는 가톨릭 신자로서 무엇인가, 그리고 누구에겐가 늘 봉사하는 삶을 살고 싶었다. 그래서 '레지오' 봉사군대에 들어가 어려운 사람과 중병에 걸린 환자들을 찾아가 봉사활동을 하기도 했지만, 막상 환자들을 찾아가면 음료수를 앞에 놓고 기도나 하는 것이 고작일 수밖에 없어서 괴로울 때가 많았다.

　'아니야! 이것은 하느님이 원하는 진정한 방법이 아니야! 내가 해야 될 봉사는 이런 봉사가 아닐 거야!'

그 무렵 친한 여고 동창생 한 명이 암에 걸려 자궁을 들어내는가 했더니 유방까지도 잘라내야 했다. 그녀의 나이 겨우 서른세 살이었는데 내가 해줄 수 있는 것은 아무것도 없었다. 내가 할 수 있는 유일한 방법은 기도뿐이었지만, 내 기도가 과연 그녀의 병에 도움이 되는지 알 수 없었다. 나는 그때 사람의 한계, 인간의 한계를 절감했다.

'무력감!'

도대체 나는 무엇인가. 내가 무엇을 할 수 있단 말인가. 만약 사랑하는 아이가 아플 때 나는 그 아이를 위해 무엇을 해줄 수 있겠는가.

미스코리아 대회에 나가 1등을 할 정도로 아름다운 사람도 항암제 한 방만 맞으면 머리카락이 빠져 뚝뚝 떨어지고, 악취가 나서 곁에 가고 싶은 마음이 없어진다. 그런 모습을 보면서 나도 정말 겸손해져야겠다, 낮아져야겠다, 하고 생각했다.

그리고 진정 하느님이 원하시는 방식으로 세상에 봉사를 할 수 있다면 어떤 것이라도 배우겠다는 마음으로, 그 이튿날 나는 짐을 꾸려 들고 혼자 단식원이 있는 지방으로 떠났다.

이윽고 공항에 내려 단식원으로 가기 위해 택시를 잡아탔다.

"S원으로 가주세요."

기사 분은 나를 한번 살펴보더니 의아한 눈빛으로 말했다.

"거긴 나환자촌인데 무슨 일로 거기를 가려고 하십니까?"

"예에? 나환자촌이요?"

나는 그만 기겁을 했다.

"왜 그렇게 놀라십니까? 그런 곳인 줄 모르고 가자고 하셨어요?"

"거, 거기로 가지 말고 읍내로 가주세요."

나는 놀라 어쩔 줄 몰랐다. 그리고 순간 뭐가 잘못됐구나 하는 생각만 들었다. 읍내에서 배가 고파 음식을 시켰는데 택시기사에게 들은 '나환자촌'이라는 말 때문에 겁이 나고 무서워 먹을 수가 없었다.

'내가 이름을 잘못 들었을까? 그래! 뭐가 잘못된 거겠지, 설마!'

내심 이런 생각을 하면서 일단 그곳으로 전화를 해보았다.

"여보세요, 그곳이 단식하는 곳인가요?"

"네, 그렇습니다."

"거기 아무나 가도 되는 건가요?"

"그럼요, 교육을 받으시게요?"

"네, 그러려고 찾아왔는데…….'

"그럼 지금 오십시오. 아무 걱정하지 마시고요."

그럼 그렇지! 택시기사가 잘못 말한 것이겠지. 아직도 두근거리는 가슴을 억누르며 다시 택시를 타고 S원으로 갔다. 그런데 이게 웬일인가!

입구로 들어서자 눈도 없고 손가락도 없는 나병환자들이 여기저기서 눈에 띄는데 그야말로 모골이 송연해졌다. 택시기사 아저씨도 이곳이 단식하는 곳이냐고 놀란 눈으로 물었다. 나는 순간 숨만 크게 쉬어도 나병이 금세 나한테 옮을 것만 같았다.

'혹시 잡혀서 간이라도 빼앗기는 것이 아닐까?'

어렸을 때 아이들에게 들은 얘기도 생각나고 갑자기 오금이 저려왔다. 눈을 꼭 감고 다시 돌아가 버리고 싶은 마음뿐이었다. 그 순간 누군가 매섭게 나를 질책하는 소리가 들려왔다.

'바로 그것이 네 참모습이냐? 소위 남에게 봉사하며 살고 싶다는 가톨릭 신자라는 사람이 어쩌면 이럴 수 있느냐?'

그것은 내면 밑바닥으로부터 들려오는 내 목소리였다. 나는 갑자기 정신이 번쩍 들었고, 그리고 나 자신이 한없이 부끄러웠다.

내 인생의 사고방식을 바꿔준 단식

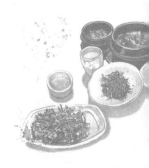

　나는 용기를 내어 택시에서 내렸다. 그런데 바로 그때 내 곁으로 복수가 가득 찬 사람과 머리숱이 홀랑 빠진 사람들이 지나가는 것이 아닌가. 나는 그만 다시 파랗게 질리고 말았다. 참 눈 뜨고 볼 수 없는 풍경이었다. 두리번거리다 우물을 발견하고 재빨리 그곳으로 뛰어가 손을 몇 번이고 깨끗이 씻었다.

　'이곳을 절대 내가 있을 곳이 아니야! 빨리 보따리를 들고 돌아가자!'

　이렇게 생각하고 총총걸음으로 되돌아서는데 갑자기 누군가의 손이 나를 붙잡았다. 내가 기겁을 하고 돌아보자 함께 교육을 받으러 온 아주머니였다.

　그녀는 나를 반갑게 맞으며 자신도 딸과 함께 이곳으로 교육을 받으러 왔다면서 조금도 무서워할 필요가 없다고 나를 안도시켰다. 나는 점차 진정됐다. 그리고 그 부인을 따라 할머니 한 분과 대학교수가 있는 곳으로 가서 짐 보따리를 풀어놓고 교육에 참석했다.

　나는 그곳에서 54명이나 되는 사람들과 함께 단식 교육을 받았다. 교육을 받으러 온 사람들은 각각 저마다의 사연들이 있었다. 대부분이 몸과 마음이 병든 사람들로 단식을 통해 그것을 고쳐보겠다는 희망을 갖고 있었지만 당장 굶어야 한다는 생각 때문인지 다들 긴장된 모습이었다.

　이런 단식 교육은 지도자와 교육생이 생각이나 행동에 있어서 일치하고 한 몸이 되어야 쉽게 적응하고 효과 또한 큰 법이다. 그런데 하루 이틀이 지나자 이에 적응하지 못하고 교육을 포기한 채 떠나는 사람도 있었지만 나는 내 심신을 수행한다는 마음가짐으로 내 자신을 낮추고 겸허히 모든 것을 받아들였다.

교육은 아침 6시 성당 종소리가 울리면 묵념을 하는 것으로부터 시작됐다. 이곳에 있는 사람들의 90%는 나환자였는데, 우리가 지나가기만 해도 90도로 깍듯이 절을 해, 나는 미안해 어쩔 줄 모르면서도 내가 정상인의 몸이라는 사실이 그렇게도 감사할 수가 없었다.

그들은 너무나 깨끗하고 순수했다. 이 사람들은 어느 날 갑자기 하늘에서 뚝 떨어진 사람들이 아니고 우리와 똑같은 사람들이었다. 그들은 외부 사람과 전혀 만날 일이 없는 사람들이었기에 우리가 이렇게 와주는 것만으로도 마음속으로 고마움을 느끼고 있는 듯했다.

그런 모든 것이 나는 내심으로 정말 부끄러웠다.

'저 사람들의 손을 단 한 번만이라도 잡아볼 수 있다면…….'

나는 그들의 손을 한 번만이라도 잡는다면, 이런 모든 수치심을 떨쳐버리고 돌아갈 수 있을 것 같다는 생각이 들었다.

'어떻게 해서든 저 손을 꼭 잡아야 해!'

교육 기간 내내 계속 이 생각뿐이었다. 나를 더욱 부끄럽게 만드는 사람들이 또 있었다. 일제강점기 일본이 저지른 만행에 속죄하기 위해 그곳으로 와서 나환자들을 위해 봉사하는 일본인 수녀의 모습이 그분이었다.

단식 교육 프로그램에는 나환자들의 간증을 듣는 시간이 있었는데 우리들 앞에서 간증을 하는 나환자 가운데는 외국 대학에서 박사학위를 일곱 개나 딴 대학교수 부인도 있었다. 부귀영화와 명예가 무슨 소용이랴. 나는 나도 나환자가 될 수 있다는 그런 생각을 했다.

또 그때 그곳의 나환자 가운데는 서울 모 대학에 다니는 28세의 학생도 있었는데, 어느 날 갑자기 조그만 발진이 생겨 병원을 찾았다가 나병이라는 뜻밖의 판정을 받았다고 했다.

하늘이 무너지는 것 같아 어찌할 줄 모르다가 그 병원의 권유로 소록도에 가서 한 달 정도 요양하고 왔더니, 당시 은행장이었던 아버지를 비롯해 전 가족이 다 이민을 떠나 버리고 흔적조차 없었다고 했다.

만일 내 자식이 이랬다면 어떻게 되었을까. 사람의 인생이 참 덧없이 느껴졌다. 그리고 만약 이곳에서 교육을 마치고 나가게 되면 지금 당장부터라도 세상을 위해 열심히 살아야겠다는 그런 생각뿐이었다.

그러자 내 인생관에 큰 변화가 일어났다. 나는 앞으로 무엇을 위해 살 것인가. 아이들 공부와 유학? 교수나 박사? 돈이나 명예? 골프나 치고 해외여행 다니는 것? 세상 사람들은 다 이런 것을 지향하지만, 난 그런 것들이 갑자기 시시하게 느껴지고 이 세상에서 가장 중요한 것이 건강이며, 앞으로 내 자신의 건강은 물론 아프고 병든 사람들을 위해 살아가야겠다고 굳게 결심을 했다.

소금 요법에 단식을 접목하다

그런 마음으로 교육을 받기 시작하자 하루 이틀 시간이 지나면서 또 다른 알 수 없는 내면의 변화가 일어나기 시작했다. 눈에 씐 안개가 걷히는 것처럼 세상이 너무 맑고 투명하게 보이고, 눈에 보이는 작은 생명체 하나가 그토록 신비롭게 가슴에 와닿을 수가 없었다.

주위에 자라고 있는 나무의 작은 이파리들과 땅에서 돋아나고 있는 이름 없는 들풀들, 심지어 쑥 하나에서도 나는 우주와 자연의 무한한 생명력을 느끼고 환희에 넘쳤다.

바로 이것이었다. 내가 채우려고 갈구했던 참 나를 찾는 초자연의 세계. 나는 단식의 효과와 효능을 누구보다도 절감했고 이내 그것을 내 것으로 만들었다. 혼돈 속에서 마침내 한 줄기 빛이 찾아들 듯이, 내가 그동안 공부하고 닦아왔던 소금과 자연건강요법에 단식이 접목되자 나는 끝없이 희열을 느꼈다.

'그래그래, 바로 이것이었어!'

그리고 모든 것이 머릿속에서 빠르게 재구성되기 시작했다. 왜 사람은 소금을 많이 먹어야 하며 소금과 단식은 무슨 연관 관계에 있는가. 단식과 자연식은 어떤 연관 관계에 있으며 단식을 하고 난 이후의 식생활은 어떻게 바뀌어야 하는가.

소금의 중요성에 대해 언급한 연구가와 학자들도 많다. 단식과 자연식은 떼려야 뗄 수 없는 불가분의 관계에 있지만, 단식 강사나 지도자 가운데는 자연식의 중요성과 경험, 이론적 뒷받침을 갖고 있는 사람이 거의 없었다.

갑자기 내 가슴속에 환한 빛이 가득 넘치는 것 같았다. 단식 교육의 마지막 날 나는 교육 기간 내내 내가 그토록 원했던 나환자들의 손을 잡았다. 그들은 피했지만 내가 먼저 손을 내밀어 잡은 것이었다. 그제야 무겁기만 했던 마음의 빛이 한꺼번에 다 덜어지는 것 같았다.

교육을 마치고 돌아온 나는 자신감을 갖고 평소에 알고 있던 사람들이나 환자들을 3, 40명씩 모아 그룹을 지어 교육을 시키기 시작했다.

내 건강법과 단식을 체계적으로 접목시킨 교육은 놀라운 효과를 나타냈다. 당뇨나 암 같은 성인병에 걸린 사람들도 어지간한 중증 환자가 아니면 내 교육을 받고 확실한 차도를 보였고, 때론 내 자신도 믿기 어려울 만큼 기적 같은 일들이 벌어지기도 했다.

갈수록 자신감에 넘친 나는 많은 성당에서 신부와 수녀님, 신도들과 환자들을 상대로 교육을 하면서 자연건강교육의 붐을 일으켰다. 그런데 이상하게도 교육을 하면 할수록 풀리지 않는 한 가지 의문점이 있었다. 내게 교육을 받은 암 환자들을 유심히 관찰해 보면, 병은 어느 정도 회복되고 뚜렷한 차도가 있음에도 불구하고 얼굴색은 예전 그대로인 것이 이상했다. 병이 나으면 얼굴색도 바뀌어야 하는데 대부분 그렇지가 못한 것이었다.

'무슨 문제가 있어! 본질적인 문제를 찾아야 해!'

혼자서 고민하며 연구를 하고 있던 중에 마음비움운동에 대해 알게 되었다.

기를 비우는 마음비움운동과의 만남

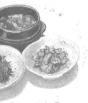

　마음비움운동은 일본의 '노구찌 하루치카(野口晴哉)' 선생이 고안한 것이다. 1911년 도쿄에서 태어난 노구찌 선생은 10대 초반 때부터 '인간의 몸속에는 본인이 의식하지 못하는 어떤 회복력이 있으며, 힘이 모자라는 사람에게는 다른 사람이 힘으로 조금만 도와줘도 쉽게 회복된다.'라는 것과 또 '명치에 경결(硬結)이 있는 환자는 아무리 건강하게 보여도 죽는다.'라는 점을 깨달았다.

　그래서 관동대지진 때는 죽어가는 많은 환자를 돌보았고, 생과 사에 대해 지대한 관심을 갖고 건강하게 사는 법을 연구했으며, 사단법인 '정체협회'를 설립해 50년 동안 건강법을 지도하다 세상을 떠났다.

　마음비움운동은 확실히 우리가 말로써 쉽게 설명하지 못하는 무엇인가가 있다. 일반적으로 자연건강법 연구가들은 허리 상태가 좋지 않은 환자들을 교육시킬 때 붕어 운동을 이용해 척추를 맞춘다. 그러나 이에 비해 마음비움운동은 호흡을 비워 몸 스스로 아픈 곳을 제자리로 돌아가게 만들어 주는 것이 다르다.

　사실 기는 채우는 것보다 비우는 것이 훨씬 쉬운 방법이다.

　사람이 호흡과 기를 모두 다 비우면 자신도 알지 못하는 무의식의 운동이 나온다. 무의식중에 아픈 부위가 흔들거리고, 그렇게 흔들거리는 운동을 반복함으로써 원래의 상태로 복원되게 해 바로 잡는 것이 무의식의 운동, 곧 마음비움운동인 것이다.

비워야 채울 수 있다

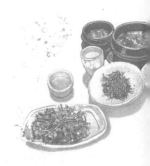

"몸 안의 피를 어떻게 바꾸셨는데요?"

궁금해서 내가 묻자 K선생은 자신이 겪은 일을 자세히 설명해 주었다. 서울에서 혼자 마음비움운동을 계속 수련하다가 어느 정도의 경지에 오르자 자신의 피를 모두 새로운 피로 바꾸기로 작정했다고 한다.

그리고 어머니에게 '나에게 어떤 일이 생기더라도 절대로 병원에 데려가지 마세요.'라고 신신당부를 한 다음 방 안으로 들어가 문을 잠그고 정좌한 채 앉아, 입과 콧구멍과 귀, 항문 등 아홉 개의 구멍(九孔)으로 온몸 안의 피를 밖으로 내보내는 작업을 벌였다고 했다.

이윽고 피를 다 빼버리고 일어나니 하늘이 뱅뱅 돌고 어지러워 견딜 수가 없었다. 배가 고파 뭔가 먹어서라도 채우고 싶은데, 생각나는 것은 생감자와 황토뿐이더라는 것이다. 간신히 방문을 열고 밖으로 기어나가 벽에 붙어 있는 황토를 뜯어먹기 시작했다. 얼마나 기겁할 일이겠는가.

보다 못한 어머님이 강원도에 있는 한 암자로 보냈는데 거기서도 계속 황토만 먹으니까, 스님 한 분이 흙을 체로 쳐주었다고 했다. K선생은 거기서 그렇게 황토만 100일 동안을 먹고 살았다는 것이다. 나는 기가 막혀 물었다.

"선생님, 전생이 뭐였어요?"

"무식쟁이!"

"맞아요! 선생님은 무대포 기질이 있어요!"

그렇게 웃으며 말했더니 K선생이 정색을 하고 말했다.

"책 낸 것을 보았습니다. 잘 읽었어요. 이제는 우리 서로 대화가 됩니다."

그분은 처음 만났을 때 순진하기만 했던 새댁이 그동안 자연건강법을 연구해 사람들을 교육시키고, 나름대로 이 분야에서 일가견을 이룬 사실을 무척이나 기뻐했다.

K선생도 역시 예사 분이 아니었다. 젊은 시절 그의 오랜 방황은 결코 헛된 것이 아니었으며, 그런 방황과 길고 긴 세월에 걸친 수련이 있었기에 결국 마음비움운동의 대가가 된 것이다.

내가 환자를 교육하면서 건강은 좋아져도 얼굴색은 변하지 않은 것에서 뭔가 부족함과 아쉬움을 느끼고 있던 문제점을 마음비움운동이 해결해 주었다.

단식과 마음비움운동은 장(腸)을 비우고 기(氣)를 비움으로써 몸속의 모든 것을 비운다는 이치와 일맥상통하는 것이다. 나는 내 교육방법에 자연스럽게 그분의 마음비움운동을 받아들였다.

이로 인해 나는 자연건강법에 필요한 소금 요법과 단식, 자연식, 마음비움운동 등의 모든 것을 갖췄으며, 이제는 어떤 병에 걸린 사람도 어느 정도 환자 스스로 해결하도록 지도할 수 있겠다는 강한 확신을 갖게 된 것이다.

환자들과 함께 있는 곳이 천당

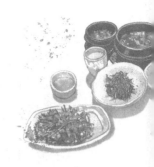

자연건강법에 자신을 갖게 된 나는 그때부터 무수한 병자와 만났다. 보기만 해도 냄새가 나고 지저분하며 몰골이 흉한 사람들, 보통 사람들 같으면 싫증이라도 나겠지만 그러나 나는 한 번도 힘들다고 생각하기는커녕 눈살조차 찌푸려본 적이 없다.

도저히 가망이 없다며 병원에서 내쫓기거나, 시한부 선고를 받고 절망의 문턱에서 나를 찾아온 사람들, '제발 나 좀 살려 주십시오', 죽이든 살리든 맘대로 하라면서 자포자기한 얼굴로 내 앞에 벌러덩 눕던 사람들, 참으로 헤아릴 수 없이 많은 사람을 만났다.

그러나 몸이 아픈 사람들을 모아놓고 교육을 한다는 것은 정말 쉬운 일이 아니다. 각양각색의 병과 성격을 가진 그들과 열흘, 보름, 그 이상 되는 날들을 하루 24시간 잠시도 한눈을 팔 틈도 없이 함께 뒹굴며 뒷바라지를 한다는 게 보통 힘든 일이 아니기 때문이다.

'나는 왜 이런 일을 하는가, 안 하면 안 되는가.'

어떨 때면 너무 힘들고 고단해 스스로 자문해 보기도 하지만, 그러나 이 일은 어쩌면 나의 천직인지도 모른다. 어쩌다 교육을 쉬기라도 하면 꼭 밀린 숙제를 안 한 것 같은 기분이 들고, 마땅히 해야 할 직분을 다하지 않은 것 같아 불안한 생각까지 들 정도이니 말이다.

그러나 나는 나를 믿어주고 격려해 주는 분들이 많아서 행복하다. 교육에 쫓겨 성당을 제대로 못 나간 지도 오래지만 나를 아껴주시는 한 수녀님은 자신이 힘들고 고통스러울 때면 늘 나를 생각하며, 성직자가 이래서는 안 된다고 스스로 채찍질하신다고 한다.

"데레사 수녀님, 요즘 바빠 성당엘 못 나가고 있어요. 죄송해요!"

"괜찮아요, 안젤라. 환자들하고 같이 있는 곳이 성당이지, 성당이 따로 있어?"

이런 말을 들을 때면 나는 늘 심기일전하면서 마음을 새롭게 가다듬는다.

'그래! 이것은 내게 주어진 사명이고 소명이야! 내가 가야 할 나의 길이야!'

나는 내 성격상 옳지 않고 아닌 것, 틀린 일에 매달리지 않는다. 비굴한 것을 싫어하고 아닌 것은 목에 칼이 들어와도 부정한다. 그러나 내가 한번 옳다고 생각하고, 옳은 방법이라고 확신하면, 어떤 큰 손해를 보더라도 끝까지 해내고 마는 강단이 있다. 나는 내가 하는 일이 옳다고 믿고 있고, 확신하기 때문에 이 길을 가는 것이다.

세상에는 아닌 것과 틀린 것을 옳다고 믿고 집착하는 사람이 너무 많다. 이런 사람들을 볼 때마다 나는 너무 가슴이 아프다. 정말 바꿔야 한다. 내가 가능하면 성직자들을 많이 교육하려고 애쓰는 까닭도 여기에 있다. 이분들은 신도들에게 영향력이 큰 분들이기 때문에, 이들이 바뀌면 믿고 따르는 신자들의 의식까지 덩달아 바꿔놓을 수가 있기 때문이다.

100%를 바꾸기 위해서는 먼저 1%를 바꾸어야 한다. 그 1%가 점점 커져 5%가 되고, 10%가 되면 결국은 100%가 되는 것이 아닌가. 그래서 나는 신자가 많은 교회나 성당에서 강연과 교육을 자주 하곤 하는데 성직자와 신자 천5백여 명을 한 자리에 모아놓고 2박 3일 동안 교육을 시킨 적도 있다.

그런데 안타까운 것은 신부나 수녀님들 가운데는 햇볕도 안 드는 지하실 방에서 수도를 하고, 특히 야채 종류는 먹고 싶은 대로 많이 먹지 못하기 때문에, 이렇게 지내다가 암에 걸린 분이 많다는 것이다. 또 스님들 가운데도 스님들이 직접 해 먹는 전래의 절 음식이 아니라, 사찰에 고용된 보살이 아무렇게나 해주는 밥을 먹고 당뇨나 고혈압에 걸린 분이 많다.

나는 이런 성직자들을 교육할 때면 무척이나 매섭고 엄하게 대한다. 항상 신도들에게 가르침만 주면서 살아오신 분들이기 때문에 강하게 교육하지 않으면 잘 받아들이지 않고 주객이 전도될 수 있기 때문이다.

그래서 교육 기간 내내 나를, 성직자를 가르치려고 드는 '못된 년'이라고 서운하게 생각하고 다시 안 볼 것처럼 하시지만, 교육이 끝나고 나서 다시 만나면 다들 나를 붙잡고 어쩔 줄을 모르면서 말씀하신다.

"안젤라! 강순남이 아니면 이 일을 못한다! 이 세상에서 불치병인 암에 맞설 수 있는 사람은 이 사람뿐이야!"

심지어 스님들은 나를 '안젤라 보살'이라고 부르기도 해서 웃음을 짓게 한다.

습(習)을 버려야 병을 고친다

성직자와 마찬가지로 나는 환자들을 교육할 때도 무척이나 매섭고 엄하게 다스린다. 심지어는 환자들을 윽박지르거나 마음에 상처를 줘서 날 괘씸하게 생각하도록 만들기도 한다. 내가 이렇게 환자들을 매정하게 대하는 이유는 이처럼 단호하게 다스려야만 오랜 세월에 걸쳐 굳어진 그들의 습(習)을 끊을 수가 있기 때문이다.

사람들에게 병이 생기는 큰 원인 중의 하나가 바로 이런 오랜 습관의 벽과 테두리를 넘지 못한 데서 오며, 이것을 깨뜨려주기 위해서는 교육을 시키는 내 자신이 강하지 않으면 안 되는 것이다.

한번은 잘사는 여 약사님의 소개로 속리산에 있는 큰 사찰의 주지스님을 찾아간 일이 있었다. 이 약사님은 남편이 간암 환자로 내 교육을 받고 건강이 회복됐는데, 절의 주지스님도 혈압이 매우 높고 건강이 위험한 상태라며 일부러 나를 청해 간 것이었다.

선방으로 안내돼 우리를 기다리고 있던 주지스님을 만났다. 목에 비단 머플러를 두른 채 정좌하고 있는 스님의 모습은 혈색이 좋지 않은 데다가 숨결도 고르지 않아 첫눈에 보기에도 상황이 여간 위태롭지가 않았다.

그런데 나는 스님의 힘이 잔뜩 들어가 있는 어깨와 무엇보다도 사람들을 마치 하인 다루듯이 하는 고압적인 말투가 싫었다. 오랫동안 남에게 떠받힘을 받아오면서 살아온 사람들에게서 나타나는 습(習)의 결과였고, 병도 그렇게 해서 생긴 것이었다.

"그래, 병든 사람들을 고친다고? 그럼 나는 어떻게 하면 되는고?"

이런 주지스님처럼 자기 나름대로의 아집과 주관이 강한 사람은 아무리 고분고분하게 설명을 하고 설득을 해도 잘 받아들이지도 않고 오히려 의심만 키울 수가 있는 법이다. 나는 자리에서 벌떡 일어나며 말했다.

"스님, 그 어깨에 힘 좀 빼세요! 그리고 머플러를 벗어 던져버리고 소금이나 실컷 퍼 드세요!"

이 말을 마치자마자 나는 그대로 몸을 돌려 선방을 나오고 말았다. 주지스님은 참으로 황당했을 것이다. 그러나 무슨 상관인가. 오래된 습을 끊게 하려면 이런 자극이 오히려 약이 될 수도 있는 법 아닌가.

그런데 얼마 후 그 여 약사에게서 전화가 왔다.

"원장님, 주지스님이요, 원장님 말씀대로 소금을 많이 퍼 드시고 혈압이 뚝 떨어졌대요."

혈압이 높고 몸의 상태가 좋지 않은 사람이 춥다고 목에 머플러를 두르고 있으면 피부에 산소 공급이 안 돼 건강이 더 나빠지는 것은 당연한 일이다. 거기다 소금을 많이 먹고 물을 많이 마시면 혈압이 떨어지는 것도 마찬가지가 아닌가.

주지스님은 내 행동에 기분이 나빴겠지만, 오히려 그랬기 때문에 내 말의 의미를 약사에게 물어보고 곱씹어보며, 내가 시킨 대로 해서 건강이 좋아진 것이다.

생활 습관병이란 다른 게 아니라 우리들의 잘못된 생활 습관이 곧 병을 만들고 있다는 얘기인데, 병을 앓는 사람들의 아주 잘못된 습관 중의 하나가 우리 국민의 몸에 밴 '떠먹이는 교육'일 것이다.

한 살, 두 살 때부터 아이들에게 부모들이 떠먹이는 습관은 여섯, 일곱 살이 돼도 계속되고, 이러다 보니 아이들은 먹기 싫거나 배가 불러도 먹어야 하고 영양이 과잉돼 비만과 심장병, 당뇨병에 걸리게 된다.

 '떠먹이는' 게 아니라 혼자서 스스로 '떠먹는' 것을 가르쳐야 하는데, 어려서 가정에서부터 교육이 당최 잘못된 것이다.

떠받드는 문화가 병을 만든다

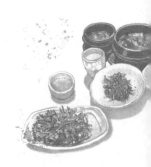

이 '떠먹이는 교육'의 폐해는 비단 어린아이들에게만 국한된 문제가 아니다. 나는 우리 사회의 부정부패나 옳지 못한 일들도 '떠먹이는 문화'에 길들여진 관점에서 본다.

한번은 암에 걸린 한 구청장이 내게 교육을 받으러 왔다. 구청장에게는 미안한 말이지만, 그 암은 뇌물 병에서 온 것이었다. 여기저기서 떠먹여 주는 것을 덥석덥석 먹다 보니 암에 걸린 것이었다.

또 한 번은 유명한 트로트 가수가 교육을 받으러 왔었는데, 앞서 얘기한 주지스님처럼 목에 너무 힘이 많이 들어간 나머지 목과 어깨가 굳어 건강이 나빠져 있었다. 유명인이라고 너도나도 할 것 없이 떠받들어준 것이 원인일 수도 있다. 나는 그 가수에게 말했다.

'당신은 VIP라는 딱지만 떼면 건강이 금방 좋아집니다.'

나는 묻고 싶다. 왜 명예와 권세를 누리는 정치인들과 신도들로부터 추앙받는 성직자들이 살이 찌고 병에 걸리는가. 전부 다 그런 것은 아니지만 누구보다도 청렴, 청빈해야 할 분들이 남들이 다 떠받들어주고 기름진 음식들을 많이 먹어서 병에 걸리는 것이 아니겠는가.

남에게 얻어먹으려고만 하지 말고 가난해 보라. 왜 병이 생기겠는가. '떠먹여 주는 문화'만 고쳐도 우리나라 생활 습관병 환자들은 크게 줄어들 것이 틀림없다.

이 점은 병원도 문제이다. 병원은 사소한 병에 걸려 입원하는 사람들도 '황제'로 만든다. 간호사가 혈압 재주고, 링거 놔주고, 옷 입혀주고, 거기다 밥상 차려다 대령하고, 환자들은 당연히 이래야 되는 줄 알고 손가락 하나 까딱 않는다. 이렇게 해서 어떻게 병이 낫겠는가.

그래서 이런 생활 습관병 환자들의 병을 고치려면 무엇보다 인성교육이 필요한 것이다. 병원은 환자들을 떠받들지만 나는 그런 습을 끊는다.

병의 근원인 잘못된 습(習)을 뿌리 뽑기 위해 교육 기간 내내 환자들과 같이 뒹굴면서 가르치는 것이다.

이 세상의 어느 대학교수와 의사가 환자들에게 이런 교육을 시켜주겠는가. 의사들에게 이렇게 하라고 한다면 아마 기절초풍할 것이 틀림없다.

나는 예전 자연식 요리를 연구하려면 궁중 요리에 대해서도 알아둘 필요가 있다는 생각에서 인간문화재인 모 궁중 요리 전문가의 강습을 받으러 간 적이 있다.

전국의 유명 요리학원 원장과 대학의 전통요리학과 교수 40여 명이 관심을 갖고 한자리에 모여 강습을 받는 자리였다. 그러나 나는 교육을 받으면서 깜짝 놀랐다. 과거 임금이 먹었다는 요리가 설탕과 조미료 범벅이었고 소수 특권층의 입에 맞춘 음식이었기 때문에 고지방, 고단백 일색으로 고기가 들어가지 않은 음식이 없었다.

그것은 사람을 죽이는 먹을거리였다. 도대체 이런 음식을 보급해야 할 필요가 어디 있단 말인가. 거기다 궁중 요리 전문가는 당뇨에 걸려 있었다. 음식 연구가가 당뇨에 걸렸다는 것은 그야말로 이율배반이고 언어도단이다. 교육이 끝나자 나는 발언 기회를 얻어 문제점을 적시하면서 이런 강습은 지양해야 한다고 말했다.

그랬더니 여기저기서 내게 격렬히 비난하는 말들이 쏟아졌다. 그들의 고정관념 때문이었다. 그러나 나중에는 그 자리에서 나를 비난했던 많은 사람이 내게 와서 교육을 받고 자신들의 생각을 바꾸었다.

임금을 떠받드는 문화가 궁중 요리를 낳았고, 그래서 과거 임금들이 대부분 단명했는지도 모를 일이다. 이런 요리는 우리에게 전혀 도움이 되지 않고 오히려 해가 된다.

우리는 기름진 요리보다는 예전 서민들이 먹던 수수한 음식문화를 발전시켜야 한다. 이런 음식이 바로 생활 습관병에 찌든 현대인들을 살리는 길이기 때문이다.

병이 나으려면 자만심을 버려라

　그리고 교육생 가운데는 자의식이 유난히 강하고 자기 자신이 세상에서 최고인 줄로 착각하고 사는 사람도 많다. 의사나 약사, 박사, 목사, 신부, 스님 같은 성직자들이 그렇다. 몸이 아파 교육을 받으러 왔으면서도 교육에 들어가면 막상 나를 무시한다.

　'저 원장이라는 사람이 비타민 C가 뭔지나 알까?'

　'뭘 아는 척하긴 하는데…….'

　그런 사람들의 눈빛만 봐도 나는 마음을 읽는다. 그럴 땐 나는 얘기한다.

　"전 아무것도 모릅니다."

　마음속으로는 내 얘기를 인정하면서도 겉으로는 부정하는 사람도 있다. 이런 사람들은 자존심과 자의식이 강하거나, 아니면 마음이 뭔가 단단히 꼬여 있는 사람이다. 그러나 이런 사람들도 교육을 시작한 지 한 사흘 정도 지나면 선생님의 말씀이 곧 법이라고 생각하는 초등학교 꼬마들처럼 그렇게 고분고분해질 수가 없다.

　그리고 환자들의 성격에 따른 유형을 보면 대체로 당뇨병 환자들은 고집이 세고 자기주장이 강한 편이며, 간암 환자들은 사소한 일에도 벌컥 화를 잘 내는 경향이 있다. 이런 사람들에게 끌려다녀서는 죽도 밥도 되지 않는다.

　군(軍)에서 일등병 한 명을 만드는데도 예전엔 6개월, 지금은 6주가 걸리는데 병을 앓고 있는 사람들이 오래된 습(習)을 고치려고 하지 않고 하루아침에 병이 낫길 바라는 것은 '금 나와라 뚝딱, 은 나와라 뚝

딱!' 하는 것이나 조금도 다를 바 없다.

그런데 교육을 하다 보면 몸이 아파서 오는 사람들도 다 질과 수준이 다르다는 것을 알 수 있다.

"뭘 먹고 뭘 어떻게 하면 낫죠?"

"저, 꼭 낫게 해줄 수 있나요?"

처음 교육을 받으러 온 사람들 가운데는 다짜고짜 이렇게 질문하는 환자들이 있는데 이런 사람들에게는 나는 '돌아가라'라고 말한다. 정신상태가 틀린 것이다.

또 소문을 듣고 왔거나 호기심에 찾아온 사람 가운데는 부정적인 선입견을 갖고 오는 사람도 있고, 내 얘기에 논리적으로 납득하며 수긍하는 사람이 있는가 하면, 무조건 울며불며 살려달라고 막무가내로 매달리는 사람도 있다. 그러니 어느 눈높이에 맞춰서 교육을 해야 할지 난감할 때도 많은 것이다.

"원장님, 저는 세상 살아오면서 여태까지 교회 열심히 다니고 좋은 일 많이 했어요. 앞으로 살아가면서도 할 일이 많은 사람이에요. 그러니 무조건 살려주세요!"

이렇게 매달리는 사람을 보면 나도 정말 안타깝다. 그러나 이들 중에는 상황이 너무 늦어 못 살리는 사람도 있고, 조금만 교육시켜도 살 수 있는 사람이 있는 것이다. 또 열심히 교육시켜서 건강을 되찾게 해줬는데 다시 아무렇게나 살아서 병이 재발하는 사람도 있다. 이런 상황에 부딪히면 나는 며칠씩 잠을 못 자고 괴로워한다.

이럴 때마다 교육이고 뭐고 다 포기하고 싶을 때가 많다. 좌절과 허망함 때문이다. 그러나 아무리 불치의 병에 걸렸어도 교육을 받은 후 열심히 노력해서 건강하게 사는 사람이 훨씬 많았기에, 나는 희망을 잃지 않는다.

어쩌면 이런 것들이 지금의 나를 만들기 위한 하나의 과정이었는지도 모른다. 이제는 이런 것들도 과감히 뛰어넘을 자신과 판단력이 생겼다. 병든 사람을 앞에 두고 자칫 감상에 빠지거나 감정을 앞세우다가는 큰일이 난다. 몸이 아파 나를 찾아오는 사람들은 그야말로 각양각색이기 때문이다.

같은 자리에서 같은 교육을 해도 금방 쉽게 받아들이는 사람이 있는가 하면, 손에 쥐여 줘야 아는 사람도 있고, 몸이 많이 아픈 사람과 적게 아픈 사람, 병원 생활을 많이 한 사람과 적게 한 사람이 또 다르다.

교육을 시작할 때 환자들이 내게 꼭 듣고 싶어 하는 말이 있다.

'당신은 낫습니다!'

그들은 내게 이 말을 가장 듣고 싶어 한다. 이 말 한마디를 듣기 위해 이리저리 유도하는 질문까지 던진다. 그러나 천만의 말씀! 나는 절대로 그들이 원하는 말을 해주지 않는다. 대신 이렇게 말한다.

"그건 내 숙제가 아니다! 바로 당신의 문제다! 당신의 몸에 든 병이며 당신이 만든 결과다! 열심히 연구하고 노력해라. 내가 아무리 교육을 잘 시킨다 한들 이 문제는 당신 스스로 풀어나갈 문제다. 내가 당신한테 밥을 지어줄 수는 있을지언정 떠먹여 줄 수까지는 없지 않으냐!"

그렇다, 노력이다! 지금까지 살아오면서 몸에 밴 잘못된 습관을 버리고 내가 가르쳐 준 대로 열심히 노력해야 병이 낫는 것이지, 내가 낫는다고 해서 낫는 것이 아닌 것이다.

감기 걸릴 힘만 있어도 가능성이 있다

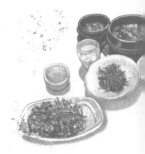

대체로 사람이 3년 정도 긴 병을 앓게 되면 주위 사람들은 그 환자의 병이나 그가 겪고 있는 고통에 대해 감각이 무디어지게 된다. 그러나 대부분의 환자는 이 대목에서 착각을 한다. 병이 길어질수록 오히려 가족이 자신에게 더 매달려 주기를 원하고 사소한 일도 서운하게 생각해 여기에서 갈등이 생기는 것이다.

'아니, 나는 몸이 아파 죽겠는데 자기들은 먹을 것 다 먹으면서 된장국 한 그릇 안 끓여 줘?'

평소 건강하다면 아무렇지 않게 넘어갈 일들도 자신의 몸이 아프고 괴롭다 보니까 예사로 보이지 않고, 작은 일 하나도 불평과 불화의 씨가 되는 것이다. 그러나 환자들은 병이 낫기 위해서 무엇보다도 이런 정신 상태를 버려야 하며 이것을 고쳐주는 것도 바로 가족의 몫이다.

제주도에 사는 한 위독한 암 환자를 교육한 적이 있다. 프로그램에 따라 처음 관장을 하고 된장 찜질을 시키자 불평부터 쏟아진다.

"나, 7대 독자야!"

"뭐가 문제죠?"

"나 힘들어서 이런 것 못해요!"

"알아요! 그럼 시키는 대로 해서 건강을 회복할래요, 계속 암 환자 할래요?"

더 이상 큰소리로 대꾸를 못한다.

"아니 원장님이 쓰신 책에는 녹즙을 먹이고 살살 다루라고 하셔 놓고 왜 이렇게 고생을 시키는 겁니까?"

환자는 녹즙을 먹어야만 대접을 받는 것으로 착각해서 이렇게 말하기도 한다. 하지만 그 책은 다양한 환자들을 위한 일반론적인 내용이며 보다 깊이 들어가면 대처하는 방법은 병과 증상 정도에 따라 다르다. 그리고 암 환자는 특히 비우는 것이 중요한 것이다.

"여보세요! 지금 당장 토하고 싸고 쓰러지는 사람이 조금이라도 빨리 털어내야지, 무슨 소리예요? 나도 녹즙이나 먹이고 있으면 편해요. 당신은 녹즙을 먹는 것보다 비워주는 것이 시급하니까 그런 소리하지 마세요!"

이렇게 윽박지르고 강하게 나가야 처음에 불평불만이던 환자들도 기세가 수그러진다. 그리고 교육을 받은 지 사나흘이 지나면 하나같이 순한 양처럼 변해서 그렇게 고분고분 말을 잘 들을 수가 없다. 실제로 분명한 효과가 나타나기 때문이며, 환자들이 그것을 몸으로 느끼고 체험하기 때문이다.

한번은 말기 폐암 환자인 어느 교장의 부인이 교육을 받으러 찾아온 적이 있었다. 이 부인은 유방암까지 겹쳐서 상태가 무척이나 심각했는데, 다른 사람들을 교육하던 중에 왔기 때문에 충분히 사전 교육을 시키지 못한 탓으로 불평불만이 더 심했다.

사실 내가 시키는 9박 10일의 교육은 하루하루 일정별로 체계적인 교육 내용이 짜여 있고, 첫날부터 마지막 날까지 계속해서 받아야 온전히 이해를 하기 때문에, 교육 도중에 찾아오는 사람은 원래 받아주질 않는다.

그러나 이 부인의 경우 상태가 워낙 심각한데다가 병원에서조차 포기를 한 사람이었기 때문에 부득이 받아주었는데, 첫날 25분 냉욕에 1분씩의 교차 냉온욕을 시켰더니 환자보다 가족이 더 내게 항의를 했다.

"아니 원장님, 말기 암 환자를 차가운 물에 집어넣으면 어떻게 됩니까? 감기가 들면 책임지세요!"

참으로 어이가 없었다. 나는 점잖게 말했다.

"감기에 걸릴 힘만 있어도 아직 가능성이 있다는 거예요. 그러니 기다려 봅시다."

"네에? 이 환자는 그냥 일반 환자가 아니에요. 말기 암 환자라니까요? 언제 죽을지 모르는 환자를 찬물에 그렇게 오래 집어넣는다는 게 말이 돼요?"

"그렇게 시비를 걸려면 당장 데려가세요. 빨리 데려가요!"

그렇게 해서 가족은 그 환자를 데려갔지만, 금방 다시 데려왔다. 환자가 원했기 때문이었다. 아니 엄밀히 말하면 환자의 몸이 원했기 때문에 다시 데리고 온 것이었다.

또 한 번은 어느 부잣집 부모가 말기 간암 환자인 딸을 데려와 교육을 시켜달라며 맡기고 돌아갔다. 그런데 그 이튿날 언니라는 여자가 찾아와 교육장을 보더니 대뜸 나를 찾아와 항의했다.

"아니 원장님, 내 동생이 얼마나 귀한 집 딸인데 이런 지저분한 곳에서 교육을 시켜요? 당장 데려갈 거예요!"

나는 기가 막혔다. 죽음 앞에 사람의 귀천이 어디 있단 말인가. 설령 동생이 그렇게 나오더라도 언니가 달래야 하는 법인데 어처구니가 없었고, 말기 암 환자를 맡긴 가족으로서는 적반하장도 유분수였다. 원래 교육장은 아무리 깨끗한 호텔 방을 빌려 하더라도 소금, 관장기구, 된장과 찜질기구, 휴지, 온갖 잡다한 물건과 된장냄새, 단식할 때 몸에서 나는 냄새 등으로 엉망이 되는 것이 사실이다.

그런데 귀한 부잣집 딸인 제 동생을 이런 곳에서 교육시킨다고 불평하다니 기가 막힐 수밖에 없는 것이다. 나는 화가 나서 말했다.

"당장 데려가요!"

"누가 못 데려갈 줄 알아요? 가자!"

언니는 동생을 데리고 가고 말았다. 그런데 사흘 후에 부모가 다시 딸을 데리고 왔다. 딸이 불안해하며 자꾸 데려다 달라고 해서 데려왔다는 것이다.

나에게 단 하루, 한 시간이라도 교육을 받은 환자는 병이 깊으면 깊을수록 나에 대한 본능적인 믿음이 있기 때문에 내가 곁에 있어줘야만 안심을 한다. 나를 보면서 그들은 희망을 찾고 나을 수 있다는 확신을 갖게 되는 것이다. 고개를 푹 숙이고 있는 딸에게는 안됐지만 나는 일언지하에 데리고 가라고 잘라 말했다. 이것도 교육이다. 이런 가족이야말로 오히려 환자를 힘들게 하기 때문이다.

"원하시는 대로 뭐든지 다 해 드릴게요. 제발 다시 받아주세요."

"안 됩니다!"

돈이면 뭐든지 다 할 수 있다는 사고방식도 나쁜 거지만 돈으로 모든 병을 고칠 수는 없다. 이런 잘못된 사고방식까지도 고쳐야만 병이 낫는 것이다. 이래서 환자와 가족 간의 관계가 정말 중요하다. 환자와 가족의 생각이 일치하지 않으면, 반드시 결과도 좋지 않다. 따라서 환자에게 무엇이 필요하며, 어떻게 해주는 것이 좋은지 진실로 이해하고, 말 한마디라도 도와주는 가족이 최고의 가족이다.

그런가 하면 나는 참 아름다운 가족을 보았다. 시아버지가 중풍이 와서 변을 지리기라도 하면 대부분 시어머니가 치우는 줄 알지만, 어느 시골에 사는 며느리는 달랐다. 시아버지의 변을 누이다가 똥물이 얼굴과 입으로 튀자, 이 며느리는 미소를 잃지 않고 입을 훔치며 말했다.

"아이, 아버님. 이런 것은 저한테 주지 말아야죠."

나이를 들어가면서 우리가 배우고 준비해야 할 것이 바로 이런 것이다. 나는 며느리가 한없이 존경스러웠다.

인생은 결코 연습이 없다

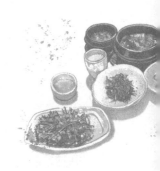

　환자들도 그렇지만 대부분의 사람들은 하나같이 남들이 자기 입장에서 자기를 알아주길 원하고 이해해 주길 바란다. 사랑하는 사람들이나 친구, 가까운 이웃들, 부모 형제들도 그것은 마찬가지이다.

　그러나 실상 이것은 지나친 욕심이다. 남이 알아주고, 남이 이해해 주길 원하기에 앞서 모든 것은 스스로 해결해야 하며, 늘 홀로 설 수 있는 마음가짐을 갖춰야 한다. 환자들은 이것을 빨리 깨달아야 하며 자신의 입장을 몰라준다고 해서 조금도 서운하게 생각해서는 안 된다.

　나는 몸이 아픈 것도 하나의 도(道)라고 생각한다. 아프지 않으면 사람도, 미물도 그 어떤 것도 성숙할 수가 없다. 아픔을 이긴 사람만이 자기의 세계가 커지고 스케일도 커지며 세상을 바라보는 눈도 달라진다.

　나는 교육에 들어갈 때면 먼저 사람들의 얼굴부터 가만히 바라본다. 이 사람은 무엇을 원하고 있을까? 내게서 과연 듣고 싶어 하는 것은 무엇일까? 내 교육은 바로 여기서부터 시작된다.

　사람들의 면면도 천차만별이다. 돈과 명예, 학식이 많은 사람, 사회의 험난한 밑바닥을 걸어온 사람……. 말은 않지만 몸에 병이 들어 나를 찾아왔을 때는, 다들 지나간 인생의 시행착오를 후회하고 뉘우치지 않는 사람들이 없을 것이다.

　인생은 연습 게임이 아니고 연습이라는 것도 없는데, 단 한 번의 인생이기 때문에 아무렇게나 스케치할 수는 없는 것인데, 어떻게 살아왔기에 몸에 병이 든 것일까? 지나친 욕심에 의해서, 아니면 전혀 뜻하지 않은 운명의 장난에 의해서든 간에 무한한 측은지심이 발동한다.

그리고 열흘 동안 교육을 받게 되면 사람들과 나는 어느새 한 몸이 된다.

한번은 10년 동안이나 통풍을 앓고 있다가 결국 병원으로부터 발을 절단할 수밖에 없다는 통고를 받은 한 남자가 나를 찾아왔다. 그의 모습을 한번 상상해 보라. 얼마나 막막하겠는가.

통풍이란 바람만 불어도 발이 아픈 병으로, 술과 고기를 많이 먹고 무절제한 식습관을 가진 사람에게 많이 나타나는 병이다. 신장의 기능이 나빠져 요산이 소변으로 잘 빠져나가지 못하게 되어, 심장에서 가장 먼 발에서부터 요산이 차오르면서 생기는데, 통풍이 심해지면 고통이 말할 수가 없다.

하지만 약이란 오로지 진통제밖에 없는 병이어서 그는 그동안 매일 통증완화제, 즉 진통제만 먹어왔다고 했는데 나는 먼저 약을 일절 끊게 하고 교육을 시작했다. 그러자 첫날부터 통증을 호소하기 시작하더니 갈수록 심해져 사흘째가 지나자 고통은 극에 달했다.

"잘라주세요! 도저히 더 못 참겠어요. 제발, 제 발을 잘라주세요!"

환자는 나를 붙잡고 울면서 애원했다. 그러나 이런 말에 눈 깜짝할 내가 아니다. 나는 조금도 흔들리지 않은 채 믿음과 확신을 갖고 그 사람에게 계속 단식을 시키면서 된장 찜질과 각탕(脚湯)을 시키고, 팔다리를 높이 들고 흔들어주는 '모세 혈관' 운동을 시켰다.

된장 찜질을 시키니 그동안 얼마나 약을 많이 먹었는지 노란 오줌이 계속해서 나왔다. 그리고 환자가 고통을 심하게 호소할 때는 돌미나리를 죽염과 함께 찧어 발에 발라주었다. 돌미나리는 독소를 잘 빨아 당기는 작용을 하기 때문이다.

시간이 지날수록 고통을 호소하던 환자의 목소리가 점점 잦아들기 시작했다. 마지막으로 나는 그 환자의 발에 단백질을 공급해 주기 위해 콩물을 끓여 발을 담그게 했다. 마침내 전쟁과도 같은 교육이 끝나자 환자가 내게 말했다.

"원장님, 나중에 저 옷 사주세요!"

"왜요?"

"몸무게가 빠져서 지금 옷은 못 입으니까 원장님이 책임지셔야죠."

10년 동안 그를 괴롭히던 통풍의 고통이 그를 떠난 것은 물론이다. 그러나 모든 병이 다 그러하듯이 교육을 받고 좋아졌다 해도 잠시라도 방심하면, 그 후로 고통이나 고비가 다시 찾아올 수도 있다.

하지만 가르쳐 준 대로 열심히 노력하면 대부분 좋아진다. 그때부터 모든 것은 자신의 몫이다.

이 세상에서 가장 불쌍한 사람들은 없어서 구걸하는 사람들이 아니다. 아무것이나 마구 닥치는 대로 먹으면서 살아온 사람, 술을 물 마시듯이 하면서 몸을 만신창이로 만들며 살아온 사람, 그러다 몸이 아파 중병에 걸린 사람이 가장 불쌍한 사람들이다.

이런 사람들은 어느 날 갑자기 죽음의 사자가 찾아와도 하소연할 방법이 없다. 자업자득이기 때문이다.

따라서 더 이상 늦기 전에 자신이 살아온 지난날을 한번 가만히 되돌아보고, 그 방법이 틀렸다고 생각한다면 지금부터라도 시행착오를 빨리 인정해야 하며, 자연건강법으로 인생을 새롭게 기획해야 한다.

건강이란 하루아침에 생기는 것이 아니라 생활이 낳은 결과이다. 몸의 균형이 깨져 병이 왔다면, 이때가 바로 반성의 기회라는 것을 알아야 한다.

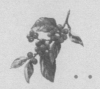

5장

장독대와 나

내 양심이란 과연 무엇일까…… 내 양심이라면 오로지 장독대를 지킨
죄밖에 없다. 내가 왜 이런 험한 말까지 들어가면서 험한 길을 가고 있
는가. 돌이켜보면 나는 이 장독을 지키겠다는 신념 하나 때문에 개인적
으로 지금까지 많은 것을 희생해야 하는 것도 감수해야 했다.

어린 시절 장독대의 추억

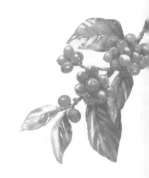

'장독대와 나는 어떤 인연일까?'

가끔 이런 생각을 해본다. 나는 어렸을 때부터 비교적 장독대에 대한 욕심이 많았나 보다. 어느 집에 가나 장독대부터 유심히 지켜보는 버릇이 있었다.

장독대에 장독이 크고 많이 있는 집은 대부분 부잣집이었고, 잘사는 집은 장독대가 반듯하고 깨끗한 편이지만, 그렇지 않은 집은 장독의 수도 적고 장독대 자체가 반듯하지 않았다.

1994년 역삼동으로 장독대를 옮겼을 때, 그 건물 1층과 2층, 3층 3백 평에 그동안 내가 사모아서 사용하던 크고 작은 장독 5백여 개를 입구에서부터 복도, 음식점 안에 즐비하게 늘어놓았는데, 그렇게도 보기 좋을 수가 없었다. 건물 자체가 하나의 커다란 장독대였던 셈이다.

지금이야 규모가 큰 농원과 식당들이 다투어 커다란 장독을 많이 들여놓고, 발효식품을 담아 발효시키며 인테리어 소품으로 활용하고 있지만, 나는 훨씬 그 이전부터 이처럼 장독을 많이 모아서 진짜 발효통으로 사용해 왔던 것이다.

이 장독을 볼 때마다 나는 장독대에 얽힌 내 어린 시절의 추억을 떠올리곤 했는데, 이 장독대가 내 운명이 될 줄은 그때까지만 해도 미처 모르고 있었다.

가만히 돌이켜보면 내가 어렸을 때 우리 집안의 장독대는 동네에서 가장 컸다. 오십 명이나 되는 대가족에 머슴들은 물론, 날마다 일꾼들이 적게는 몇 명에서 농사철에는 수십 명씩 밥을 먹은 집안이었으니 장독도 하나같이 크고 많을 수밖에 없었던 것이다.

수십 개나 되는 장독 안에는 조선장과 고추장, 된장, 소금에서부터 온갖 젓갈류와 굴비, 장아찌와 단무지, 밀과 콩을 비롯한 잡곡, 누룩과 엿기름, 숯 등 없는 것이 없었다. 어머님은 매일처럼 장독들을 반짝반짝 윤이 나게 닦으시는 것이 일과였다.

장독이야말로 흙과 내통하면서 숨을 쉬는 살아 있는 옹기(甕器)이다. 장독만큼 발효가 잘되는 곳도 없으며, 세계 어느 나라를 가 봐도 우리 장독처럼 좋은 발효통이 없다. 그런데 언제부터인가 우리 가정에서 장독이 사라지고, 대신 생명이 없는 플라스틱이나 합성수지로 된 용기들이 그 자리를 대신하고 있어서 안타깝기만 하다.

짜디짠 장이 달다고 하시던 어머니

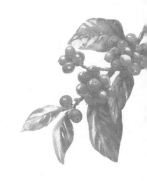

해마다 음력 삼월 삼짇날이면 장을 담그시던 어머니의 모습과 커다란 장독에 둥둥 떠 있던 메주와 빨간 고추, 숯 등의 모습을 잊을 수가 없다. 그리고 그렇게 장을 담근 후면 액이 끼지 말라고 금(禁)줄을 쳐 놓으시곤 했다.

어머니는 특히 메주를 만들기 전 콩을 삶을 때 항상 물을 넉넉하게 부어서 삶았는데, 콩 삶은 물을 버리지 않고 두었다가 된장을 담글 때 사용하셨고, 된장도 메주에 통밀과 좁쌀, 보리쌀을 넣고 밥을 해서 30% 정도 넣어 담그셨다. 그래서 우리 집 된장은 유난히도 맛이 있었던 것 같다.

그런가 하면 어머니는 된장을 담글 때 별도로 메주 두어 덩어리에 잘 빻은 고추씨를 넣어 막장을 만드셨는데, 된장보다 좀 싱거운 막장은 한 열흘 동안 먹을 수가 있는 것으로 쌈장을 하면 맛이 기가 막혔다. 고추씨가 들어가서 고소한데다가 비타민 C가 풍부한 영양식이었다.

옛말에 '그 집안이 잘되려면 장맛도 달다'라고 했다.

"아이구, 달다!"

집에서 장을 담글 때면 어머니는 손가락으로 장을 찍어 드시면서 이렇게 말씀하시곤 했다. 그런 어머니를 따라 나도 손가락으로 찍어 먹어 보지만 장은 짜디짜기만 했다.

"엄마, 왜 이렇게 짠 장을 달다고 하세요?"

철없었던 나는 그렇게 묻곤 했는데, 그러나 이제는 그때 어머니가 하신 말씀의 뜻을 안다. 그리고 나도 된장이나 고추장을 담그면 어머니가 하셨던 것처럼 손가락으로 찍어 먹어 보며 사람들에게 똑같이 말한다.

"아이구, 이 된장, 고추장 달다!"

그런데 요즘은 우리 딸아이들이 내게 '엄마는 왜 짜디짠 장을 달다고 하느냐'라고 묻는다. 그러나 아이들을 비롯해서 이 말의 뜻을 잘 모르는 젊은 세대들도, 세월이 흐르면 언젠가 할머니와 어머니, 그리고 우리 세대가 하는 이 말의 뜻을 알게 될 것이 틀림없다.

그런데 장은 이처럼 장독에서 오랫동안 발효시켜서 먹어야 제맛이 나지만, 요즘 시중에서 파는 장은 알루미늄 통에 화학약품으로 짧은 시간에 발효시키기 때문에 필수 아미노산이 없다. 이런 장에서 어떻게 우리 전통의 맛이 나오고, 이런 장이 어떻게 우리 몸에 생명력을 이어 줄 수가 있겠는가.

나는 장독대를 보면서 늘 이런 생각을 했다. 그리고 어떤 일이 있더라도 우리 장독을 지켜야겠다고 혼자서 다짐했다. 장독대를 지켜야만 우리의 건강도 지킬 수 있다고 생각했기 때문이다. 언제부터인가 많은 사람이 '강순남, 하면 장독대', '장독대, 하면 강순남'을 떠올리듯이 이 장독대가 내 트레이드마크가 된 것은 아마도 이때부터였을 것이다.

장독을 지켜야 건강을 지킨다

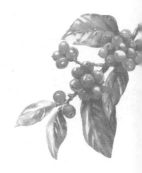

그래서 나는 앞으로 장독대를 지키겠다는 한 가지 생각으로 상표등록에 대한 관심이 많지 않았던 시절, '장독대' 상표를 특허청에 상표등록까지 했으며, 장독대 상표로 꼭 반찬류 사업을 해보고 싶다는 사람에게 절대 조미료를 사용하지 않는다는 조건으로 상표를 빌려주기도 했다.

그리고 지금도 그렇지만 우리 장독대에서는 미련스러울 만큼 철저히 자연식만을 고집하면서 만들어 팔았다.

자연식이란 무엇인가. 한마디로 예전 우리 어머니들이 차려준 밥상이 바로 자연식이다. 보리와 콩이 듬뿍 들어간 밥, 호박에 감자, 풋고추 썰어 넣고 바글바글 끓인 된장국, 매콤한 김치, 신선한 야채, 바로 이것이 자연식이다.

영양분이 조화롭게 함유되어 있으며 농약과 화학비료를 사용하지 않은 천연 식품으로 식품 첨가물이 없는 자연 그대로의 식품인 것이다.

우리 음식의 대표적 주자인 된장과 김치의 항암 작용과 면역 활성 작용의 효능은 이미 과학적으로도 충분히 입증됐다. 이런 자연식이야말로 세상에서 가장 생명력이 있는 음식이 아닌가.

물론 음식은 내가 어렸을 때 먹은 음식 맛 그대로 하나같이 짭짤하게 만들었다. 이는 염분을 적게 섭취해야 한다는 현대 의학 신봉론자들의 주장과는 역행을 하지만, 나는 이것에 조금도 개의치 않았다. 처음부터 현대병은 염분을 적게 먹어서 생기고, 소금을 많이 먹어야 현대병을 이길 수 있다는 확고한 신념이 있었기 때문이다. 이 때문에 우리 장독대를 찾는 사람들의 반응도 갖가지이다.

"어휴, 왜 이렇게 풀냄새가 많이 납니까?"

우리 장독대 음식의 특징은 첫째 풀냄새가 많이 난다는 것과 둘째로 짭짤하다는 것, 셋째 옛날 할머니들이 만드는 음식 같다는 것, 그리고 넷째 먹기가 껄끄럽다는 것 등을 들 수 있다.

그러다 보니 자기 입맛에 길들여진 음식만 먹고 살아온 사람들은, 특히 내가 음식 재료를 아끼려고 짜게 만들었다고 생각하기도 한다. 그래서 지금이나 마찬가지로 그때도 음식을 먹다 말고 불평하는 손님들도 있다.

"아유 짜다 짜! 아니, 이 집 음식은 왜 이렇게 짭니까?"

나는 이렇게 불평하는 손님들에게 일일이 왜 우리가 소금을 많이 먹어야 하는지를 얘기해 주곤 했다. 그러면 손님들은 신기해했다.

"아, 그래요? 그게 정말입니까?"

이렇게 내 얘기를 이해하는 사람도 있었지만, 오히려 나를 이상한 사람 취급하는 손님도 있었다.

"아니 그게 무슨 얘깁니까? 다 싱겁게 먹어야 한다고 주장하는 데 정반대네요?"

"그러게 말이야! 소금이 고혈압, 심장병의 주범이라는데 뭘 잘못 알고 있는 거 아냐?"

이 말 역시 지금도 내가 자주 듣고 있는 말이긴 하지만 이렇게 말하는 사람들에게는 더 긴 얘기를 하지 않는다. 언젠가 내 말이 옳고 맞았다는 것을 알게 될 날이 올 것이기 때문이다.

그런데 만약 이런 사람이 미국산 스팸을 먹으면 과연 뭐라고 할까. 사실 미국산 스팸 통조림처럼 짠 음식도 드물다. 프랑스산 달팽이 요리는 더 짜다. 미국산 프라이드치킨이나 감자칩처럼 짠 음식도 없다. 그러나 짜게 먹지 말자고 외치면서도 이런 음식 보고 짜다고 말하는 사람은 없다.

그런데 원래부터 짭짤한 우리 음식을, 몸에 좋은 자연식 그대로 만들어 내놓은 것을 놓고 왜 시비를 거는 것일까.

사실 나는 이렇게 말하는 사람들의 체형이나 혈색 등 몸을 보면 자연식을 좋아할 사람인지 싫어할 사람인지를 금방 알 수 있다. 식습관이 잘못된 사람들일수록 자연식은 무조건 싫어하고, 이런 사람들은 아무리 설득해도 씨가 먹히지 않기 때문에, 어떻게 보면 노력한다는 것 자체가 무의미한 것이다.

한번은 뚱뚱하게 살찐 중년의 여성이 우리 장독대에 들어와 식사를 했다. 첫눈에 보기에도 고기 먹는 사람이지 풀 먹는 사람은 아니라는 생각이 들었다. 음식을 먹는 표정부터가 그랬다. 아니나 다를까 참고 있던 불만을 터뜨리기 시작했다.

"이런 집이 왜 잘되는지 이유를 모르겠네!"

아무런 대꾸도 하지 않았다. 먹는 중간에 또 불평을 늘어놓았다. 그래도 아무런 말을 하지 않고 꾹 참았다. 마지막 계산을 할 때 또 한마디를 했다.

"어휴! 소문난 집이라서 찾아왔더니……."

그래서 나는 그녀에게 정색을 하며 말했다.

"손님! 손님은 여기서 이 음식을 먹을 자격이 없어요! 똥자루나 빼고 와서 먹으세요. 그 몸에는 우리 음식 절대 안 맞아요! 만날 고기만 먹는 사람이 이 거친 음식을 어떻게 먹어요? 몸부터 정리하고 와서 먹으세요!"

내가 이렇게 일갈했더니 손님은 얼굴이 새빨개져서 후다닥 나가고 말았다. 사람이 몸에 맞는 음식을 먹어야지 입에 맞는 음식만 찾아서는 안 된다. 그래서 그녀는 그렇게 몸이 망가진 것이다. 그런가 하면 아주 정색을 하고 우리 장독대 식구들을 책망하는 사람도 있다.

"여보세요! 이런 식으로 장사하면 안 됩니다! 짜게 먹으면 건강에 나쁜데 이러시면 됩니까? 돈을 벌려면 양심껏 버세요!"

나의 양심이란 무엇일까

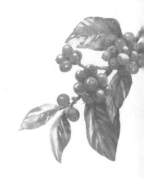

돈을 벌려면 양심껏 벌어라……. 나는 이 말을 듣고 마음속으로 한참을 운 적이 있다. 과연 내 양심이란 무엇일까. 내 양심이라면 오로지 장독대를 지킨 죄밖에 없다. 내가 왜 이런 험한 말까지 들어가면서 험한 길을 가고 있는가. 돌이켜보면 나는 이 장독을 지키겠다는 신념 하나 때문에 개인적으로 지금까지 적지 않은 돈을 버려야 했다.

역삼동 장독대 시절의 얘기지만 나는 금싸라기같이 비싼 땅의 3층 건물에 꽤 많은 돈을 들여 장독대를 차려 운영해 오다가, 자연식에 대한 사람들의 인식이 부족한데다가 IMF까지 겹치는 바람에 그만 부도가 나서, 눈물을 머금고 그곳을 떠나야 했던 아픈 기억이 있다. 그때까지만 해도 나는 순진했다. 내가 최고의 먹을거리라고 생각하는 자연식을 다른 사람들도 그렇게 받아들여 줄 것으로 착각한 것이었다.

이사를 하는데 장독이 얼마나 많았던지 이삿짐센터 사다리차가 2층과 3층에서 하루 종일 크고 작은 장독을 실어 내렸고, 그렇게 땅에 5백 개나 되는 장독을 늘어놓으니 일대가 장관을 이루었다.

그것을 바라보는 내 마음이 어떠했겠는가. 가슴이 내려앉다 못해 찢어지는 것만 같았다. 그러나 그때 내 마음을 더욱 아프게 했던 것은 음식점이 문을 닫게 되어서가 아니라, 이 모든 게 장독을 지키겠다는 일념이 빚어낸 결과였기 때문이었다.

사실 지금처럼 자연식 먹을거리에 대한 일반인들의 인식이 크지 않은 상태에서, 그곳에 비싼 고기라곤 팔지 않는 자연식 전문점을 차린다는 자체가 어쩌면 무모한 행동이었는지도 몰랐다. 그러나 내가 그렇게 한 것은 일관된 소신 때문이었다.

역삼동 장독대는 1층과 2층을 음식점으로 사용하고 3층은 자연건강법을 가르치기 위한 향토생활관으로 이용했는데, 내부 인테리어도 많은 돈을 들여 고풍스럽게 꾸몄기 때문에, 부도가 나자 권리금을 많이 쳐줄 테니 인도하라고 하는 사람도 많았다. 장독을 포함해 시설을 고스란히 물려주면 무려 8억 원까지 주겠다는 사람도 있었다. 8억 원이면 투자 손실을 어느 정도 만회할 수도 있는 금액이었다.

그러나 나는 그것을 일언지하에 거절했다. 그 사람이 고깃집을 하겠다고 했기 때문이었다. 사실 그 자리에서, 그 시설로 돈이 되는 고깃집을 한다면 금방 돈을 벌 수도 있었다. 하지만 나는 내 소신과 양심이 결코 허락하지 않았다.

평생 동안 남다른 자부심을 갖고 오직 자연식 외길을 걸어왔는데, 강순남이가 장사가 안 돼 그 음식점을 고깃집 하겠다는 사람에게 돈을 받고 판다는 것은, 남의 얘기가 두려워서가 아니라 내 정체성에 관한 문제였기 때문이다.

내가 권리금을 받고 음식점을 넘긴 순간부터 나는 없었다. 그래서 거금도 포기한 채 눈물을 머금고 물건을 빼냈으며, 그리고 규모를 줄여 내가 맨 처음 자연식을 시작했던 그 자리 그 건물, 봉천동으로 옮겼던 것이다. 그리고 그것을 고스란히 지켜 오늘의 미사리장독대와 길동장독대에 이르고 있다. 그런데 나더러 장사를 하려면 양심껏 하라고?

입맛을 끌어당기는 힘은 소금

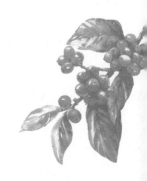

　그러나 반면에 '이런 좋은 음식을 먹게 해주셔서 감사합니다. 존경합니다.' 이렇게 말하는 사람이 훨씬 더 많다. 일일이 열거할 수는 없지만 저명한 대학교수나 학자, 신부, 수녀님, 스님, 장로님, 사회운동가, 문화계에 종사하는 분들이 단골로 찾아온다.

　그런데 최근 들어 우리 장독대를 찾아오는 손님들의 계층에 큰 변화가 일어나고 있다. 건강 먹을거리에 대한 관심이 확산되면서 갑자기 젊은 층이 많이 찾아오고 있다. 예전에는 나이 든 세대들이 손님의 대부분이었지만, 요즘 가만히 보면 대학생과 직장인 등 젊은 층이 전체 손님의 60%를 넘을 정도로 뚜렷한 변화가 일고 있다. 나이 어린 어린애들을 데리고 찾아오는 젊은 엄마 아빠들도 많다. 정말 놀라우면서도 반가운 일이 아닐 수 없다.

　특히 이 같은 변화는 최근 들어 두드러지고 있다. 요즘 20대 초·중반의 젊은 대학생이나 직장여성이 혼자 찾아와 자연식을 시켜 먹는 모습도 흔한데, 혼자서 얌전히 식사를 하는 모습을 보면 그렇게도 예뻐 보일 수가 없다.

　이 밖에도 건강을 생각해서 일부러 지방을 비롯해 먼 곳에서 길을 물어 찾아오는 사람, 또 단체로 찾아오는 고등학생, 대학생들의 건강 동호회원도 많아 나는 힘이 나고 대단히 고무적인 현상으로 생각하고 있다. 그리고 평소 우리 장독대를 꾸준히 찾아오는 사람들은 마인드 자체가 다르다.

　"며칠만 이 장독대 음식을 안 먹으면 몸이 근질거립니다. 이 좋은 음식을 먹어주니 제 몸의 세포들이 얼마나 좋아할까요?”

“먹기에 거칠지만 일주일만 지나면 이상하게 당겨요.”

이렇게 말하는 젊은 대학생들에게는 난 그 원인을 설명해 준다.

“그건 소금 때문이에요!”

“네에? 소금이요?”

“그럼요, 마약이 중독자들을 유혹하는 것처럼 소금의 기운이 여러분을 당기는 거죠.”

이것은 사실이다. 당장 먹기에는 다소 거칠고 짭짤하며, 특히 인스턴트 음식에 길들여진 젊은 대학생들의 입맛에는 생소하게 느껴질지 모르지만, 먹고 나면 개운하고 시간이 지나면 입안에 침이 돌면서 먹고 싶어지는 것이 우리 장독대 음식이다. 입맛보다 몸이 원하는 음식이다.

옛 중국의 야사에 이런 얘기가 있다. 어느 황제가 열세 명의 첩을 두었는데, 밤이면 어느 첩에게로 갈까 궁리하다가 말의 등을 쳐서 말의 발길이 이끄는 대로 가기로 했다.

이때 한 영민한 첩이 이 사실을 알고 집 대문에 소금가마를 걸어두었더니 말이 밤마다 첩의 집으로 황제를 인도했다고 한다.

사람이고 동물을 떠나 생물이 소금기를 요구하고 끌어당기는 것은 생명의 본능이다. 생명의 기원이 바다, 즉 소금에서 시작됐듯이 세상의 모든 생물은 소금을 떠나 살 수가 없기 때문이다.

물론 입맛에 따라 소금을 싫어하는 사람도 있다. 어떤 사람은 나를 불러 귓속말로 ‘다 좋은데요, 음식이 좀 짜네요.’ 하고 나를 위하는 식으로 말하기도 한다. 그러면 이런 사람에게는 나도 친절하게 설명을 해준다.

“조미료가 안 들어가면 원래 좀 짜게 느껴집니다. 그러나 일주일만 드시면 당이 다 떨어지고 혈압도 떨어져요.”

"그래요? 그동안 들었던 것하고는 정반대네요?"

이런 얘기를 들을 때마다 나는 일일이 붙잡고 긴 설명을 할 수가 없어 답답하지만, 언젠가 이들이 내가 왜 이런 외로운 싸움을 벌이고 있는지 알게 될 날이 올 것이라고 굳게 믿고 있다.

짜게 먹는 습관도 길들이기 나름

하지만 소금도 싫어하고 짜게 먹는 것을 끔찍하게 생각하는 사람도
이에 대한 중요성을 알고 한번 짭짤하게 먹는 습관을 들이기 시작하면
그다음부터는 싱거운 음식을 절대 먹지 못한다. 화학조미료를 싫어하
는 식성이 한번 든 사람은 조미료가 든 음식을 절대 못 먹는 것처럼 말
이다.

평소 짠 음식을 마귀 보듯 멀리한 사람들도 나에게 교육을 한번 받
으면 짠 음식 예찬론자가 되고, 싱거운 음식은 절대 못 먹는다. 왜 소
금이 몸에 좋은지를 정확히 알고 먹기 때문에 거부감을 갖기는커녕,
오히려 자청해서 짜게 먹는 것이다.

내게 교육을 받기 전에는 집에서나 식당에서나 음식이 짜면 화부터
버럭 냈다는 사람이 대부분이다. 맛있는 음식을 왜 많이 먹지 못하게
짜게 만들었느냐는 이유 때문이었다. 그러나 식성도 길들이기 나름이
다. 짜게 먹고 싱겁게 먹는 것도 단지 습관이기 때문에 금방 바꿀 수
가 있다.

우리 장독대에는 외국인들도 자주 온다. 대부분이 우리 한국의 자연
식이 어떤 것인지 맛을 보여주기 위해 한국인들이 데리고 오는 외국인
들이다. 한국을 대표하는 자연식 전문점으로 일본 잡지에 자주 소개
되면서 일본인들도 많이 찾아온다. 나는 이런 외국인들이 와서 음식을
먹을 때면 어떤 반응을 보이는지 유심히 살펴보곤 한다. 그리고 식사
를 끝낸 후면 맛은 어떤지, 음식이 짜지는 않았는지도 물어본다.

그런데 이들의 대답은 대부분 한결같다. '맛있다. 전혀 짜지 않다'라는 것이다. 그리고 씀바귀나물이나 고구마 조림, 배추 뿌리가 든 장아찌 등 음식을 뿌리째 먹는다는 것을 신기하게 생각하고, 특히 음식에 사용된 당분 성분이 설탕이 아니라 매실을 발효시킨 효소라는 사실에 놀라워한다.

외국인 가운데도 고기보다 채소류를 좋아하는 채식주의자들이 생각외로 많다. 이들이 밥상 앞에 앉아 각종 풀로 만들어진 음식을 하나하나 조용히 맛을 음미하면서 먹는 모습은 참 이채롭기까지 하다.

특히 채식을 주로 하는 인도에서 오래 살다 온 사람들은 한국에 오면 식당에 가 봐도 먹을 만한 음식이 없어 많은 곤란을 겪는다. 식당에서 파는 음식이라는 게, 하나같이 기름투성이에 조미료와 설탕이 범벅돼 있기 때문이다. 그래서 이런 사람들이 우리 장독대를 찾아오면 그렇게 좋아할 수가 없다.

또 우리 장독대에는 신부나 수녀, 스님 같은 분들도 많이 찾아오는데 산사(山寺) 음식을 먹고 사는 스님들에게 장독대 음식은 그 자체가 선식(禪食)과 다를 바 없다.

생식은 자연이 주는 최상의 식사법

사실 웰빙 바람이 불면서 생식이나 선식 등의 음식이 인기를 끌고 있고 관련 서적이 많이 출판되고 있는데, 생식과 선식이라고 해서 특별한 것이 아니다. 산과 들, 밭 등 자연 속에서 자라는 온갖 잡곡과 채소, 나물들을 날로 먹거나 가공해서 먹는 자연식 음식이기 때문이다.

나는 이미 오래전부터 책과 신문 기고, 방송출연, 교육 등을 통해 이런 자연식의 중요성을 누누이 강조해 왔는데, 실제로 내게 교육을 받고 난 후 유명 생식업체를 차린 사람도 있고, 책을 썼다던가, 텔레비전에 나가 내게서 배운 교육 내용을 전달하는 사람들도 있다.

그러나 나는 시대의 변화로 생식이나 선식이 인기를 끈다 해서, 자연식에 대한 올바른 이해나 연구, 또 직접 다양한 조리를 해보지 않은 사람들이 수박 겉핥기식으로 책을 쓴다는 것과 남에게 교육을 한다는 것은 경계하고 싶다. 먹을거리란 잘하면 사람을 살리기도 하지만, 잘못하면 죽일 수도 있는 것이기 때문이다.

특히 생식의 경우, 건강한 먹을거리를 가장 효과적으로 먹는 방법 중의 하나로 나 역시 사람들에게 많이 권하는 방법이다.

산중에 사는 스님들이나 수행을 하는 선사(禪師)들이 솔잎이나 콩, 쌀 같은 곡물을 날것 그대로 먹어온 것은, 우리 인류의 역사만큼이나 오래됐을 것이다. 우리 인간은 원시시대부터 이처럼 곡물과 채소류는 물론 심지어 고기까지도 날것으로 먹어왔으니 말이다.

음식에 가열을 해서 영양분을 파괴하는 화식(火食), 즉 조리식(調理食)보다 자연 그대로의 생명이 살아 있는 먹을거리를 섭취하는 이런 생식이 우리 몸에 좋다는 것은 불문가지이다.

화식이 좋지 않은 점은 우리 몸을 구성하고 있는 제1의 주성분인 물과 음식물을 화학적으로 변화시키는 효소의 생명을 죽인다. 그리고 조리할 때 생기는 불필요한 노폐물이 장 속에서 부패해 신장과 간 기능을 해친다.

그런가 하면 음식에 사용하는 각종 조미료와 같은 첨가물은 인체의 자연 치유력을 반감시키며, 신진대사를 왕성하게 하는 중요한 영양소인 비타민과 미네랄, 효소를 파괴한다.

이에 비해 생식은 가열로 인한 영양소 파괴를 막아줌으로써 인체의 대사 과정에 필요한 효소를 섭취할 수 있게 해주고, 소화기관의 부담을 덜어줄 뿐 아니라, 자연 치유력을 증강시키며 병원체에 대한 저항력과 면역력을 높여준다.

특히 생식은 에너지 효율이 화식보다 여섯 배나 좋아 소식(小食)만으로도 생활이 가능하며, 칼로리가 높기 때문에 과식으로 인한 비만과 이에 따른 질병을 예방해 주는 효과가 있다.

또 생식은 많은 양의 효소와 엽록소를 갖고 있어서 신진대사가 잘되고, 노폐물이 발생하지 않으며, 혈액을 깨끗하게 해준다. 따라서 가공하지 않은 자연 그대로의 먹을거리, 즉 생식이야말로 자연이 우리에게 주는 최상의 식사법이자, 공해 시대를 살아가면서 각종 질병에 시달리는 현대인들에게 가장 완벽한 음식이다.

나 역시 생식, 특히 생채식(生菜食)을 좋아한다. 각종 채소와 야채를 날로 먹고 김치를 먹을 때도 나는 이들 채소를 칼로 잘라먹는 법이 거의 없다. 생채든 김치든 칼로 자르면 그 채소의 기운이 끊기는데다가 잎과 줄기, 뿌리는 반드시 한꺼번에 다 먹어야 한다고 믿기 때문이다.

그래서 우리 장독대 음식은 배추김치나 열무김치 등을 가능하면 자르지 않고 포기 채나 뿌리째 내어놓는다. 어떤 사람들은 이렇게 내어

놓는 음식을 성의가 없다고 할지 모르지만, 내게는 이런 깊은 뜻이 있다.

그런데 요즘 인기를 끄는 생식이란 자연 그대로의 먹을거리를 즉석 식품으로 가공해서, 누구나 물에 타 쉽게 먹을 수 있도록 만든 제품이다.

하지만 생식이라고 해서 100% 다 좋은 음식만은 아니다. 생식 인구가 늘고 수요 또한 크게 늘면서 자연 기계적인 공정에 의한 대량 생산이 불가피하다 보니 자연 그대로의 영양분이 파괴된 채 공급되거나, 변질될 우려도 적지 않기 때문이다.

잘 알다시피 자연 상태의 곡물과 잘 건조시킨 채소류 등을 잘게 분쇄할 때는 기계적인 힘을 가해야 하는데, 이때는 강한 마찰과 함께 순간적으로 높은 열이 발생한다. 문제는 고열로 인해 곡물과 채소류가 갖고 있는 영양소가 파괴되거나 변질되기도 한다는 점이다.

그리고 아무리 진공포장을 한다고 해도 제조 공정에서 공기에 한번 노출되기만 해도 산화(酸化) 작용을 일으켜, 원래의 맛과 영양가를 간직할 수가 없게 되기도 한다.

따라서 먹기에 간편하다는 이유로 생식을 많이 찾고 있지만, 뭐니 뭐니 해도 가장 완벽한 생식 먹을거리는 가공하지 않은 자연 그대로의 먹을거리이다.

나는 건강과 영양 상태가 나쁜 사람들에게는 녹즙(綠汁)을 많이 권하기도 하는데, 사실 녹즙도 자연 그대로의 생채를 먹는 것보다는 못하다. 야채나 과일을 즙으로 갈아 한꺼번에 마시면 그 속에 과당과 각종 비타민 등 미량 원소들이 핏속으로 급격히 흡수돼, 신진대사의 균형을 깨뜨릴 수 있기 때문이다.

따라서 영양보충이 시급한 사람이라면 몰라도 가능하면 과일이나 야채는 날것 그대로 먹어 위에서 천천히 소화되게 하고, 필요한 영양소가 자연스럽게 핏속으로 들어가게 하는 것이 좋다. 이것이 바로 슬로푸드이다. 이 때문에 녹즙을 먹더라도 한꺼번에 마시지 말고 천천히 마시는 것이 좋다.

생식은 반드시 소금과 함께

　그런데 여기서 반드시 짚고 넘어가야 할 것은 생식과 선식, 녹즙 등의 자연식을 할 때면 반드시 소금을 많이 먹으라는 점이다.

　내가 아는 한 여 선사(禪師)는 20여 년 전부터 오로지 생식만을 해왔고 그것을 만나는 사람마다 자랑스럽게 얘기하는 사람이다. 그녀 역시 소금을 마귀 보듯 했다. 그래서 나는 오래전부터 그녀에게 생식을 하는 것은 좋지만, 소금을 안 먹으면 장의 연동 작용이 안 되고 무기질이 분해가 안 돼서 몸에 꼭 필요한 영양소를 보충할 수가 없으니, 생식을 할 때면 반드시 소금을 많이 먹으라고 누누이 일러주었다. 그리고 생식을 하는 사람일수록 산소 공급이 더 필요한데 풍욕도 안 하면 분명히 문제가 생긴다고 늘 강조했다.

　그러나 그녀는 내 말을 듣지 않았다. 결과는 어떻게 됐는가. 영양의 불균형으로 그녀의 피부는 일찍이 조로한데다가 이(齒牙)가 모두 빠져 버렸다.

　나는 생식도 좋고 선식도 다 좋지만 이런 식습관을 가진 사람일수록 소금을 먹지 않고 풍욕을 도외시하면, 앞으로 큰일이 날 것이라고 만나는 사람마다 누누이 얘기를 해왔다. 지금부터 먹으려고 하는 사람들도 마찬가지이다.

　사람이 생명을 유지하고 성장하기 위해서는 에너지를 낼 수 있는 영양소가 절대적으로 필요하다. 영양소는 단백질과 탄수화물, 지방, 무기질, 비타민 다섯 가지로 나누는데, 여섯 번째 영양소로 부각되고 있는 것이 섬유질이다.

섬유질이란 식물성 식품의 세포벽과 세포 내에 함유된 것으로, 소장을 지날 때까지 전혀 소화 흡수되지도 않고, 에너지원으로 활용되지 않는 다당류를 말한다. 식이섬유질의 구조는 전분과 비슷하지만, 섬유질을 분해하는 효소가 인체 내에는 없기 때문에 우리 인체가 섬유질을 에너지화할 수는 없는 것이다.

이 섬유질에는 성인병 예방과 치료에 큰 몫을 하는 수용성 섬유질과 변비와 장운동에 도움을 주는 불용성 섬유질이 있는데, 섬유질도 지나치게 섭취하면 무기질의 흡수를 방해한다. 즉, 물에 녹지 않는 불용성 섬유질은 칼슘, 철분, 아연 등 무기질의 흡수를 방해하는 것이다. 따라서 생식을 할 경우, 칼슘과 철분, 아연 같은 무기질을 보충할 수 있는 소금을 반드시 먹지 않으면 안 된다. 소금의 주성분이 바로 칼슘과 칼륨, 아연 등의 무기질이기 때문이다.

생식을 하면서 이런 무기질을 보충해 주지 않았기 때문에 영양의 부조화가 와서 치아가 다 빠지고, 수술 바늘로 살을 꿰맬 수가 없을 정도로 근육의 탄력이 없어지는 것이다.

또한 풍욕은 이런 무기질의 흡수가 용이하도록 피부를 통해 많은 산소를 체내에 공급해 주는 효과가 있다.

생식하면 우리 국민 가운데는 몇 년 전 '뉴 스타트' 운동을 주창했던 미국 위마연구소의 L박사를 떠올리는 사람이 많을 것이다. 그땐 정말 대단했다. L박사가 아침에 텔레비전에 나와 채소를 많이 먹어야 몸에 좋고 엔도르핀이 돈다는 말을 하면 슈퍼마켓의 채소가 동이 날 정도였다.

나는 건강하게 살려면 먼저 술, 담배를 끊고 채식을 하며, 운동을 즐기라는 말에 전적으로 공감한다. 실제로 채식 신드롬은 우리 한국인의 식생활과 건강에 대한 인식에 많은 영향을 끼쳤고 긍정적인 부분이 많았다고 인정하고 싶다.

그러나 그에게도 아쉽게 한 가지 빠진 것이 있었다. 그것은 소금과 소금으로 절여 만든 발효식품이었다. 왜 그는 뉴 스타트(New Start)의 머리글자가 되는 영양과 운동, 햇빛, 물, 공기, 휴식, 신뢰와 같은 세상의 좋은 것은 다 말하면서도 가장 중요한 이 부분을 빠뜨렸을까. 굳이 성경을 인용하지 않더라도 소금이 그 맛을 잃으면 무엇으로 짜게 할까.

그는 무염주의자였다. 그래서 소금은 물론 김치와 된장, 고추장 등의 발효식품도 못 먹게 했고, 이런 짠 음식을 먹으면 암이 온다고 했는데, 과오가 아니라면 지금도 같은 생각을 갖고 있는지 궁금하다.

아무리 몸에 좋은 음식을 먹는다고 하더라도 올바른 방법을 알지 못하면, 그 음식이 결국 자기 몸에 독이 된다는 사실을 잊어서는 안 된다. 먹는 사람은 물론이지만, 파는 사람들도 이것을 올바로 알고 팔아야 할 것이다.

진정한 슬로푸드 시대를 열자

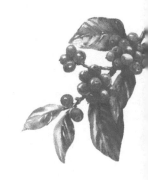

우리 현대인들은 불행하다.

먹을거리의 왜곡이 어제와 오늘의 문제는 아니지만 교육을 통해 현재 유통되고 있는 먹을거리의 실상과 참먹을거리에 대해 알고 나면, 아무리 둘러봐도 어느 것 하나 우리가 안심하고 먹을 수 있는 먹을거리가 없다. 산업화된 21세기에는 먹을거리 문제가 가장 심각한 현안으로 떠오른 것이다.

그러나 이런 와중에서도 꿋꿋이 좋은 먹을거리를 만들어 공급하면서 우리 국민의 건강에 기여하는 의롭고 의식 있는 사람들이 있다.

전남 구례에서 우리 밀을 심어 공급하고 있는 C대표도 그중 한 분이다. 우리나라 농민 운동 1세대의 한 사람으로, 지난 1989년 수입 농산물에 반대해 뜻있는 사람들과 각각 고향으로 내려간 그는, 구례에서 영농법인을 만들어 연간 4만 가마의 우리 밀을 생산해 전국에 공급하고 있다.

수입 밀가루의 폐해는 말할 수가 없다. 하인리히 에두아르트 야콥이 쓴 『빵의 역사』를 보면 밀은 수확 후 6개월만 되면 부패하기 시작한다. 그러나 도정해서 껍질을 벗겨 밀가루로 만들면 수분이 없어지므로 부패가 되지 않는다. 그러나 이런 밀가루는 영양가와 맛도 없어지며, 그래서 우유와 설탕을 넣어 영양과 맛을 첨가하는 것이다.

밀가루 자체가 오백(五白) 식품의 하나로 몸에 좋지 않지만, 밀가루를 수출하려면 배에 싣고 장기간 항해하는 동안 썩지 않게 하기 위해, 각종 방부제와 살충제를 섞는다는 것은 이미 잘 알려진 사실이다. 이런 수입 밀가루를 어떻게 우리가 먹고 자라나는 아이들에게 먹일 수가 있겠는가.

그러나 이에 비해 우리 밀은 믿을 수가 있다. 우리 밀을 심고 지킨 사람들의 정신이 들어 있기 때문이다. 현재 외국 수입 밀가루보다 우리 밀이 훨씬 더 비싸지만, 우리 건강을 지켜주는 대가와 그들의 노력을 생각한다면 이는 결코 비싼 것이 아니다. 우리는 전국에서 우리 밀을 생산하고 있는 농민들에 대해 국민의 이름으로 표창해야 한다.

그런가 하면 역시 농민운동 1세대로 유기농생명운동을 펴고 있는 '한살림' P회장님을 나는 무척이나 존경한다. 이분도 지난 1989년 당시 황무지나 다름없었던 척박한 환경에서 유기농의 깃발을 높이 치켜들고 농촌과 도시, 먹을거리와 땅을 살리는 생명운동을 펴기 시작했다.

당시 먹을거리를 봤다는 것은 전체를 본 것이다. 초창기에 생산자인 농민도 설득하기가 어려웠고, 설령 설득했다고 할지라도 땅이 망가질 대로 망가져 어려웠다. 기술도 없었고, 제초제만 치면 되는데 일일이 김을 매야 하는 것도 힘들었다.

그리고 소비자를 설득하는 것도 어렵기는 마찬가지였다. 워낙 유기농에 대한 인식이 희박했던 시절이라서 생산과정과 안정성, 우리 먹을거리에 대해 올바른 이해를 시키는데도 어려움이 많았다.

그러나 이제는 우리나라 유기농을 대표하는 '한살림'은 10만 명의 조합원과 10만 명의 소비자를 갖춘 공동체로 성장했고, 이제는 올바른 먹을거리 운동을 생명운동으로 승화시켜 나가고 있는 것이다.

이 때문에 나는 개인적인 연분을 떠나 우리 밀과 유기농을 이 땅에 뿌리내린 선각자인 두 분을 진심으로 존경하지 않을 수가 없는 것이다.

전 세계에 걸쳐 오랫동안 지구촌 사람들의 입맛을 사로잡았던 패스트푸드의 폐해가 극명하게 드러났고, 더 이상 패스트푸드에 자라나는 아이들을 비롯한 우리 국민의 건강을 저당잡힐 수가 없는 만큼, 우리는 이제 슬로푸드 시대로 나아가야 한다.

슬로푸드란 무엇인가. 말 그대로 천천히 먹은 식품, 즉 예전 우리 조상들이 항상 먹고 살았던 채식 위주의 거칠고 투박하며 짭짤한 음식이 가득한 밥상이다. 이런 밥상만이 공해와 각종 생활 습관병에 시달리는 현대인들을 살리는 약상이다.

이제는 국민 건강의 백년대계를 위해서 책임 있는 정책당국자와 의학자, 과학자, 식품 영양학자, 식생활 연구가, 교육계, 국민에게 영향력이 있는 매스컴 책임자 등이 한자리에 모여 머리를 맞대고, 진지한 토론을 거쳐 이 땅에 슬로푸드 문화가 하루빨리 정착될 수 있도록 범국민적 청사진을 마련해야 한다.

이것이 우리 국가와 민족이 사는 길이며 사랑하는 가족과 내 자신이 사는 길이기도 하다. 이와 함께 국민 건강이라는 대명제 앞에서 모든 계급, 모든 계층이 겸허하게 사심을 버리고, 실사구시(實事求是)를 취해야 한다. 그리하여 국민 모두가 인간으로서 누릴 수 있는 참다운 권리를 향유할 수 있도록 해야 할 것이다. 나는 오늘도 인간이 사는 인간다운 세상을 그리워한다.

한 노인이 성당에 다니기 시작하면서 날마다 신부님께 자신의 지나온 잘못을 고백하는 고해성사를 했다. 하루, 이틀, 사흘, 나흘, 열흘, 한 달, 이렇게 날마다 있는 죄, 없는 죄까지 다 고백하고 나자 노인은 자신이 지은 모든 죄에 대해 죄 사함을 받았다고 믿고 신부님에게 말했다.

"신부님, 이제 저는 죄가 하나도 없습니다. 저는 깨끗한 사람이 됐습니다. 제 말이 맞지요?"

그러자 신부님이 말했다.

"아직 끝나지 않았습니다. 살아오면서 많이 먹은 죄는 왜 고백하지 않으십니까?"

그렇다. 살아오면서 많이 먹은 것도 죄다. 많이 먹는 것은 탐욕이며 그만큼 욕심이 많았다는 것이다. 탐욕은 죄를 잉태하고 병을 낳는다. 죄는 사람을 옥죄어 인간다운 삶을 누리는 것을 훼방하고, 병은 육신을 구속한다. 먹는다는 것이 어디 먹을거리에만 한정되겠는가.

머리는 다르지만 몸은 하나인 자연식과 자연건강 연구가의 길을 걸어온 지 어느덧 25년, 그동안 나름대로 보람도 많았지만 어떨 때는 문득문득 회의감이 찾아올 때도 있다. 인간이기 때문이다.

불과 얼마 안 된 세월이지만 예전 사람들은 그래도 순수하고 순진했다. 그런데 요즘 사람들은 왠지 갈수록 뺀들거린다. 누가, 무엇이, 사람들을 이렇게 만들었을까. 어떤 주고받는 대가보다는 마음이 통해야 한다. 대부분의 사람은 서로 눈빛만 보면 마음까지 읽는데, 눈빛들도 예전의 그런 눈빛이 아니다. 나는 이런 세상이 밉다. 왜 세상은 순수한 사람의 순수 그대로를 받아들이지 못하는 것인지, 내가 서 있는 곳의 땅이 점점 허물어지고 있는 것처럼 느껴질 때가 있다.

역삼동 장독대에서 향토생활관을 운영하면서 몸에 이상이 온 사람들을 교육할 때의 일이었다. 100평이나 되는 넓은 교육관의 커튼은 온통 된장 냄새에 절어 내려앉을 정도였다. 나는 다짐했다. 내가 돈을 벌어 무엇에 쓸 것인가. 몸에 병이 든 사람에게 된장 찜질을 해주자. 내가 가진 것을 병들고 어려운 사람들에게 되돌려주자.

난 이렇게 결심했고 실천했다. 그렇게 해서 교육을 받으면 아침에 업혀왔던 사람들도 저녁이면 걸어나갔다. 그런 사람들을 바라보는 것도 내겐 더없는 행복이었다. 나는 그 시절이 그립다. 요즘 따라 나는 자꾸만 산으로 들어가 사는 꿈을 꾼다. 산으로 들어가고 싶다. 그곳에서 자연을 벗 삼아 홀연히 살고 싶다.

내게 자연 의학의 모티브를 준 것은 젊은 새댁 시절 접한 니시의학이었지만 사실 니시는 별로 중요하지 않다. 그동안 내가 수많은 사람을 교육하고, 그들과 뒹굴면서 얻은 노하우가 중요하다. 상대의 체취에서부터 골격과 증상, 심성…… 물론 적지 않은 시행착오도 있었다. 그러나 나는 그것을 극복해 냈다. 이제는 조금도 흔들리지 않을 자신이 있다.

그러나 이 세상에는 사랑이 없이 울리는 꽹과리가 많다. 성경을 다시 쓰게 할 수는 없지만 중요한 것은 나는, 아니 우리는 약자라는 사실이다. 아비를 아비라고 부르지 못하는 서자의 아픔을 제도권인 양반들이 알 리가 없었다. 지금이 어느 시대인데 이런 이기적인 잔재가 아직도 남아 있다는 말인가. 통렬하게 반성해야 한다.

요즘 너도나도 웰빙(Wellbeing), 웰빙하는데, 웰빙이라는 게 뭔가. 고급 아파트에 살면서 골프나 치러 다니고 하는 것이 웰빙이 아니다. 사람은 죽을 때 잘 죽어야 한다. 행복하게 죽는 것이 웰빙이라는 얘기이다. 잘 먹고 잘 살다가 나중에 병이 들어 고통스럽게 죽는다면 웰빙이 무슨 의미가 있는가.

나는 이런 사람들을 너무도 무수히 보아왔다. 부귀, 명예, 권세 모두 다 소용없다. 이것은 포장된 웰빙일 뿐 진정한 의미의 웰빙은 아니다. 사람은 잘 죽는 법을 배워야 한다. 죽을 때 아무런 고통 없이 행복하고 편안하게 잘 죽는 것이 진짜 웰빙이다. 웰빙의 귀착은 결국 몸이기 때문이다.

오래전에 펴낸 책들이 절판되면서 그동안 내 책을 구할 수 없다고, 언제 책이 나오느냐며 성화와 독촉을 한 분이 많았다. 하나같이 진심으로 감사드린다.

특히 제도권과 상충되는 생활 습관병을 이기기 위해서 소금을 많이 먹어야 한다고 언급한 부분들이, 어떤 반향을 가져올지 두렵고 궁금하기도 하다. 이 책을 내기 위해 많은 사람을 만났다. 나에게 조언과 충고를 해주시고 격려해 주신 그분들에게도 감사드린다. 아울러 책을 만드는데 도움을 주신 많은 분에게도 고마운 마음을 전한다.

단 한 사람만이라도 내 글의 취지에 공감해 주는 분이 있다면 나는 그것만으로도 행복하다. 나는 우선 5%를 바꿀 1%가 필요하기 때문이다.